Lisa Mosconi

Menopausia y cerebro

Nuevas aportaciones
de la neurociencia y la medicina

Prólogo de Maria Shriver

Traducción del inglés de Elsa Gómez

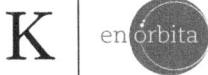

K | en órbita

Título original: THE MENOPAUSE BRAIN

© 2024 by Lisa Mosconi

© de la edición en castellano:
2025 by Editorial Kairós, S.A.
www.editorialkairos.com

© de la traducción del inglés al castellano: Elsa Gómez
Revisión: Alicia Conde

Primera edición: Enero 2025
Cuarta edición: Mayo 2025

ISBN: 978-84-1121-336-3
Depósito legal: B 22.597-2024

Fotocomposición:
Moelmo, S.C.P. 08012 Barcelona
Diseño cubierta: Editorial Kairós
Impresión y encuadernación: Ulzama digital

Menopausia y cerebro

A todas las mujeres: a nuestras antepasadas, nuestras descendientes, y todas las que abrís camino conmigo mientras hablamos.

SUMARIO

PRÓLOGO

¡**ESTOY TAN CONTENTA** de que hayas escogido *Menopausia y cerebro*! Me alegro mucho, porque acabas de haceros un gran favor a tu cerebro y a ti. Con este libro como compañero, ya no tendrás que abrirte camino tú sola por la perimenopausia, la menopausia o incluso la posmenopausia. Ahora tienes a tu alcance la información más actual sobre lo que está ocurriéndoles a tu cerebro y a tu cuerpo, y sobre por qué les ocurre. ¡Qué regalo!

Este es un libro importante porque toda mujer, si vive lo suficiente, pasará por la menopausia en cierto momento de su vida. Y toda mujer se preguntará por qué, además de tener que despedirse de la menstruación y la fertilidad, experimenta quizá repentinas palpitaciones, ansiedad, depresión, falta de concentración, sofocos, sudores nocturnos, cambios de humor, trastornos del sueño... La lista de síntomas es larga y variada. La menopausia es una función del cerebro que provoca un auténtico cataclismo en el cuerpo de la mujer y trastorna por completo su actitud y disposición ante la vida. Tanto es así que todos esos síntomas y emociones erráticos pueden hacerla creer que se ha vuelto loca, si no se la tranquiliza y se le explica que todo ello es normal. Eso es justamente lo que va a hacer Lisa Mosconi.

Ojalá hubiera existido este libro en la época en que yo estaba pasando por la perimenopausia y la menopausia; porque cuando

La Gran M, como yo la llamo, llegaba de sopetón, ni a mí ni a millones de mujeres se nos daba demasiada información sobre nada de lo que nos ocurría. Las mujeres de mi generación nos sentíamos ignoradas. En la consulta, la persona sentada con bata blanca al otro lado de la mesa no prestaba mucha atención a lo que le contábamos, básicamente porque carecía de la formación e información necesarias para orientarnos sobre cómo hacer frente a los síntomas confusos, a menudo caóticos, que experimentábamos. Así que nos las arreglábamos como podíamos para no sucumbir a la fuerza de las turbulencias, y esto viviendo en una cultura que insinuaba que las mujeres de mediana edad éramos propensas a volvernos locas. Este libro es testimonio de lo que se ha progresado desde entonces.

Hace unos años, tuve el honor de escribir el prólogo de otro libro de Lisa, *El cerebro XX*, y ahora estoy encantada de escribir el prólogo de este. *Menopausia y cerebro* te abre una ventana a los últimos descubrimientos de la ciencia y te ofrece la orientación más práctica que puedas necesitar, y detrás de ello está una científica que no solo es una pensadora innovadora y visionaria, sino una mujer a la que ahora considero una amiga para toda la vida.

Conocí a Lisa en 2017, mientras buscaba datos de algún estudio reciente que me ayudaran a responder a una serie de preguntas, como por qué las mujeres tienen el doble de probabilidades de desarrollar alzhéimer que los hombres, o por qué las mujeres de color tienen un riesgo aún mayor de padecer esta enfermedad. Descubrir que era un tema que apenas se había investigado me animó a fundar una organización sin ánimo de lucro, el Women's Alzheimer's Movement (WAM), y a buscar toda la información posible sobre el cerebro de la mujer en las distintas etapas de su vida. Conocer a Lisa en esta aventura marcó un punto de inflexión. La suya fue una de las primeras voces en destacar el impacto que tenía la menopausia en el cerebro de las mujeres de mediana edad y en hablar de la respuesta general del cerebro a la menopausia. Cuando la conocí, acababa de publicar el primer estudio que indicaba que, en los años anteriores y posteriores a la menopausia, el cerebro de la mujer es más vulnerable al alzhéimer. En el mundo de la investigación científica, la suya fue una de las primeras voces que describió los cambios y el encogimiento físicos que experimenta durante este etapa el cerebro de la mujer; pero esto no fue todo, sino que Lisa desarrolló además la tecnología y el modelo de estudio que pudieran mostrar el proceso en la práctica. Gracias a ella y a otros miembros de la comunidad científica que compartían su descontento por la escasez de investigaciones concernientes a la salud cerebral de la mujer, se inició un movimiento cuyo propósito era estudiar el singular impacto de algunas hormonas sexuales, como los estrógenos, en la salud de las mujeres. Fue un placer poder contribuir a la financiación de algunos de estos estudios con las Becas de Investigación WAM, que se conceden a científicos y científicas cuyo propósito es investigar el papel del género como factor de riesgo del alzhéimer.

Es triste que, a pesar de la prevalencia de los síntomas de la menopausia y de que con el tiempo, algunos puedan tener consecuencias graves para la salud, se hayan dedicado tan poca atención y fondos a la investigación de la menopausia, lo mismo que a la salud de la mujer en general. En el caso de las mujeres negras, las consecuencias de esta falta de interés son aún más nefastas, y atravesar la menopausia suele ser para ellas una andadura aún más larga y difícil. No hay excusa para la negligencia.

Me he propuesto recuperar ahora el tiempo perdido a causa de esa desidia y de la consiguiente falta de financiación, responsables de este desfase histórico de conocimientos sobre temas relacionados con la salud de la mujer. Por eso, en 2022 se estableció la colaboración del WAM con uno de los sistemas sanitarios más prestigiosos del mundo, y somos desde entonces WAM en la Cleveland Clinic. Me enorgullece decir que el WAM sigue siendo la principal organización dedicada al estudio del alzhéimer en las mujeres, y que se ha fortalecido aún más gracias al trabajo conjunto con profesionales que están a la cabeza en el campo de la investigación médica y que destacan por la excelencia de la atención clínica que prestan a sus pacientes. En 2020 hicimos historia, al inaugurar el primer Centro de Prevención del Alzheimer exclusivamente para mujeres, en la Clínica para la Salud Mental Lou Ruvo de Las Vegas. Ahora estamos trabajando en una misión compartida para hacer de la Cleveland Clinic un centro holístico de primer nivel para la atención sanitaria de la mujer, donde cada paciente sienta que se la respeta y se la escucha.

Mi objetivo es seguir brindando apoyo a personas de todo el mundo que, como Lisa, estén investigando lo que ocurre en el cerebro de las mujeres durante la mediana edad, y asegurarme, además, de que las mujeres de todos los países reciban la información detallada que necesitan para tomar el control de su salud durante estas décadas críticas. Y no son solo las mujeres quienes necesitan disponer de esta información, sino también sus amistades, su familia y el personal médico que las atiende. Por tanto, este libro es una guía para ellas y para la colectividad, y confío en que lo estudien quienes enseñan medicina y quienes la practican. Animo a las mujeres a que recuerden que pueden influir positivamente en su salud. Espero que vayan a la consulta de su médico o su médica con este libro en la mano y, basándose en las investigaciones que aquí se presentan, formulen conjuntamente un plan que pueda proporcionarles la atención médica personalizada que merecen y que necesitan para gozar de buena salud toda la vida.

Los conocimientos que se comunican en este libro te darán fuerzas y seguridad en ti misma. Compártelos con otras mujeres que encuentres en el camino, y conviértete en lo que llamo «una arquitecta del cambio», alguien que hace realidad los cambios que quiere que se produzcan en el mundo. Tu cerebro es tu bien más valioso. Cuídalo con mimo para que te dure toda la vida. Te aseguro que cuidarlo ahora es la mejor inversión que puedes hacer en tu salud futura.

MARIA SHRIVER

PRIMERA PARTE
LA GRAN M

Capítulo 1
NO ESTÁS LOCA

«¿ESTOY PERDIENDO LA CABEZA?»

ENTRE LOS TREINTA AÑOS y los sesenta años, muchas mujeres se despiertan una mañana preguntándose qué les pasa. Ya se trate de una sudoración incontrolable o de una sensación de niebla mental acompañada de ansiedad, cualquiera de nosotras puede encontrarse por sorpresa en medio de una avalancha de cambios tan extraños y repentinos como para que, literalmente, la cabeza le dé vueltas.

Podría ser una especie de desorientación, como si cada día estuvieras más ajena a lo que haces; entras con paso decidido en una habitación y te preguntas a qué habías ido. O las cosas ya no están en el sitio que les corresponde: la botella de leche se cuela en el armario de las tazas y las cajas de cereales acaban en el frigorífico. También la comunicación puede ser como una carrera de obstáculos; te quedas poco menos que aterrorizada cuando eres incapaz de dar con esa palabra que tienes en la punta de la lengua, o empiezas a decir algo y te quedas en blanco a mitad de la frase, sin la menor idea de lo que estabas pensando hace un segundo. En cuanto a las emociones, es posible que se salgan totalmente de madre; de repente, es como si una oscuridad densa te hiciera echarte a llorar sin motivo, y un instante después la reemplaza una ola de irritación o incluso de ira. Y cuando al fin llega la noche y crees que unas horas de sueño reparador te aliviarán de todas estas cosas tan raras, no encuentras manera de conciliar el sueño; el sueño se ha convertido en un fantasma caprichoso que va haciéndote visitas esporádicas a lo largo de la noche, o que tal vez decide no hacer acto de presencia. Teniendo en cuenta la intensidad de estos cambios inesperados y lo acelerada que es su aparición, no es de extrañar que muchas mujeres sientan como si su cuerpo se rebelara contra ellas, lo cual las hace entrar en una espiral de preguntas sobre su salud y dudar de sí mismas y hasta de su cordura.

Es posible que no reconozcas ninguno de estos síntomas (todavía). Aun así, probablemente hayas oído hablar de ellos a alguna amiga tuya o a tu madre. O quizá no te resultan del todo desconocidos, y los has buscado en Google a las tantas de la madrugada después de intentar en vano conciliar el sueño... una noche más.

Todo este desbarajuste ahora tiene nombre: *el cerebro de la menopausia*.

En la mayoría de los casos, la explicación a los fenómenos que tantas mujeres experimentan en la mediana edad no es más, *ni menos* tampoco, que la menopausia.

La menopausia es uno de los secretos mejor guardados de nuestra sociedad. No solo es que no se nos eduque ni brinde apoyo para este rito de paso que tendrán que vivir todas las mujeres, sino que a menudo no se habla de la menopausia ni siquiera dentro de la familia. Y lo que es más, incluso en las ocasiones en que nuestra cultura nos da alguna información práctica o técnica al respecto, pasa por alto los aspectos más destacados de la transición, es decir, los efectos que tiene la menopausia *en el cerebro*.

Como sociedad, si es que tenemos alguna idea de la menopausia, alcanza como mucho a la mitad de lo que es realmente: la mitad relacionada con los órganos reproductores. La mayoría de la gente sabe que la menopausia marca el final del ciclo menstrual de la mujer y, por tanto, de su capacidad para engendrar y dar a luz. Pero cuando los ovarios «echan el cierre», el proceso tiene unos efectos mucho más extensos y profundos que los relacionados con la fertilidad. En segundo plano, por así decir, la menopausia afecta al cerebro igual de directa y poderosamente que a los ovarios, y de maneras sobre las que apenas estamos empezando a tener datos.

Lo que sabemos hasta el momento es que todos esos acaecimientos desconcertantes –las súbitas oleadas de calor, la ansiedad y los sentimientos depresivos, las noches en vela, los pensamientos difusos, los lapsus mentales– son síntomas reales de la menopausia. Pero eso no es todo. La verdadera sorpresa es que esos síntomas no tienen su origen en los ovarios; se inician en otro órgano, que es *el cerebro*. Son de hecho síntomas *neurológicos*, manifestaciones de los cambios que provoca en el cerebro la menopausia. Por mucho que tus ovarios tengan su papel en este proceso, es tu cerebro el que está al volante.

¿Confirma esto tu mayor temor? ¿De verdad estás perdiendo la cabeza?

De ninguna manera. Estoy aquí para tranquilizarte: no te estás volviendo loca. Lo más importante es que sepas que no estás sola en esto, y que todo va a ir bien. Aunque es indudable que la menopausia afecta al cerebro, eso no significa que los problemas que experimentamos sean solo «cosas de la cabeza». Todo lo contrario.

LA ESCALA OCULTA Y EL IMPACTO
DE LA MENOPAUSIA

En una cultura como la nuestra, obsesionada con la juventud, o bien se intenta hacer como si la menopausia no existiera, o bien se la teme o ridiculiza. No solo no se la reconoce como un hito importante en la vida de una mujer, sino que, debido al concepto extremadamente negativo que siempre se ha tenido de ella, llega con el estigma del edadismo, la pérdida de vitalidad e incluso el fin de nuestra identidad como mujeres. La mayoría de las veces, de todos modos, la menopausia se vive en silencio, incluso en secreto. Generaciones enteras de mujeres han sufrido a causa de la falta de información sobre lo que experimentaban, y lo han soportado con vergüenza e impotencia. Muchas siguen siendo reacias a hablar de sus síntomas por miedo a que se las juzgue, o se esfuerzan por ocultarlos. Y lo que es más, la mayoría ni siquiera son conscientes de que eso que experimentan esté asociado con la menopausia.

Toda esta confusión no solo es injusta, sino que constituye un importante problema de salud pública con consecuencias de largo alcance. Veamos las cifras:

- Las mujeres constituyen la mitad de la población.
- Todas las mujeres pasan por la menopausia.
- Las mujeres en edad menopáusica son, con mucho, el grupo demográfico con mayor crecimiento. Para 2030, habrá en el mundo mil millones de mujeres que hayan entrado o estén a punto de entrar en la menopausia.[1]
- La mayoría de las mujeres pasan alrededor del *40% de su vida* en etapa menopaúsica.
- Todas las mujeres, menopáusicas o no, poseen un órgano que se ha ignorado mayormente hasta ahora: el cerebro.

- Más de tres cuartas partes de las mujeres tienen *síntomas cerebrales* durante la menopausia.

Aunque solo fuera por estas cifras, la menopausia debería ser un acontecimiento sociocultural de primer orden, y objeto de investigación extensiva y de profundo interés personal. Por el contrario, ya sea porque solo vemos sus síntomas desagradables o porque la percibimos como una disminución de nuestras facultades femeninas, el caso es que la idea actual de lo que significa la menopausia gira exclusivamente en torno a la cantidad de problemas que trae consigo esta transición natural. Y desde una perspectiva científica y médica, es una especialidad sin nombre.

El problema de los marcos médicos occidentales

Debido a lo poco que sabemos en general sobre la menopausia, a cantidad de mujeres las pilla totalmente desprevenidas, y de repente, sin saber por qué, sienten que ni su cuerpo ni su cerebro responden, a lo cual se suma la falta de respuestas claras con que se encuentran en la consulta médica cuando hablan de lo que les está pasando. Aunque los sofocos suelen considerarse un «efecto secundario» típico, cantidad de profesionales de la salud no relacionan con la menopausia otros síntomas como la ansiedad, el insomnio, la depresión o la niebla mental; no digamos ya en el caso de las mujeres que aún no han cumplido los cincuenta, a las que se suele mandar de vuelta a casa con una receta de antidepresivos, pues se interpreta que todo su malestar es producto de la psicología de la mujer, una especie de crisis existencial femenina. ¿A qué se debe esto?

Es bien sabido que la medicina occidental trabaja de forma compartimentada, no holística, y evalúa el cuerpo humano atendiendo aisladamente a sus diversos componentes. Por ejemplo, las personas que tienen problemas cardíacos van a una consulta de cardiología, y las que tienen problemas oculares van una de oftalmología, aunque sea un problema cardíaco el causante de los problemas oculares. Como resultado de esta extremada especialización, la menopausia se ha encasillado como «una afección de los ovarios» y se ha consignado al departamento de ginecología y obstetricia. Sin embargo, cualquier mujer que haya estado en una consulta ginecológica sabe que no es un sitio donde se hable del cerebro. Quien ha estudiado esta especialidad, como cualquier especialista, tiene conocimientos sobre partes específicas del cuerpo, en este caso el aparato reproductor, y, aunque quisiera, carece de la formación necesaria para diagnosticar o tratar síntomas cerebrales. Pero, además, gran número de especialistas en ginecología y obstetricia tampoco tienen la preparación adecuada para tratar la menopausia. En la actualidad, menos de un 20% han recibido formación específica en medicina de la menopausia, más allá de unas pocas clases sueltas a lo largo de todos sus estudios.[2] A la vista de esto, quizá no sea de extrañar que el 75% de las mujeres que acuden a una consulta de ginecología por síntomas menopáusicos no reciban tratamiento.

Y, claro está, quienes se ocupan del cerebro –principalmente especialistas en neurología y psiquiatría– tampoco saben mucho de la menopausia. Así que es comprensible que nos encontremos en esta situación. La separación rígida entre los distintos marcos de trabajo explica que se hayan descuidado los efectos que tiene la menopausia para la salud del cerebro, y que el tema se haya ignorado hasta acabar invisibilizándose entre las rajas que separan rigurosamente una especialidad médica de otra.

Aquí es donde los científicos y científicas del cerebro pueden hacer una importante labor. Yo soy una de ellas. Tengo un doctorado poco habitual: por un lado, en neurociencia (el estudio de cómo funciona el cerebro) y, por otro, en medicina nuclear (una rama de la radiología que utiliza técnicas de imagen para examinar el cerebro). Pero lo que realmente distingue mi trabajo es el haber asumido como misión en la vida estudiar el cerebro *de las mujeres* y prestarles toda la ayuda posible. Concretamente, soy profesora asociada de neurociencia en el departamento de neurología y radiología del Centro Médico Weill Cornell de Nueva York (la unidad de investigación médica y facultad de medicina de la Universidad Cornell), donde aplico todos mis conocimientos a estudiar la intersección de estas disciplinas con la salud de la mujer. Con este propósito, en 2017 puse en marcha la Women's Brain Initiative, un programa de investigación clínica dedicado total y exclusivamente a averiguar qué factores concretos afectan a la salud cerebral femenina de modo más acusado que a la masculina. Cada día, todo a lo largo del día, mi equipo estudia el cerebro de las mujeres: cómo funciona, qué lo hace extraordinariamente potente y qué lo hace extraordinariamente vulnerable. Al mismo tiempo, dirijo de principio a fin el Programa de Prevención del Alzhéimer en el Centro Médico Weill Cornell, en colaboración con el Hospital Presbiteriano de Nueva York, lo que me permite integrar la investigación del cerebro de la mujer con la práctica clínica de evaluar la salud cognitiva y mental de las pacientes y poner los medios para fortalecerla en el presente y con vistas al futuro.

Los años de investigación me han dejado claro que, para poder cuidar la salud del cerebro femenino, es necesario entender con detalle los cambios que se producen en él en respuesta a las hormonas, especialmente durante la menopausia. Así que lo primero que hice una vez puestos en marcha estos programas fue llamar por teléfono al departamento de ginecología y obstetricia. Desde ese día, colaboramos con sobresalientes especialistas en menopausia, así como con especialistas en oncología y en cirugía ginecológica y obstétrica de primer orden. En colaboración, nos propusimos responder a la pregunta que no parecía interesar a suficientes profesionales: *¿qué efectos tiene la menopausia en el cerebro?*

EL CEREBRO EN LA MENOPAUSIA

Cuando empecé a estudiar la menopausia, enseguida me di cuenta de dos hechos importantes. El primero era que muy pocos estudios del cerebro se ocupaban de ella en absoluto. El segundo, que los pocos que la tenían en cuenta examinaban casos de mujeres que ya habían pasado la menopausia, a menudo de entre sesenta y setenta años; en otras palabras, se había estudiado el impacto que tenía la menopausia en el cerebro *después* de que ocurriera: más sus derivaciones finales que el proceso en sí.

Mi equipo y yo nos hemos centrado en lo que conduce a esos resultados, es decir, en la etapa previa a la menopausia y durante toda la transición. Para que te hagas una idea del panorama tan desolador que nos encontramos en los inicios, no se había hecho ni un solo estudio que examinara conjuntamente el cerebro de las mujeres antes y después de la menopausia. Así que nos arremangamos, pusimos en marcha el escáner cerebral y nos aventuramos en territorio inexplorado. Hoy puedo decir que hemos avanzado mucho, lo suficiente como para saber que el cerebro de la mujer envejece de forma diferente al del hombre, y que la menopausia desempeña un papel crucial en este proceso. De hecho, nuestros estudios han revelado que la menopausia es un proceso neurológicamente activo que afecta al cerebro de formas bastante singulares.

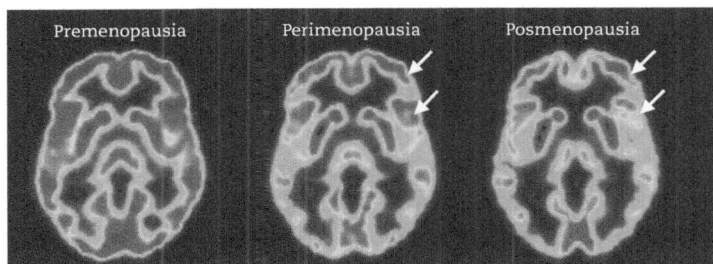

Figura 1. Escáneres del cerebro antes y después de la menopausia

Para que entiendas a lo que me refiero, lo que se ve en la figura 1 es un tipo de escáner cerebral generado por una técnica de imagen funcional llamada tomografía por emisión de positrones, o TEP,* que mide los niveles de energía cerebral. Las zonas más luminosas indican un alto nivel de energía cerebral, mientras que las manchas más oscuras indican una menor renovación energética. (Encontrarás las imágenes a todo color en mi sitio web: https://www.lisamosconi.com/projects).

La imagen de la izquierda muestra un cerebro muy energético. Es un perfecto ejemplo del aspecto que te gustaría que tuviera tu cerebro cuando cumplas cuarenta años: vivo y brillante. El que vemos aquí es el de una mujer que, cuando le hicimos ese primer escáner, tenía cuarentaitrés años, un ciclo menstrual regular y no presentaba ningún síntoma de menopausia.

Ahora mira la imagen que aparece bajo la rótulo «Posmenopausia». Se trata del mismo cerebro ocho años más tarde, poco

---

* Por razones prácticas, se han utilizado a lo largo del libro las siglas de uso más común en los ámbitos de la medicina y la biología en España. A veces esas siglas están tomadas directamente del inglés, y a veces se corresponden con el nombre en español. Es bastante arbitrario cuándo se hace lo uno o lo otro en el mundo de la ciencia. *(N. de la T.)*

después de que la mujer hubiera pasado la menopausia. ¿Te das cuenta de que las zonas oscuras son más grandes que en el primer escáner? Ese cambio de luminosidad refleja que la energía cerebral ha disminuido en un 30%.

Este hallazgo dista mucho de ser un caso aislado; muchas mujeres de nuestro programa de investigación muestran cambios similares, y en cambio los hombres de la misma edad no.[3] Así que lo que ves aquí son cambios significativos que, al parecer, se producen exclusivamente en el cerebro femenino durante la menopausia. Aunque estos cambios pueden explicar la sensación de agotamiento o simple desgana (como muchas sabéis, la fatiga de la menopausia no es cualquier cosa), en realidad la falta de energía es solo una de sus consecuencias; pueden afectar también a la temperatura corporal, el estado de ánimo, el sueño, la tolerancia al estrés y el rendimiento cognitivo. ¿Y adivina qué? La mayoría de las mujeres *sienten* estos cambios. Cuando se producen cambios biológicos marcados, que dan lugar a modificaciones incluso de las sustancias químicas que interactúan en el cerebro, es inevitable notarlos.

El estudio que acabo de mencionar fue solo la punta del iceberg. Poco a poco, las investigaciones nos iban dando infinidad de datos que indicaban que el nivel de energía cerebral no es lo único que cambia durante la menopausia, sino que los efectos se extienden a la estructura del cerebro, la conectividad entre distintas zonas y hasta a la química cerebral.[4] Todo ello puede traducirse en una experiencia muy muy alucinante para la mente y el cuerpo. Lo que quizá sea difícil de detectar sin un escáner es que estos cambios no se producen después de la menopausia, sino que empiezan antes, durante la perimenopausia. La perimenopausia es la etapa de calentamiento para la menopausia en la que empiezas a saltarte menstruaciones y suelen hacer su aparición los primeros síntomas, como por ejemplo los sofocos. Nuestras investigaciones han revelado que es precisamente entonces cuando también el cerebro experimenta los mayores cambios. La explicación más sencilla de este fenómeno es que el cerebro menopáusico se encuentra en un estado de ajuste, incluso de remodelación, como si un motor que antes funcionaba con gasolina empezara a funcionar de repente con electricidad, y hubiera que resolver por fuerza unos cuantos detalles técnicos. Pero, principalmente, estos hallazgos son la prueba científica de algo que han dicho desde siempre tantas y tantas mujeres: que la menopausia te cambia el cerebro. Así que, si alguna vez has tenido que oír que tus síntomas están simplemente relacionados con el estrés o que «forman parte de ser mujer», aquí tienes la prueba de que todo lo que has estado experimentando es científicamente válido y coherente. Es producto de tu cerebro, no de tu imaginación.

Cómo puede ayudarte la ciencia

A lo largo de los años, he hablado con innumerables mujeres que sufrían distintos grados de malestar durante la menopausia, debido sobre todo a los síntomas cerebrales (tanto si eran capaces de ponerlos en palabras como si no). Y muchas me han dicho que uno de los mayores problemas añadidos era la dificultad para encontrar información que fuera no solo comprensible sino fiable. Oírlas decir esto, escuchar la necesidad de conocimiento y apoyo que había detrás de sus palabras, me hizo darme cuenta de que todas las mujeres merecen tener información precisa y completa sobre la menopausia. Los artículos científicos revisados por pares ofrecen la garantía de que es válido lo que se expone en ellos, pero las revistas académicas no son una vía eficaz para hacer llegar esa información a los cientos de millones de mujeres del mundo real.

Menopausia y cerebro nace de mi compromiso de proporcionar a las mujeres la información que necesitan para vivir la menopausia con conocimiento y confianza. Comprender lo que ocurre antes, durante y después de la menopausia dentro de tu cuerpo y de tu cerebro es crucial para que puedas *comprenderte a ti misma* antes, durante y después de la menopausia. E igual de crucial es que te ocupes de que se atiendan tus necesidades sanitarias a medida que van cambiando y que reclames tu derecho a tener un papel activo en todos los momentos de esta importante transición.

Hasta ahora, se ha pintado la menopausia como un obstáculo nefasto y aterrador que viene a por nosotras de una en una. La mayor parte de lo que se ha escrito sobre el tema, tanto en los textos científicos como en los numerosos sitios web, trata sobre cómo sobrellevarla o lidiar con ella, cuando no sobre cómo rebelarse contra ella. Igualmente, la gran mayoría de las investigaciones se han centrado en todo lo que puede causar problemas durante la menopausia y en cómo «arreglarlos». Te preguntarás: «¿Y qué hay de malo en eso?». Esto es lo que hay de malo: ese planteamiento presupone que lo máximo a lo que podemos aspirar es a sobrevivir a la menopausia. Al tratar este acontecimiento vital exclusivamente en el contexto biológico, la medicina occidental ha hecho hincapié en sus inconvenientes y ha minimizado lo que en verdad representa. Pero cuando se contempla la menopausia desde una perspectiva integradora, se ve que su significado tiene mucho mayor alcance. La realidad es que los cambios hormonales que dan lugar a la menopausia y a sus síntomas promueven simultáneamente el desarrollo de nuevas y fascinantes habilidades neurológicas y mentales, que nuestra sociedad prefiere ignorar. Los poderes ocultos de la mente en la menopausia son la gran noticia que nunca aparece en los titulares, poderes de los que todas las mujeres deberían ser conscientes, ya que tener conciencia de ellos abre nuevos caminos para vivir la menopausia y, en definitiva, nuestra feminidad.

Con este propósito, el libro se divide en cuatro partes:

Parte 1, «La Gran M»: presenta los elementos fundamentales que se necesitan para entender qué es y qué no es la menopausia desde una perspectiva clínica; cómo afecta al cerebro y las dificultades que nos crea no reconocer esta conexión crucial.

Parte 2, «La conexión cerebro-hormonas»: analiza cómo influyen las hormonas en la salud del cerebro y por qué esta interacción es fundamental para entender la menopausia. Aquí, nos zambullimos en los detalles de la menopausia para comprender cómo opera en el cuerpo y en el cerebro, lo cual significa descifrar tanto «lo que es» cómo su «por qué» dentro de un contexto más amplio. Para ello, examinaremos lo que yo llamo las Tres Pes: pubertad, preñez y perimenopausia, tres épocas cruciales en las que nuestras hormonas, nuestro cerebro y su forma de interactuar cambian drásticamente. Es fundamental conocer las similitudes entre las Tres Pes para poder recontextualizar la menopausia como una etapa natural en la vida de la mujer; una etapa que, al igual que las otras dos, puede provocar vulnerabilidad, pero también ser fuente de resiliencia y cambios positivos. Sin embargo, si lo que te interesa urgentemente en estos momentos es encontrar soluciones concretas e información que te ayude a sentirte mejor, puedes pasar tranquilamente a la parte 3, donde nos centraremos en los aspectos prácticos de la menopausia y encontrarás estrategias y orientación. ¡La parte 2 te estará esperando para cuando sea tu momento de leerla!

Parte 3, «Terapias hormonales y no hormonales»: esta es una inmersión profunda en la terapia de reemplazo hormonal, así como en otras opciones hormonales y no hormonales para cuidarte durante la menopausia. A continuación, examinaremos la terapia antiestrogénica para el cáncer de mama y el cáncer de ovario, y los efectos del «quimiocerebro». Por último, aunque a lo largo del libro utilizo el término «mujer» para referirme a quienes nacieron con lo que se denomina un aparato reproductor femenino (mamas y ovarios), no todas las personas que pasan por la menopausia se identifican como mujeres ni todas las personas que se identifican como mujeres pasan por la menopausia. En reconocimiento de las diversas experiencias e identidades dentro del contexto de la menopausia, hablaremos de la terapia de afirmación de género para personas transgénero, que incluye métodos para suprimir la producción de estrógenos.

Parte 4, «Estilo de vida y salud integral»: aquí se analizan las principales prácticas conductuales y de estilo de vida que han demostrado su utilidad para aliviar los síntomas de la menopausia sin recurrir a un tratamiento farmacológico; prácticas que favorecen además la salud cognitiva y emocional. Aunque tengas la sensación de que estás demasiado dispersa para poder tomar decisiones lúcidas, lo cierto es que tienes capacidad para decidir sobre tu estilo de vida, tu entorno y tu actitud ante las cosas, todo lo cual puede influir en cómo experimentes la menopausia. Aceptarla y concederle en nuestra vida la importancia que merece nos da la posibilidad de fortalecernos y sentirnos mejor como mujeres; cuando la aceptamos, se nos abre todo un abanico de nuevas posibilidades.

En definitiva, este libro es una carta de amor a la feminidad y una exhortación a todas las mujeres a que acepten la menopausia sin miedo ni vergüenza. Esa es la base para poder celebrar la cualidad de nuestro cerebro y sus singulares capacidades, es la base para poder apreciar las adaptaciones tan inteligentes que nuestro cuerpo y nuestro cerebro realizan a lo largo de la vida, y para poder disfrutar de una salud óptima ahora y en el futuro. Confío en que la información que contiene este libro suscitará muchos debates, no solo sobre el polifacético tema de la menopausia, sino también sobre la desatención y marginación que han tenido que soportar sectores importantes de nuestra sociedad. Esto es crucial no solo para cambiar el concepto de la menopausia, sino también para revigorizar la voz del «género olvidado», individualmente y como mitad de la población mundial.

Capítulo 2

CÓMO ACABAR CON LOS PREJUICIOS CONTRA LAS MUJERES Y LA MENOPAUSIA

SEXISMO Y NEUROSEXISMO

ESTE LIBRO ES LA PERSPECTIVA NEUROCIENTÍFICA de los altibajos de la menopausia. Sin embargo, antes de revelar el futuro que podemos hacer realidad, es conveniente (si bien un poco desalentador) hacer un repaso de las perspectivas culturales y clínicas de la menopausia que han imperado hasta la fecha. Insisto en que, de entrada, repasar algunas de las principales concepciones sociohistóricas del tema te hará dudar, quizá, que el futuro pueda ser más prometedor. A fin de cuentas, la acción combinada de la cultura y la medicina convencional es la responsable de que sigamos equiparando la menopausia con «fallo ovárico», «disfunción ovárica», «carencia de estrógenos» y toda la lista de efectos menopáusicos negativos. Pero confía en mí; te aseguro que, si nos basamos en los hallazgos de la ciencia moderna, podemos sustituir el relato por uno muy diferente, más equilibrado.

De todos modos, admito que desde una perspectiva cultural el panorama es innegablemente sombrío. En cuanto profundizamos un poco, resulta obvio que muchas de las ideas degradantes sobre la menopausia tienen su origen en una concepción negativa de la mujer como «el sexo débil».* Y si partimos de esa noción ancestral de que las mujeres somos físicamente más frágiles que los hombres, el concepto acaba aplicándose también a nuestro cerebro y nuestro intelecto, que es lo que actualmente se denomina *neurosexismo*: el mito de que el cerebro de la mujer es inferior al del hombre. Por lo tanto, antes de que podamos asomarnos siquiera a la complejidad de los modelos médicos referentes a la menopausia, tenemos que examinar la complejidad de esos mismos modelos referidos al conjunto de las mujeres.

Por disparatada que sea la doctrina de la inferioridad femenina, el hecho es que constituye nada menos que la columna vertebral de la ciencia moderna. Según Charles Darwin, padre de la biología moderna, «el hombre alcanza una eminencia superior a la de la mujer en cualquier cosa que emprende, tanto si se requiere pensamiento profundo, hacer uso de la razón o la imagi-

---

* A lo largo del libro, por simplificar, y basándome en la definición biológica del sexo femenino que está vigente desde hace mucho tiempo, utilizo el término «mujer» para referirme a las personas que nacieron con dos cromosomas XX y poseen un aparato reproductor femenino (incluidos pechos y ovarios). Sin embargo, hay individuos que encajan en este marco biológico, pero no se identifican como mujeres, y también hay individuos que no nacieron con estas características, pero sí se identifican como mujeres o con el género femenino. La respuesta biológica de la que se habla en este capítulo es independiente de la identidad de género y tiene sus raíces en la fisiología. En el capítulo 12 se hablará de la diversidad de experiencias individuales más allá de las tradicionales definiciones biológicas.

nación o simplemente de los sentidos y las manos».[1] Esta teoría fue cobrando fuerza y expandiéndose a lo largo del siglo XIX sin que nadie la cuestionara, y de repente los científicos varones la corroboraron con un «impresionante descubrimiento»: se dieron cuenta de que, no solo era la cabeza de las mujeres anatómicamente más pequeña que la de los hombres, sino que el cerebro de las mujeres pesaba también menos que el de los hombres. En una época en la que reinaba la premisa biológica de que, cuanto más grande fuera algo, mejor, la esbeltez del cerebro femenino se interpretó convenientemente como señal de falta de inteligencia e inferioridad mental. Los expertos de la época se apresuraron a relacionar el hecho con una falta de aptitud para las más diversas tareas. Por ejemplo, George J. Romanes, un destacado biólogo evolutivo y fisiólogo, llegó a decir lo siguiente: «Teniendo en cuenta que el cerebro de la mujer pesa por término medio unas cinco onzas (141,7 g) menos que el del hombre, por motivos puramente anatómicos es natural que las mujeres demuestren una marcada inferioridad en lo que a capacidad intelectual se refiere».[2] Este tipo de declaraciones no eran ni de lejos algo inaudito, ya que la mayoría de los intelectuales de la época aceptaban de buen grado una interpretación que conviniera al *statu quo*. Las «cinco onzas menos» que pesaba el cerebro de la mujer se utilizaron para justificar la diferencia de estatus social entre hombres y mujeres, y la negativa a que las mujeres accedieran a la educación superior o a otros derechos que hubieran podido hacerlas independientes.

Voy a atreverme a aventurar que lo siguiente es bastante obvio: si por término medio los cuerpos de los hombres son más voluminosos y pesados que los de las mujeres, es de suponer que sus cabezas serán más o menos proporcionales; cualquiera que tenga dos dedos de frente (valga la ironía) se da cuenta de esto. Si el cuerpo es más grande, el cráneo y el cerebro también lo serán. Y una vez que se toma en consideración el tamaño de la cabeza, la legendaria diferencia de peso entre un cerebro y otro desaparece sin dejar rastro.

A pesar de ello, durante siglos el cerebro de la mujer se ha seguido «pesando» y calificando de insuficiente, lo cual ha impedido que las mujeres accedieran a las universidades y a los puestos de prestigio. Al cabo del tiempo, las científicas y las activistas de derechos humanos unieron sus fuerzas para denunciar que esas interpretaciones sesgadas no eran más que armamento político que echaba por tierra los esfuerzos de las mujeres por conseguir equidad e igualdad. Gracias a sus esfuerzos, la teoría de la inteligencia basada en el peso del cerebro quedó totalmente desacreditada a principios del siglo xx. La posterior tecnología que permitía obtener imágenes cerebrales contribuyó a disipar muchos de los supuestos en que se fundamentaba el neurosexismo, y acabó por nivelar el terreno de una vez por todas.

¿O no?

Hoy en día, aunque el discurso abiertamente sexista ya no tiene cabida en la comunidad científica, hay quienes aseguran que el neurosexismo sigue vivo y coleando. Y es que, en muchos aspectos, es cierto que el cerebro de las mujeres difiere del de los hombres.[3] Hablaremos más de esto dentro de un momento. Por ahora, quiero comentar simplemente que la disparidad entre géneros rara vez se utiliza para modernizar la atención médica, y muy a menudo, en cambio, para reforzar los estereotipos de género degradantes. Conscientemente o no, se nos obliga a adoptar roles de género desde que nacemos, roles alimentados además por ideas que promueve la ciencia popular, como que los comportamientos «Venus/Marte» difieren debido a la particular naturaleza del cerebro masculino y femenino. Puede que todo empiece con la consabida tradición de vestir a las niñas de rosa y a los niños de azul, pero acaba propagando prejuicios rígidos y despectivos que hacen de la mujer el género inferior.

En la actualidad, nos enfrentamos a un triple desafío: sexismo, edadismo y *menopausismo*. Desde el momento en que nacemos, el mensaje que recibimos de nuestra sociedad es que, por el hecho de ser mujeres, estamos en inferioridad de condiciones, aunque solo sea porque los hombres son más grandes y más fuertes. Pero estas creencias básicas proliferan de forma sutil y no tan sutil a medida que nos adentramos en el patio de recreo, el aula y el lugar de trabajo, y culminan en la mediana edad. En esta línea del tiempo, la menopausia es el golpe final. Después de que una mujer haya tenido que soportar durante décadas mensajes debilitantes a causa de su biología, he aquí nuevamente un proceso fisiológico fundamental convertido en prueba de la fragilidad e indisposición femeninas. Desde el oscuro punto de vista patriarcal, a la creencia generalizada de que la edad hace a la mujer cada vez menos atractiva se suma la idea de que, al no poder traer ya criaturas al mundo, deja de ser socialmente útil y es por tanto prescindible, y este mensaje sutil echa aún más leña al fuego de la inferioridad física, mental, personal e incluso profesional.

Pese a que contamos con tan pocos datos científicos fiables sobre la menopausia, sin duda no escasean las observaciones desatinadas e incluso misóginas en torno a este tema. En la cultura popular, se tiene en general una imagen bastante angustiosa de la mujer menopaúsica, con sus estados de ánimo erráticos y sus explosiones temperamentales. A quién no le resulta familiar el estereotipo de la mujer menopáusica beligerante, zarandeada por los cambios de humor y atormentada por los sofocos que lleva a su pobre marido al límite de la exasperación. No es nada nuevo.

Esa imagen tiene sus raíces en siglos, y hasta milenios, de profunda desconfianza patriarcal hacia el cuerpo de la mujer. ¿Lista para lo que viene?

LA MENOPAUSIA Y EL MOVIMIENTO ANTIMENOPAUSIA

Las primeras referencias científicas a la menopausia se remontan al año 350 a.C., cuando Aristóteles observó que las mujeres dejaban de tener flujo menstrual entre los cuarenta y los cincuenta años.[4] Sin embargo, dado que entonces la esperanza de vida era menor, no había muchas mujeres que tuvieran ocasión de atravesar la menopausia y vivir para contarlo. Además, en la antigua Grecia, al igual que en muchas otras civilizaciones de la antigüedad, el valor de una mujer estaba ligado a su capacidad para engendrar y parir; las que ya no podían hacerlo no merecían, obviamente, mucho interés o estudio.

Salvo por unas cuantas menciones superficiales, la menopausia continuó siendo básicamente invisible para la medicina hasta el siglo XIX. Fue entonces cuando los doctos profesionales de la medicina, más o menos por la misma época en que «descubrieron» el cerebro de las mujeres, se toparon además con otro fenómeno desconcertante: la menopausia. Puede que se debiera al progreso general de la investigación científica, o quizá a que cada vez eran más las mujeres que vivían lo suficiente como para que la menopausia no pudiera seguir ignorándose, pero el caso es que los médicos acabaron por darse cuenta de que la menopausia no era un simple accidente estrafalario. Para entonces, circulaban ya por toda Europa expresiones coloquiales que se referían a ella como «el infierno de las mujeres», «la placentera senectud» [por un verso de Homero] y «la muerte del sexo».[5] La palabra *menopausia*, sin embargo, no entró en nuestros vocabularios hasta 1821, cuando el médico francés Charles de Gardanne acuñó el término, a partir de los vocablos griegos *men, menos* («mes») y *pausis* («cesar» o «detenerse»), para indicar el momento en que termina definitivamente el ciclo menstrual de una mujer.

En consonancia con la tendencia de la época, cuando los profesionales clínicos comprendieron que la menopausia era algo que merecía tenerse en cuenta, tomaron la decisión de catalogarla debidamente; y eso hicieron, definida como una enfermedad. De inmediato, se consideró que esta extravagante dolencia recién descubierta era la causante de un notable número de afecciones médicas, desde el escorbuto hasta la epilepsia o la esquizofrenia. No es de extrañar, puesto que existía la idea generalizada de que una misteriosa conexión entre el útero y el cerebro hacía a las mujeres propensas a la locura, o a la *histeria* (del término griego *hystera*, que significa «útero»). Por ejemplo, se pensaba que lo que hoy conocemos como síndrome premenstrual (SPM) estaba causado por la «asfixia» del útero al llenarse de sangre, o incluso por la migración ascendente del útero dentro del cuerpo de la mujer para asfixiarla. Evidentemente, pensaron, esta asociación malsana debía ser también la culpable de la «demencia climatérica» tras la menopausia.

En consecuencia, se impusieron prácticas drásticas y a menudo muy peligrosas para atajar la rebeldía del útero errante. La hipnosis, la utilización de instrumentos vibrantes y la irrigación de la vagina con un chorro de agua a presión son algunas de las técnicas mejor documentadas de entre las muchas que se probaron. Otros recursos eran el opio, la morfina y las inyecciones vaginales con base de plomo. Luego los médicos idearon una solución aún más radica : la cirugía. Su razonamiento era que, si el útero estaba enfermo, había que extirparlo. En retrospectiva, ahora sabemos que una *histerectomía* (la extirpación quirúrgica del útero y los ovarios) lanza a una mujer a la menopausia prácticamente de la noche a la mañana, lo cual tiene el poder de agudizar todos los síntomas habituales. Así que, como la cirugía no conseguía sino agravar los episodios problemáticos, la única opción que quedaba era *encerrarlas*. Hay abundante información sobre mujeres a las que se diagnosticaba erróneamente de «locas» o «dementes» a la vista de sus síntomas,[6] y en consecuencia se las recluía en instituciones psiquiátricas. La verdad es que estas mujeres probablemente sufrieron un final tan trágico debido a los tratamientos desacertados que les administraron sus médicos.

Saltemos a las primeras décadas del siglo xx. Ahora que las mujeres vivían cada vez más años y habían conseguido el sufragio y mayor poder cultural, por fin empezó a considerarse que la menopausia merecía verdadera atención médica, en lugar de internar a las mujeres en cuanto presentaban síntomas desconcertantes. Una de las contribuciones más significativas a este cambio de planteamiento se produjo en 1934, cuando los científicos descubrieron un grupo de hormonas llamadas estrógenos. Cabe destacar que el término se deriva del griego *oistros*, que significa frenesí o deseo enloquecido, lo cual reforzaba aún más la tendencia histórica a encuadrar la fisiología femenina en el marco de la inestabilidad mental. Pero dejando esto a un lado, el caso es que la ciencia siguió avanzando y se descubrió también que había una relación entre la pérdida de estrógenos y la menopausia. Así que se actualizó su definición;[7] ahora la menopausia era una enfermedad «por deficiencia de estrógenos». Por extensión, los estrógenos pasaron a ser el mágico elixir de la juventud en la imaginación de la gente, y, en consecuencia, un fármaco muy lucrativo. Las empresas farmacéuticas aprovecharon la ocasión, y la terapia de reemplazo hormonal se convirtió rápidamente en el tratamiento preferido para la menopausia. En 1966, el doctor Robert A. Wilson, autor del superventas nacional *Siempre femenina* [*Femenine Forever*], describió la menopausia como «una plaga natural» y calificó a las mujeres menopáusicas de «castradas malheridas».[8] Pero, según Wilson, con el reemplazo de estrógenos «los pechos y los órganos genitales de la mujer no se marchitarán. Entonces vivir con ella será mucho más agradable, porque no se volverá aburrida ni perderá su atractivo». Con el tiempo, y quizá no debería sorprendernos mucho, aparecieron pruebas de que este libro tan influyente había estado respaldado por varias empresas farmacéuticas. Pero no toda la propaganda que se hizo de él estaba patrocinada directamente por estas compañías. El libro causó furor; su título se extendió por todo el país como un reguero de pólvora. Por su parte, David Reuben decía lo siguiente en su libro *Todo lo que siempre quiso saber sobre el sexo, pero no se atrevía a preguntar*: «Una vez que los ovarios se detienen, se detiene la esencia misma de ser mujer». Y añadía que «una mujer posmenopáusica está lo más cerca que cabe imaginar de ser un hombre»; luego se corregía: «No es que sea realmente un hombre, pero ya no funciona como una mujer». Poco a poco, la idea de que la menopausia era un síndrome de deficiencia de estrógenos se fue imponiendo, y todavía hoy es común encontrarla en los libros de texto y oírla en la consulta médica.

A pesar de todo esto, los mecanismos concretos a los que se debe la influencia de los estrógenos en la salud mental son un hallazgo de época muy reciente. Fue a finales de los años noventa del pasado siglo cuando la ciencia descubrió algo de verdad importante: que eso a lo que llamamos hormonas sexuales no es fundamental solo para la reproducción,[9] sino también para la *fun-*

ción cerebral. En otras palabras, se vio que esas hormonas que están inextricablemente vinculadas a nuestra fertilidad –con los estrógenos al mando– eran igual de cruciales para el funcionamiento general de nuestra mente. Para que te hagas una idea de lo reciente que es este descubrimiento, te diré que el ser humano había pisado la Luna treinta años antes. Treinta años durante los cuales, aquí en la Tierra, miles y miles de mujeres habían estado tomando hormonas a pesar de que nadie tuviera ni idea de cómo operaban realmente los estrógenos entre el cuello y la coronilla.

LA MEDICINA, Y LA MEDICINA DEL BIKINI

Y esto nos trae de vuelta al siglo XXI. Hoy, la menopausia es territorio exclusivamente ginecoobstétrico; las conexiones entre el aparato reproductor y el cerebro ya no se demonizan, pero tampoco se les suele conceder mayor atención. A la vez, paradójicamente, en el mundo de la ciencia se acepta de forma casi generalizada que las hormonas sexuales son importantes para la salud cerebral, pero se considera también que el cerebro del hombre y el de la mujer son más o menos iguales, salvo por algunas funcionalidades relacionadas con la reproducción.

De esto nace el grave error de perspectiva que ha convertido la atención sanitaria de nuestro tiempo en una *medicina del bikini*. ¿A qué me refiero? A una práctica médica que reduce la salud femenina a la de aquellas partes del cuerpo que se encuentran bajo los contornos del bikini. Su mensaje es que, desde el punto de vista médico, lo que a una mujer la hace mujer son sus órganos reproductores, nada más. Aparte de esos órganos, a los hombres y a las mujeres se nos ha estudiado, diagnosticado y tratado exactamente de la misma manera: como si ellos y nosotras fuéramos hombres. Y resulta que esto no solo es contrario a la realidad, sino además nefasto como pauta que oriente la labor médica y científica dirigidas a proteger el cerebro de las mujeres, incluidas las menopáusicas.

Hablando claro, la inmensa mayoría de las investigaciones médicas han utilizado e cuerpo masculino como prototipo exclusivo, a pesar de las «tetas y trompas». Por si fuera poco, todavía en los años sesenta del siglo xx, obedeciendo instrucciones de la FDA (la agencia gubernamental de Estados Unidos responsable de la regulación de alimentos y medicamentos), era habitual denegar a las mujeres en edad fértil el acceso a fármacos experimentales y a ensayos clínicos, con el pretexto de querer proteger al feto de los posibles efectos adversos.[10] En la práctica, sin embargo, se entendía por «mujer en edad fértil» a toda aquella mujer que tuviera capacidad para quedarse embarazada, no solo a las que de hecho lo estaban; esto significaba que *cualquier* mujer, desde la pubertad hasta la menopausia, independientemente de si tenía o no actividad sexual, de si usaba anticonceptivos, de su orientación sexual o incluso de si deseaba o no ser madre, quedaba excluida de los ensayos clínicos. Si durante siglos se había considerado que el cerebro de la mujer era deficiente, ahora se invisibilizaba por razones de orden distinto.

Esta prohibición estuvo vigente hasta bien entrados los años noventa, lo que significa que, durante décadas, toda la investigación médica estuvo basada en muestras casi exclusivamente masculinas. Aunque parezca difícil de creer, en la actualidad sigue siendo así; se nos prescriben innumerables medicamentos que nunca se han puesto a prueba en mujeres.[11] De hecho, a menudo ni siquiera se han probado en animales hembra. La inmensa mayoría de los estudios preclínicos siguen utilizando exclusivamente machos, con el argumento de que la variabilidad de las hormonas sexuales puede «confundir los hallazgos empíricos».[12] Este sistema unisex tan profundamente sesgado lleva decenas de años suministrando al campo de la medicina datos que o no tienen nada que ver con la realidad o, en el mejor de los casos, tienen que ver con la realidad de una mitad de la población mundial.

Dado que el sistema médico, dominado desde siempre por los hombres, ha denigrado la menopausia a lo largo de los siglos y ha tenido poco interés en estudiar el cerebro de las mujeres, y dado que la investigación científica se ha realizado principalmente en hombres, y que los hombres no pasan por la menopausia, en realidad no es de extrañar que la influencia de la menopausia en la actividad cerebral siga siendo un misterio («resuelto» hasta hoy con estigmas y estereotipos, en lugar de con hechos e información). Como es obvio, todo esto ha tenido repercusiones catastróficas para la investigación médica en general, y de la salud de la mujer en particular.

Las consecuencias son especialmente patentes en lo que respecta a la salud de nuestro cerebro. Porque la verdad es que el cerebro de las mujeres no es igual que el de los hombres. A nivel hormonal, energético y químico son distintos. Estas diferencias no tienen en absoluto un efecto determinista sobre la inteligencia ni el comportamiento, y jamás deben utilizarse para reforzar los estereotipos de género, pero eso no quita para que sea crucial tenerlas en cuenta si queremos proteger la salud del cerebro,[13] *en especial* después de la menopausia. He aquí algunos datos estadísticos que la mayoría de la gente no conoce.[14] Las mujeres tenemos:

- El doble de probabilidades que los hombres de que se nos diagnostique un trastorno de ansiedad o depresión.
- El doble de probabilidades de desarrollar la enfermedad de Alzheimer.

- El triple de probabilidades de desarrollar un trastorno autoinmune, incluidos aquellos que atacan al cerebro, como la esclerosis múltiple.
- Cuatro veces más probabilidades de sufrir dolores de cabeza y migrañas.
- Más probabilidades de desarrollar tumores cerebrales como los meningiomas.
- Más probabilidades de morir a causa de un derrame cerebral.

Cabe destacar que la prevalencia de estas afecciones cerebrales es prácticamente igual en los hombres que en las mujeres *antes* de que estas lleguen a la menopausia, pero se duplica (o más) en las mujeres *después* de la menopausia. En cuanto a las repercusiones de este cambio, debes saber que una mujer de cincuenta años tiene el doble de probabilidades de sufrir ansiedad, depresión o incluso demencia en algún momento futuro que de desarrollar un cáncer de mama. Sin embargo, el cáncer de mama está claramente reconocido como un problema de salud de la mujer (como debe ser), mientras que *ninguna de las afecciones cerebrales mencionadas se considera que lo sea*. Y puesto que el cáncer de mama tiene cabida en el marco de la «medicina del bikini», se han hecho las debidas investigaciones y se han dedicado todos los recursos posibles para curarlo, y en cambio apenas se ha hecho nada por atender expresamente la salud cerebral antes, durante y después de la menopausia.

Conviene dejar claro que la menopausia no es una enfermedad y no *causa* ninguna de las enfermedades mencionadas. Ahora bien, los cambios hormonales que dan lugar a la menopausia pueden suponer para determinados órganos –el cerebro entre ellos– un sobreesfuerzo que los deje extenuados, sobre todo si no se hace caso de estos posibles efectos o no se tratan de remediar.

En la mayoría de las mujeres, ese sobreesfuerzo provoca algunos síntomas bien conocidos, como sofocos e insomnio. Después, en algunas mujeres, la menopausia puede llegar a desencadenar una depresión grave, ansiedad o incluso migrañas, y, en otras, puede suponer un mayor riesgo de desarrollar demencia en un futuro. Por lo tanto, aunque la supuesta histeria y la asfixia del útero eran inventadas, estos riesgos son reales, y exigen una respuesta clara y urgente; es decir, una investigación exhaustiva a fin de descubrir métodos eficaces con los que tratar los efectos que tiene la menopausia en el cerebro. No solo necesitamos encontrar la manera de minimizar los síntomas iniciales, sino que es de importancia vital acelerar las investigaciones para poder prevenir que esos síntomas den lugar a afecciones más graves en el futuro. La medicina de la mujer debe elevar sus miras, no solo más allá del bikini, sino más allá de la reproducción como único objetivo. Ya es hora de que se estudie con seriedad y rigor lo que ocurre en el cuerpo y el cerebro de la mujer entendidos como un todo integral, y de reconocer plenamente el impacto sistémico de la menopausia en ese conjunto.

NUESTRO CUERPO, NUESTRO CEREBRO

Hasta aquí, hemos examinado los efectos del conocimiento científico (y de la ignorancia) a nivel sistémico y cultural. Históricamente, se ha sometido a las mujeres poco menos que a una tortura física y psicológica a cuenta de la menopausia. Se nos ha hecho creer que la menopausia puede volver clínicamente loca a una mujer, y que es natural que la sociedad nos invisibilice cuando llegamos a esta etapa. Esto es peligroso, porque la cultura influye poderosamente en cómo concebimos y experimentamos la menopausia en sí, y la cultura occidental nos ha condicionado a percibir los síntomas que rodean esta transición como sus únicos aspectos dignos de interés. Si bien es cierto que las cosas han mejorado con el tiempo, este trauma está incrustado en el inconsciente colectivo, y afecta no solo a cómo se percibe socialmente a la mujer, sino también a cómo nos percibimos a veces a nosotras mismas y a cuánto nos valoramos.

La experiencia individual de muchas mujeres está influida directamente por esas concepciones culturales, y no solo cuando llegan a la menopausia. Gracias a la combinación de creencias sin fundamento y convenciones obsoletas que acabamos de mencionar, se tiene por costumbre quitar importancia a nuestros problemas de salud, o hacer caso omiso de ellos. En las unidades de atención cardíaca y de tratamiento del dolor, por ejemplo, es un fenómeno bien documentado que hay muchas más probabilidades de que a una paciente femenina se la envíe a casa sin haber recibido ningún tratamiento que a un paciente masculino, lo cual se traduce a la larga en un peor estado de salud.[15] ¿Por qué ocurre? Porque, cuando una mujer siente dolor, es mucho más probable que la persona que la atiende le diga que su malestar es de carácter psicosomático, hipocondríaco o que está relacionado con el estrés.[16] Parece que hablemos del siglo XIX, pero ocurre ahora mismo, y con una frecuencia alarmante culmina con una receta de antidepresivos o derivando a la paciente a psicoterapia, en lugar de examinar aquello de lo que se queja.

A la vista de estas tendencias, seguro que puedes imaginar (o recordar) que cualquier temor o queja relacionados con la menopausia reciben una respuesta de desdén, como si lo que dice la paciente no tuviera importancia o se lo estuviera inventando. En general, la profesión médica ha incurrido a menudo en una desmoralizadora desconfianza que ha hecho a muchas mujeres dudar de sí mismas. Tradicionalmente, se ha escuchado con tal escepticismo lo que contábamos sobre nuestros síntomas, y muy en especial cualquier temor relacionado con la salud mental, que, como pacientes, solemos acabar acostumbrándonos a quitarle importancia nosotras también a todo lo que nos pasa, ya sea por miedo a parecer tontas o hipersensibles, o sencillamente para evitar que nos traten con condescendencia. Por desgracia, ignorar los síntomas de una mujer puede provocar retrasos en el diagnóstico y el tratamiento, lo que a su vez puede repercutir en nuestra calidad de vida, y tal vez tengamos la mala suerte de que acabe en algo aún peor.

A las mujeres se nos ha enseñado a temer a nuestras hormonas y a dudar de nuestro cerebro. La salud cerebral de la mujer sigue siendo uno de los campos de la medicina menos investigados, diagnosticados y tratados; y por supuesto menos financiados. Las mujeres menopáusicas, en particular, han estado infrarrepresentadas y desatendidas no solo en la medicina, sino también en la cultura y los medios de comunicación. Esto es algo que tendría que haber cambiado hace ya mucho tiempo. Espero que la ciencia contribuya a producir ese cambio, esta vez para *favorecer* a las mujeres en lugar de perjudicarlas.

En este capítulo, hemos hablado de los prejuicios de género que afectan todavía hoy a la medicina; concretamente, de cómo esa parcialidad se traduce en que las mujeres sigan estando excluidas de la investigación científica, y en que apenas estén representados en ella diversos grupos demográficos. A la flagrante omisión de las mujeres menopáusicas en los estudios científicos se suman, entre otros factores notables, la insuficiente inclusión de mujeres de color de cualquier edad, de personas de ciertos entornos socioeconómicos y de las que tienen otras identidades de género. Esta falta de representación perjudica a la población entera. Al igual que es un error fundamental considerar que las mujeres y los hombres son idénticos desde el punto de vista médico, es erróneo suponer que todas las mujeres tienen igual facilidad para acceder a profesionales de la salud que estén al día de los últimos hallazgos médicos, o para ir al gimnasio, o para tener una alimentación equilibrada. Esas disparidades en lo referente a la accesibilidad y los recursos pueden tener consecuencias negativas para la salud del cerebro, lo cual puede afectar a su vez a la experiencia de la menopausia. A pesar de la importancia de estas consideraciones, es sorprendente que no se hayan hecho estudios para examinar cómo se manifiestan estos factores en situaciones de la vida real. En un mundo ideal, dispondríamos de información precisa, y de facilidad para acceder a una diversidad de recursos y especialistas y recibir una atención óptima a lo largo de toda nuestra vida. Sin embargo, dado que nuestro mundo dista mucho de ser perfecto, este libro pretende subsanar algunas de esas deficiencias y ofrecer información sobre potenciales dificultades relacionadas en concreto con la menopausia. Como científica, hago todo lo posible por asegurarme de que haya ecuanimidad en mis investigaciones, y también por que otras investigadoras e investigadores adopten la misma clase de enfoque e interés. Confiamos en que acabar con las disparidades se traducirá en una comprensión más inclusiva y completa de los aspectos neurológicos de la menopausia para beneficio de todo el mundo.

Al hilo de esto, me gustaría recordaros a todas que el estudio de la salud de la mujer avanza a medida que evolucionan nuestros derechos. Generaciones enteras de mujeres han luchado para que tuviéramos acceso a la atención sanitaria, para que se nos incluyera en los ensayos clínicos, para que pudiéramos recibir una educación superior y se nos pudiera reconocer como celebradas contribuyentes a la sociedad. No obstante, seguimos teniendo que

soportar una discriminación que se traduce en diferencias de in-
gresos, de poder, de representación y de atención médica. Es hora
de acabar con los últimos tabúes sobre nuestro cuerpo y nuestro
cerebro, y de crear una cultura de comprensión y aceptación de
la menopausia que nos facilite la vida en lugar de dificultárnosla.
Aunque la tarea de borrar el estigma no nos corresponde solo
a las mujeres, hablar alto y claro con nuestra voz colectiva tiene
el poder de cambiar significativamente las cosas. Este es un legado que podríamos estar orgullosas de dejarles a nuestras hijas
y nuestras nietas, y que aligerará la carga para las generaciones
futuras.

Capítulo 3
EL CAMBIO
PARA EL QUE NADIE
TE HA PREPARADO

¿QUÉ ES LA MENOPAUSIA?

TRAS AÑOS DE HABLAR de la menopausia con las pacientes, con profesionales de la salud y con los medios de comunicación, me he dado cuenta de que hay mucha confusión y desinformación sobre el tema. Hay dos cosas que pueden aportarle claridad a cualquier mujer y reducir su inquietud: (1) aclarar qué es y qué no es la menopausia, y (2) separar la realidad de la ficción. Las ideas nos llegan y se transmiten a través del lenguaje. Así pues, empecemos por examinar la terminología; no tanto cómo se utiliza coloquialmente, sino sobre todo cómo se emplea en la práctica clínica. Los conceptos más importantes se resumen en la tabla 1 y se describen a continuación.

. . .

Tabla 1. Glosario: Lo que necesitas saber sobre la menopausia

Terminología	Significado
Premenopausia o etapa reproductiva	Todo el periodo reproductivo anterior a la transición a la menopausia
Transición a la menopausia	El periodo previo a la menopausia, en el que se producen irregularidades del ciclo menstrual y comienzan los síntomas hormonales y clínicos de la menopausia
Menopausia	La finalización del ciclo menstrual. Desde el punto de vista clínico, la transición a la menopausia se completa una vez que transcurren doce meses consecutivos desde la última menstruación. La menopausia puede producirse de diferentes maneras: puede ser espontánea o inducida (véase más adelante). Todas las mujeres pasan por una u otra
Perimenopausia	La fase que comienza hacia el final de la transición menopáusica y continúa durante el primer año después del último periodo menstrual. Se sale de la perimenopausia y se entra en la menopausia tras doce meses consecutivos sin menstruación
Posmenopausia	La etapa que comienza doce meses después de la última menstruación
Menopausia espontánea o «natural»	La menstruación cesa cuando los ovarios se quedan sin óvulos y disminuye la producción de estrógenos y progesterona, como parte del proceso de envejecimiento. La gran mayoría de las mujeres del mundo entran en la menopausia a una edad comprendida entre los cuarenta y nueve años y los cincuenta y dos. La edad puede variar en función de la localidad geográfica y el origen étnico
Menopausia precoz o prematura	Menopausia que se produce antes de los cuarenta años (prematura) o de los cuarenta y cinco (temprana). Puede producirse como consecuencia de: • Factores genéticos • Síndrome del ovario poliquístico (SOP) • Enfermedades autoinmunes • Infecciones • Cirugía • Tratamientos médicos

(Continúa en la página siguiente)

Terminología	Significado
Menopausia inducida	Fin de la menstruación debido a la extirpación quirúrgica de los ovarios (ovariectomía) o a un fallo ovárico prematuro (o insuficiencia ovárica precoz) por efecto de tratamientos médicos como la quimioterapia o la radioterapia
Menopausia quirúrgica	Menopausia provocada por intervenciones quirúrgicas. Puede producirse a cualquier edad como consecuencia de: • Una ooforectomía bilateral: extirpación de ambos ovarios • Una salpingooforectomía bilateral: extirpación de ambos ovarios y de las trompas de Falopio • Una histerectomía total: extirpación del útero, el cuello uterino, los ovarios y las trompas de Falopio • Ten en cuenta que una histerectomía parcial (la extirpación del útero, pero no de los ovarios), la extirpación de un quiste ovárico y la ablación endometrial no provocan la menopausia, pero pueden afectar al flujo sanguíneo que irriga los ovarios y causar síntomas menopáusicos a una edad temprana
Menopausia médica	Menopausia provocada por tratamientos médicos que causan daños temporales o permanentes en los ovarios. Puede producirse a cualquier edad, a menudo como consecuencia de: • La radioterapia o quimioterapia • Bloqueadores de estrógenos (tamoxifeno): medicamentos que bloquean la acción de los estrógenos en tejidos determinados • Inhibidores de la aromatasa: medicamentos que detienen la producción de estrógenos en todo el organismo • Agonistas de la GnRH: medicamentos que impiden que los ovarios produzcan estrógenos y progesterona, lo cual detiene la ovulación

En términos médicos, la menopausia es el primer aniversario del *último periodo menstrual*. Es decir, la menopausia no se confirma hasta que has dejado de tener la regla durante un año o más, lo que significa que tienes que esperar todo un año antes de poder considerar que tu última regla ha sido en verdad la regla *final*. Entonces, y solo entonces, estarás oficialmente en la posmenopausia.

Aunque desde una perspectiva clínica todas estas delimitaciones establecen un orden y facilitan el trabajo, pueden resultar bastante confusas en la vida real, y no sin motivo. Esta clasificación parece sugerir que la menopausia se experimenta en un momento preciso y comenzó en un día concreto, de modo parecido a como ocurrió la menstruación varias décadas antes. Parece dar a entender que un día de repente dejas de tener la regla, y ya está. Muchas mujeres que han pasado por la menopausia soltarían probablemente una carcajada al oír esto, pues saben de sobra que no es así. En realidad, la menopausia no llega repentinamente un día, sino que es un *proceso* dinámico y a veces prolongado que puede extenderse a lo largo de muchos años. También es una época en la que, sea cual fuese la idea que tenías hasta entonces de lo que era «normal», la nueva normalidad es un estado de cambios constantes.

Cómo se desarrolla la menopausia: edades y etapas

La complejidad de la transición a la menopausia está todavía empezando a formalizarse en los manuales médicos,[1] y algunos la describen ahora como la culminación de varias fases. En términos más sucintos, podemos hablar de tres etapas principales: premenopausia, perimenopausia y posmenopausia.

Como muestra la figura 2:

PREMENOPAUSIA
Mientras tienes un ciclo menstrual regular, te encuentras en la etapa «reproductiva» o premenopáusica, que se inicia con la pubertad y termina cuando empieza la transición hacia la menopausia.

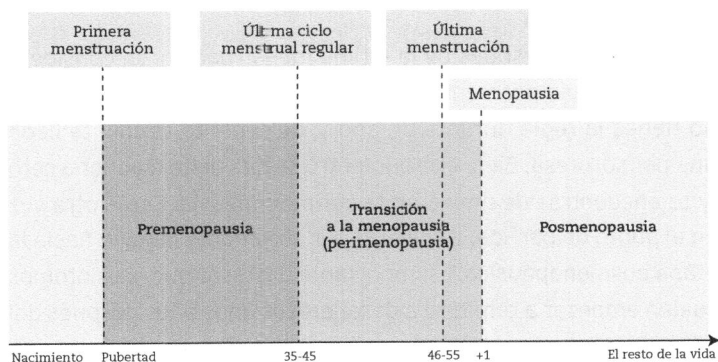

Figura 2. Las tres etapas de la menopausia

PERIMENOPAUSIA

Una vez que el ciclo menstrual se va volviendo irregular, entras en la transición a la menopausia, que suele denominarse perimenopausia. Al principio, puede que notes cierto desbarajuste, como que la regla se adelanta o se retrasa, dura menos o más días de lo habitual, es menos o más dolorosa, o menos o más abundante. En otras palabras, no hay modelo fijo; nunca sabes cómo será la siguiente regla ni cuándo llegará. Luego, en algún momento, desaparece durante dos meses o más. Es entonces cuando pueden hacer su aparición síntomas como los sofocos, o las alteraciones del sueño, del estado de ánimo y de la cognición, e incluso es posible que las más valientes decidan que ha llegado el momento de dejar la rutina atrás y dar un giro radical a su vida. Por término medio, la perimenopausia comienza a los cuarenta y siete años, pero varía en función del origen étnico, la genética y factores relacionados con el estilo de vida.[2] La transición suele durar de cuatro a ocho años, pero puede prolongarse hasta catorce.

POSMENOPAUSIA

Un año entero después de la última menstruación, se considera que estás en la posmenopausia. Sin embargo, supongamos que no tienes la regla durante un año y, de repente, ¡bum!, te llega una por sorpresa. Bien, el cronómetro se ha vuelto a poner a cero ¡y te encuentras de nuevo en la perimenopausia! Estás otra vez en el punto de partida, y volverás a ir abriéndote camino hacia la etapa posmenopáusica. Es importante destacar que los síntomas suelen empezar a remitir o a desaparecer unos años después del último periodo menstrual, aunque no siempre es así. La mayoría de las mujeres experimentan la menopausia entre los cuarenta y los cincuenta y ocho años, y por término medio la menopausia se consuma cuando una mujer tiene cincuenta y uno o cincuenta y dos años.[3] Sin embargo, el momento exacto varía mucho de una persona a otra. Además, esta cronología solo es aplicable a las mujeres que tienen una menopausia *espontánea*, es decir, cuando las menstruaciones cesan en la mediana edad como resultado del proceso de envejecimiento endocrino. Pero muchas mujeres tienen la menopausia a edades más tempranas, y por motivos diferentes.

MENOPAUSIA TEMPRANA Y PREMATURA

Algunas mujeres tienen la menopausia antes de los cuarenta y cinco años (menopausia temprana) o incluso antes de los cuarenta (menopausia prematura). Entre el uno y el tres por ciento, aproximadamente, de los casos en que una mujer experimenta una menopausia temprana o prematura se deben a que la producción ovárica de hormonas reproductivas disminuye de modo notable, una afección conocida como insuficiencia ovárica primaria (IOP). Otras mujeres experimentan una menopausia prematura o temprana debido a alguna enfermedad autoinmune o metabó-

lica, una infección o una causa genética. Sin embargo, las causas
más comunes de la menopausia prematura o temprana son una
intervención quirúrgica o algunos tratamientos médicos. En este
caso, la menopausia se denomina *inducida*, y difiere de la espontánea en muchos aspectos.

MENOPAUSIA INDUCIDA

Muchas mujeres experimentan una menopausia inducida, ya sea
como consecuencia de la extirpación quirúrgica de los ovarios
(ovariectomía), que pone fin la ovulación, o de una insuficiencia
ovárica precoz (IOP) provocada por tratamientos médicos como
la quimioterapia o la radioterapia. Una mujer a la que se le extirpen los ovarios a una edad en la que aún tiene el ciclo menstrual
entrará en la menopausia poco después de la intervención. Hay
otras razones médicas por las que los ovarios pueden dejar de
funcionar, y que harán también que la mujer entre en la menopausia a edad temprana. Esto es lo que se denomina menopausia médica. A diferencia de la menopausia quirúrgica, que posiblemente
ocurra casi de inmediato, la menopausia médica podría producirse en un plazo de semanas o de meses. Es importante aclarar
que una *histerectomía parcial*, o simple, en la que se extirpa el
útero pero *no* los ovarios, detiene la menstruación, pero no la ovulación, y por tanto no provocará una menopausia temprana. De
todos modos, es probable que disminuya la producción de hormonas y también la irrigación sanguínea de los ovarios, lo cual puede adelantar la aparición de los síntomas de la menopausia.

¿Cómo ocurre la menopausia?

Para comprender con precisión lo que experimenta nuestro cuerpo
durante la menopausia, antes conviene aclarar cómo funcionan las

hormonas antes de la menopausia. Durante los años reproductivos, aproximadamente cada veintiocho días se produce una intrincada danza de circuitos de retroalimentación hormonal. Las principales hormonas sexuales que intervienen son los estrógenos (el término técnico es *estradiol*), la progesterona, la hormona foliculoestimulante o FSH y la hormona luteinizante o LH (ambas siglas, por su nombre en inglés). En la figura 3 se ve el ascenso y descenso de las hormonas en distintos momentos del ciclo menstrual, desde el primer día de la regla hasta el día anterior a la regla siguiente.

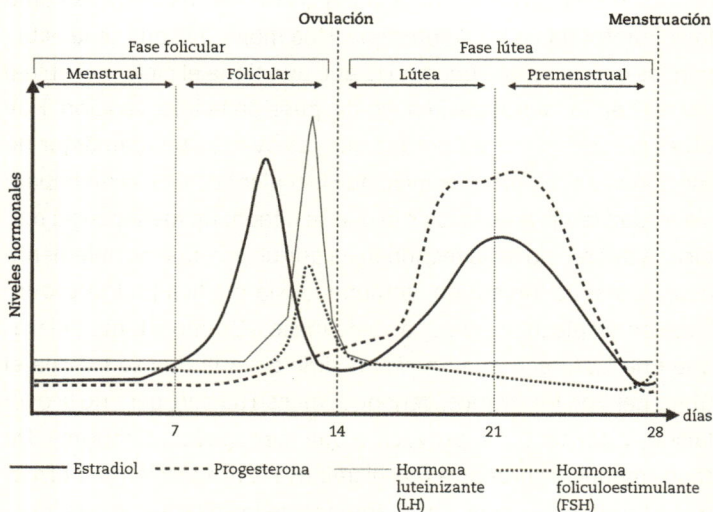

Figura 3. Actividad de las hormonas sexuales durante el ciclo menstrual

La primera mitad del ciclo menstrual se denomina *fase folicular*. En este momento, los niveles de hormonas FSH y LH aumentan para estimular el crecimiento de varios *folículos*, cada uno de los cuales contiene un óvulo procedente de los ovarios. A medida que los folículos crecen, los estrógenos estimulan la formación del revestimiento uterino a fin de proporcionar al óvulo las condiciones necesarias para el desarrollo de un feto. Una vez que los niveles de estrógenos son lo suficientemente altos, el aumento de la hormona luteinizante hace que el folículo dominante estalle y libere el óvulo maduro en la trompa de Falopio. Este proceso se conoce como *ovulación*, y tiene lugar a mitad del ciclo. Es entonces cuando más probabilidades hay de que se produzca el embarazo.

La segunda mitad del ciclo se denomina *fase luteinizante*. Si se ha producido el embarazo, los niveles de estrógenos y progesterona se mantienen altos para evitar que se desprenda el revestimiento del útero y para que pueda desarrollarse la placenta. Si no se ha producido el embarazo, los niveles de estas hormonas descienden, lo cual hace que el útero se desprenda de su revestimiento y provoque la menstruación.

Aunque el ciclo menstrual es relativamente complejo, todo suele funcionar como un reloj mientras estas hormonas están sincronizadas y se apoyan y regulan en paz y armonía unas a otras; es decir, hasta que se produce el gran acontecimiento que altera este equilibrio: la llegada de la menopausia. Durante la transición a la menopausia, los ovarios de la mujer se quedan sin óvulos y empiezan a producir menos estrógenos. Sin embargo, no se trata de un proceso lineal o uniforme, ya que los estrógenos no se rinden tan fácilmente.

Como se ve en la figura 4, la concentración de estrógenos no decae de golpe, sino que puede fluctuar mucho a medida que va disminuyendo. Aunque no todas las mujeres presentan estos cambios, la parte del gráfico correspondiente a «antes de la menopausia» por lo general suele ser plana; esto significa que la concentración de estrógenos se mantiene constante gracias a que sus niveles suben y bajan a ritmo regular durante el ciclo mens-

trual. La parte que corresponde a «después de la menopausia»
también es prácticamente plana, ya que en esta etapa los niveles
de estrógenos son constantemente bajos. En cambio, la línea de
«durante la menopausia» parece como si la hubiera trazado un
sismógrafo durante un terremoto. En esta etapa de transición, a
medida que la duración y la frecuencia del ciclo menstrual van
siendo cada vez más irregulares, los acusados picos y valles de
los estrógenos hacen que su concentración fluctúe igual de brus-
camente. Y los estrógenos no son las únicas hormonas que experimentan altibajos. Al ir desincronizándose los circuitos de retroalimentación que regulaban con tanta meticulosidad todas las
hormonas sexuales, la progesterona acaba tocando fondo, mientras que la hormona foliculoestimulante (FSH) y la luteinizante (LH)
aumentan. Esta montaña rusa hormonal puede dar lugar o contribuir a los síntomas físicos y psicológicos, aparentemente aleatorios
y a menudo impredecibles, que muchas mujeres experimentan
durante la menopausia.

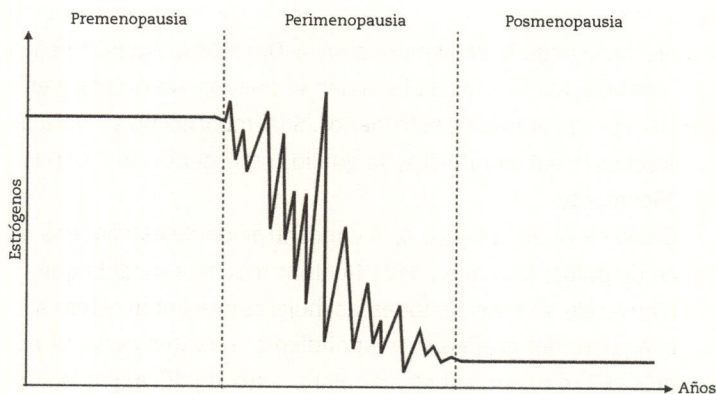

Figura 4. Concentración de estrógenos antes, durante y después
de la transición a la menopausia

Así que ahora vamos a ver dos razones por las que el marco clínico de la menopausia puede crear cierta confusión acerca de todo el proceso. La primera es que la menopausia no ocurre de la noche a la mañana. La segunda, que aunque todas las mujeres experimentan la menopausia, la experiencia de cada mujer es diferente. Cada una tenemos nuestra particular huella hormonal, nuestro particular aparato reproductor y un cerebro que es característicamente nuestro. Aunque la medicina no haya formalizado aún esta individualidad está claro que tanto la cronología como los síntomas de la menopausia pueden variar mucho de una mujer a otra. Y esto ha dado lugar, no solo a una falta de claridad entre las pacientes, sino también a que se hayan difundido nociones muy equivocadas referentes a la menopausia, y que a continuación vamos a desmentir.

PREGUNTAS FRECUENTES SOBRE LA MENOPAUSIA

¿La menopausia es una enfermedad?

La menopausia es una etapa fisiológica de la vida. Aunque dé la sensación de que los síntomas se salen de lo común, y las dificultades reales que experimentamos en el día a día parezcan cualquier cosa menos normales, la menopausia no es una enfermedad ni sus síntomas son patológicos. Es una transición. No requiere cura ni arreglo. Basta con prestar atención a los síntomas concretos y encontrar el modo de tratarlos, si es necesario.

¿La menopausia marca la entrada en la vejez?

La mayoría de las mujeres experimentan la menopausia entre los cuarenta y los cincuenta años. Por término medio, ocurre más concretamente a los cincuenta y uno o cincuenta y dos años, que de ningún modo es una edad avanzada. Además, algunos estudios recientes indican que la edad real de la menopausia en todo el mundo es, por término medio, de cuarenta y nueve años, es decir, incluso antes.[4] Como ya se ha mencionado, el momento exacto varía también mucho de una persona a otra, pudiendo oscilar desde finales de los treinta hasta principios de los sesenta.

¿Son necesarios los análisis de sangre para diagnosticar la menopausia?

Dado que la menstruación va siendo menos frecuente a medida que se avanza hacia la menopausia, y que una se acostumbra a no menstruar con regularidad, puede ser difícil saber cuándo ha cesado definitivamente la menstruación. Muchas mujeres dudan si están o no en la menopausia, y es frecuente que me pregunten si existe alguna prueba hormonal sencilla que pueda decirles si están cerca de la menopausia o si han pasado ya a la posmenopausia. La respuesta es no. Puede no estar de más hacerse un análisis de sangre, pero no es necesario para diagnosticar la menopausia. Si sospechas que estás en la perimenopausia o quieres saber si ya has pasado de la menopausia, lo mejor es que una persona cualificada te haga un reconocimiento médico completo. El diagnóstico se basa en la edad, el historial médico, los síntomas y la frecuencia de la menstruación. Los análisis de sangre pueden ofrecer información adicional, pero en la mayoría de los casos no son necesarios.

En general, no hacen falta pruebas hormonales para saber si una mujer de cuarenta y siete años que tiene menstruaciones irregulares está en la perimenopausia (lo más probable es que lo esté), o si una mujer de cincuenta y ocho que lleva años sin tener la menstruación es posmenopáusica (lo más probable es que lo sea). En cambio, sí son recomendables las pruebas hormonales para evaluar problemas de fertilidad o si la menstruación se interrumpe a edad temprana, quizá como efecto de una insuficiencia ovárica precoz (IOP). Otro motivo por el que estarían indicadas las pruebas sería la posibilidad de tener el síndrome del ovario poliquístico (SOP), un trastorno hormonal que puede afectar a la regularidad menstrual y la fertilidad. Las pruebas de laboratorio pueden ayudar también a determinar el estado efectivo de menopausia en mujeres que ya no tienen la menstruación a causa de intervenciones médicas; por ejemplo, de una histerectomía parcial (la extirpación quirúrgica del útero, pero no de los ovarios) o una ablación endometrial (procedimiento que elimina el revestimiento del útero). Estos procedimientos detienen el periodo menstrual, pero no la ovulación. En este caso, la aparición de síntomas menopáusicos es el primer indicio de menopausia, y los análisis de sangre aportan una información que puede ser útil. En estos casos, se miden los niveles de estrógenos y de otras hormonas, principalmente la FSH y una hormona llamada inhibina B. La inhibina B regula la producción de FSH y puede servir como marcador de la función ovárica y del contenido folicular. En la tabla 2 figuran los valores normativos. Si los niveles de estrógenos y de inhibina B son bajos, y los de FSH son altos y la mujer no ha tenido la menstruación durante un año, se entiende generalmente que ha llegado a la menopausia. El problema es que no se pueden sacar conclusiones definitivas de una sola prueba de laboratorio, ya que tal vez los niveles hormonales hoy sean bajos y mañana hayan subido; y su rango es bastante amplio. Además, un nivel alto de FSH en una mujer que tiene sofocos y lleva unos meses sin menstruación no elimina la posibilidad de que todavía esté en la perimenopausia. Cuando una mujer está en la perimenopausia, los análisis de sangre son particularmente engañosos, ya que los niveles hormonales cambian a lo largo del ciclo menstrual, y, dado que ahora el ciclo es irregular, la variabilidad es mayor aún. Por otro lado, en contra de lo que generalmente se piensa, los niveles de estrógenos fluctúan mucho en la perimenopausia, y a veces acaban siendo más altos de lo esperado en lugar de más bajos. También hay que tener en cuenta que los anticonceptivos hormonales, como la píldora y algunos dispositivos intrauterinos (DIU), pueden interrumpir la menstruación y afectar a la precisión de la prueba de FSH, lo que hace difícil determinar si se ha pasado o no a la etapa posmenopáusica.

Tabla 2. Análisis hormonal para confirmar la menopausia: rangos de referencia

	Premenopausia			Posmenopausia
	Fase folicular	Ovulación	Fase lútea	
Estradiol	12,4–233	41–398	22,3–341	<138
Progesterona	0,06–0,89	0,12–12	1,83–23,9	<0,05–0,13
LH	2,4–12,6	14–95,6	1–11,4	7,7–58,5
FSH	3,5–12,5	4,7–21,5	1,7–7,7	25,8–134,8
Inhibina B	10–200			<5

¿Puede predecir un análisis de sangre cuándo llegará la menopausia?

La respuesta es no. En lo referente a esta transición, solo hay certeza: que en algún momento de tu vida los ovarios se quedarán sin folículos y entrarás en la menopausia. Querer saber más que eso es como pretender saber en qué momento aparecerá el técnico a reparar la lavadora: muy difícil preverlo. Así que no, no hay una forma de predecir con seguridad cuándo vas a experimentar la menopausia, y mucho menos mediante un análisis de sangre. En lugar de eso, el mejor indicador es... tu madre. Si tu madre tuvo una menopausia temprana, tardía o a la edad que es más habitual, puedes tener cierta confianza en que a ti te ocurrirá lo mismo. La forma en que se presente y los síntomas que la acompañen suelen ser también similares entre madre e hija, por lo que conviene que tengáis esta conversación cuanto antes. De todos modos, hay otro indicador bastante fiable de cómo será para ti la menopausia, y ese indicador eres tú. Cómo viviste la pubertad, y más adelante el embarazo si es que has estado embarazada, puede darte información sobre detalles importantes de cómo será en tu caso el viaje hacia la menopausia. Examinaremos este concepto más a fondo en la parte 2, pero en este momento puedes tratar de recordar lo siguiente: si solías experimentar cambios de humor, irritabilidad o inestabilidad emocional durante la pubertad, y más aún durante el embarazo o el posparto, lo más probable es que experimentes alteraciones del estado de ánimo durante la menopausia. Y si solías tener sofocos, dificultad para dormir o una especie de niebla mental en estas etapas señaladas de la vida reproductiva, hay más probabilidades de que vuelvan a presentarse durante la transición a la menopausia. Dicho esto, hay muchos otros factores que influirán en cómo sea tu experiencia de la menopausia,[5] entre ellos tu estilo de vida, tu entorno, tu historial médico y tu perspectiva particular de las cosas.

¿Se necesita un análisis de sangre para decidir si está indicada la terapia hormonal sustitutiva (THS)?

Los análisis de sangre son innecesarios cuando lo que se pretende con el tratamiento hormonal es aliviar los síntomas. No son los niveles hormonales lo que estamos tratando en este caso, sino los síntomas de la menopausia, que no tienen correlación con los niveles hormonales. Es posible que tengas síntomas menopáusicos, incluso aunque todas las hormonas estén dentro del rango normal, y que en cambio no tengas síntomas, aunque el nivel de estrógenos sea muy bajo.

¿Son igual de fiables los análisis de saliva y orina que los de sangre?

El análisis de sangre es la única prueba fiable para determinar los niveles hormonales. Muchas veces se nos ofrece la alternativa de hacernos una prueba de saliva o de orina para evaluar el nivel de las hormonas reproductivas, pero son pruebas menos precisas que un análisis de sangre y no se recomiendan en la práctica clínica. El famoso test DUTCH (Dried Urine Test for Comprehensive Hormones), una prueba de orina seca con la que se evalúan todos los niveles hormonales, tampoco es tan fiable como un análisis de sangre.

¿Se puede utilizar la terapia hormonal sustitutiva (THS) antes de la menopausia?

La THS puede utilizarse tanto antes como después de la menopausia. Normalmente, cuando se usa antes de la menopausia es para tratar afecciones concretas como la insuficiencia ovárica primaria (IOP) y por otras razones médicas. Por desgracia, a menos que una mujer presente alguna razón médica de peso, no suele recomendársele la THS hasta una vez pasada la menopausia, en vez de comenzar el tratamiento durante la fase perimenopáusica. Desde el punto de vista científico, esto no tiene mucha lógica, ya que la THS se creó para prevenir los síntomas menopáusicos activos, que suelen ser más frecuentes y molestos antes de la menopausia que después. La decisión de utilizar la THS, en qué momento y durante cuánto tiempo debe basarse en las circunstancias y necesidades individuales de cada paciente.

¿Existen distintos tipos de menopausia?

Sí. Se pueden distinguir principalmente dos tipos de menopausia: la espontánea y la inducida. Esta última puede estar provocada por causas diversas, como una intervención quirúrgica o un tratamiento de radioterapia o quimioterapia. (Están resumidas en la tabla 1).

¿En qué casos es conveniente la extirpación de los ovarios?

Las ooforectomías, u ovariectomías (aunque este término se utiliza sobre todo en referencia a animales), se suelen realizar como parte de una histerectomía (en la que se extirpa además el útero), que es, por orden de frecuencia, la segunda cirugía mayor practicada a las mujeres en Estados Unidos,[6] a la que solo se antepone la cesárea. La ooforectomía es el tratamiento preferente para el cáncer de ovario. Solo en Estados Unidos, el cáncer de ovario sigue matando cada año a catorce mil setecientas mujeres. La extirpación de los ovarios junto con las trompas de Falopio mediante un procedimiento llamado salpingooforectomía bilateral (BSO, por sus siglas en inglés) ha demostrado ser clínicamente beneficioso cuando se detecta un cáncer de ovario o se sospecha que pueda haberlo.[7] También puede realizarse de forma preventiva en mujeres que tengan antecedentes familiares de cáncer de ovario o una predisposición genética demostrada –por ejemplo, por mutaciones específicas del gen BRCA–, así como en aquellas que tengan afecciones médicas como el denominado síndrome de Lynch o el síndrome de Peutz-Jeghers. Seguiremos hablando de esto en el capítulo 11.

De todos modos, conviene destacar que aproximadamente el 90% de las histerectomías,[8] que a menudo incluyen la extirpación de los ovarios, se practican por motivos diferentes del cáncer. Entre esas otras afecciones «benignas», están la endometriosis, los fibromas, los tumores benignos y quistes, la torsión ovárica (arqueamiento de un ovario) y el absceso tubo-ovárico (una bolsa llena de pus que afecta a una trompa de Falopio y un ovario). La práctica común en estos casos, siempre que sea posible, y si los ovarios funcionan con normalidad, es conservarlos al hacer la histerectomía.[9] La razón es que, aunque la ooforectomía es una intervención de bajo riesgo, inevitablemente provoca una menopausia inducida. Así pues, se trata de una intervención delicada que con el tiempo puede tener repercusiones para la salud, y que por tanto requiere que nos asesoremos bien y sopesemos con calma los riesgos y beneficios. Además, existen pruebas cada vez más abundantes de que el cáncer de ovario puede originarse en las trompas de Falopio, y se ha demostrado que extirpar las trompas pero no los ovarios reduce sustancialmente el riesgo de cáncer sin provocar la menopausia. En la tabla 3 se resumen las actuales directrices referentes a la conservación de los ovarios.

Tabla 3. Salpingooforectomía bilateral (BSO): directrices actuales

La BSO está indicada en caso de:	Sospecha o confirmación de neoplasia ginecológica (cáncer)
	Como cirugía de reducción de riesgo (si existen mutaciones de los genes BRCA1 y BRCA2, síndrome de Lynch, síndrome de Peutz-Jeghers o antecedentes familiares de cáncer de ovario) solo una vez completada la maternidad y a partir de los treinta y cinco años
Otros casos en que está indicada la BSO:	Dolor pélvico crónico
	Enfermedad pélvica inflamatoria
	Endometriosis grave
Casos en que cabe plantearse la conservación ovárica:	Mujeres premenopáusicas sin predisposición genética al cáncer
	Mujeres sin antecedentes familiares importantes de cáncer de ovario
	Mujeres que no presenten una masa anexial (un bulto en el tejido cercano al útero, normalmente en el ovario o la trompa de Falopio)
	Mujeres posmenopáusicas sin factores de riesgo adicionales

También hay cierta confusión en torno a si las ooforectomías preventivas son beneficiosas para las mujeres posmenopáusicas. Aunque es una cuestión controvertida, lo cierto es que después de la menopausia los ovarios siguen produciendo pequeñas cantidades de estrógenos durante años. Además, continúan generando también otras dos hormonas, la testosterona y la androstenediona, y resulta que las células musculares y adiposas son capaces de transformar estas dos hormonas en más estrógenos. Algunos estudios indican que, si no existen contraindicaciones, el que una mujer conserve los ovarios después de la menopausia podría seguir reduciendo el riesgo de osteoporosis, cardiopatías y accidentes cerebro-vasculares (o ictus) en etapas posteriores de la vida.[10] En consecuencia, cuando una mujer posmenopáusica se somete a una histerectomía por motivos benignos, las actuales directrices recomiendan que se conserven los ovarios si no presenta riesgos genéticos o de otro tipo (también esto está resumido en la tabla 3).[11]

Pese a estas reiteradas recomendaciones, a más de la mitad de las mujeres estadounidenses que se someten a una histerectomía por motivos benignos se les siguen extirpando los ovarios a la vez que el útero.[12] Al 23% de las mujeres estadounidenses que están entre los cuarenta y los cuarenta y cuatro años,[13] y al 45% de las que están entre los cuarenta y cinco y los cuarenta y nueve, se les aconseja que se sometan a una ooforectomía bilateral electiva al practicárseles la histerectomía debido a una afección benigna (no cancerosa).

Así que, si alguna vez te encuentras en la situación de necesitar que te extirpen el útero y el cirujano o la cirujana sugiere que se te extirpen también los ovarios, pero no tienes cáncer de ovario ni predisposición genética a tenerlo, asegúrate de examinar con él o con ella los pros y los contras de esta intervención, teniendo en cuenta todos los aspectos de tu historial médico y familiar, y pídele que te aclare por qué te lo recomienda. Ten presente que hay situaciones en las que lo indicado es practicar una ooforectomía incluso aunque no haya cáncer o riesgo de padecerlo, y que hay otras situaciones en las que lo más apropiado es conservar los ovarios.

Entiéndeme bien, por favor: no estoy sugiriendo de ningún modo que una paciente deba rechazar un tratamiento que sea necesario. Lo que quiero subrayar es que muchas veces la paciente no recibe suficiente información sobre los posibles riesgos de estas intervenciones. He oído demasiadas veces a una paciente decir: «Ojalá lo hubiera sabido». Es importante comprender lo que suponen realmente estos procedimientos, tanto a corto como a largo plazo, y qué otras opciones de tratamiento existen, para que cada mujer pueda tomar una decisión fundamentada sobre su salud.

¿La menopausia afecta a la mujer solo físicamente?

Desde luego que no. La menopausia es una experiencia cuerpo-mente. Cuando las hormonas cambian, nosotras también cambiamos. La menopausia no es solo un fenómeno de orden reproductivo; afecta a los pensamientos, los sentimientos y el comportamiento de una mujer, y a la imagen que tiene de sí misma. En el próximo capítulo, aclararemos cómo muchos de los síntomas de la menopausia son, de hecho, una reacción al viaje menopáusico particular que vive el cerebro.

Capítulo 4

EL CEREBRO DE LA MENOPAUSIA NO ES SOLO IMAGINACIÓN TUYA

NO HAY DOS MENOPAUSIAS IGUALES

DURANTE LA MENOPAUSIA, la idea de «acaloramiento y nerviosismo» adquiere un nuevo significado. Aunque generalmente se habla de la menopausia como si fuera un único acontecimiento, en realidad es más bien un síndrome, un abanico de más de treinta síntomas diferentes que aparecen y desaparecen dependiendo de cada mujer. Para añadir un poco más de confusión al tema, es posible que una mujer experimente alguno de estos síntomas o no experimente ninguno. En términos generales, entre el 10 y el 15% de las mujeres tienen la fortuna de no experimentar ningún cambio,[1] aparte de las menstruaciones irregulares, que cesan al llegar la menopausia. La gran mayoría, sin embargo, experimenta alguna modalidad de los cientos de combinaciones posibles de síntomas.

Por si fuera poco, algunos síntomas son *somáticos*, o corporales, y afectan a la mujer de cuello para abajo, mientras que otros son *neurológicos*, o cerebrales. El repertorio de síntomas menopaúsicos cerebrales es al menos tan variado como el de los corporales, aunque resulta fácil confundirlos unos con otros. Por ejemplo, muchas mujeres creen que los sofocos son señal de algún problema de la piel. Pero la piel no tiene nada que ver en esto. Los sofocos los desencadena el cerebro, y son legítimamente un síntoma neurológico. Examinemos con más detalle la distinción entre estos dos tipos de síntomas.

Los síntomas corporales de la menopausia pueden ser muy variados e impactantes. Entre los más comunes, están los cambios en la menstruación y en la frecuencia de la regla, y también algunos de carácter genitourinario, como sequedad vaginal, dolor durante las relaciones sexuales, incontinencia urinaria por esfuerzo o vejiga hiperactiva. Los cambios musculares se manifiestan como dolor y rigidez articular, tensión muscular y molestias en distintas zonas del cuerpo, mientras que entre los síntomas óseos están la fragilidad ósea y un mayor riesgo de osteoporosis. También pueden producirse cambios en los senos, como dolor, pérdida de volumen o hinchazón. Sin embargo, es muy importante no pasar por alto otros síntomas corporales de los que se habla menos, y que pueden afectar seriamente a la vida y el bienestar de las mujeres. Entre ellos están las arritmias cardíacas y las palpitaciones, que pueden asustar mucho, así como los cambios de la composición corporal,* el aumento de peso y la ralentización del metabolismo, y también problemas digestivos, como indigestión gaseosa, reflujo ácido y náuseas.

---

* Los porcentajes de grasa, huesos, agua y músculos presentes en un cuerpo humano determinado. *(N. de la T.)*

Otras alteraciones son: debilitamiento del cabello, uñas quebradizas, piel seca y picores; cambios del olor corporal; trastornos del gusto, o sequedad o ardor en la boca; acúfenos, audición amortiguada o sensibilidad al ruido; e incluso la aparición de nuevas alergias. Todos estos síntomas deben apreciarse y situarse en contexto, ya que pueden resultar bastante inquietantes si se toman por separado y sin saber a qué responden. Algunos pueden incluso hacernos creer que el cuerpo ha empezado a fallarnos de manera inexplicable, o que nos estamos volviendo locas o perdiendo el control.

A pesar de todo, la principal causa de preocupación para la mayoría de las mujeres son los efectos menopáusicos relacionados con el cerebro. Probablemente, algunos te suenen familiares, como esos sofocos delatores de los que hablábamos hace un momento, pero quizá otros te resulten sorprendentes (o quizá te sorprenda saber que también estos proceden del cerebro). El caos hormonal de la mediana edad puede provocar alteraciones no solo de la temperatura corporal, sino también del estado de ánimo, los patrones de sueño, los niveles de estrés, la libido y la capacidad cognitiva. Y lo más importante que debemos tener en cuenta es que estas alteraciones pueden producirse sin la presencia de sofocos. Además, algunas mujeres experimentan síntomas neurológicos como mareos, fatiga, dolores de cabeza y migrañas, y otras manifiestan síntomas de carácter más extremo, como depresión grave, ansiedad intensa, ataques de pánico e incluso lo que se conoce como sensaciones de descarga eléctrica. Todos estos síntomas se originan, no en los ovarios, sino en el cerebro. Tengo que decir, sin embargo, que a pesar de lo que hemos avanzado en la comprensión de los aspectos corporales de la menopausia, apenas estamos empezando a comprender el impacto global de los cambios emocionales, conductuales y cognitivos que pueden producirse durante esta transición. Por desgracia, pocas mujeres, y quizá aún menos profesionales de la salud, son plenamente conscientes de lo comunes que son estos síntomas. Lo que en muchos casos tampoco saben es lo perturbadores, intensos y graves que pueden llegar a ser. Por eso estamos aquí. En este capítulo, vamos a examinar uno a uno los principales «síntomas cerebrales» de la menopausia.

¡Qué calor!

Aunque la desaparición de la regla es tan gradual que quizá no concedas mayor significado a una falta esporádica, es difícil en cambio ignorar los sofocos. Se consideran el rasgo cardinal de la menopausia,[2] y los experimentan hasta el 85% de las mujeres. Su nombre técnico es *síntomas vasomotores*, lo cual aclara que están causados por la constricción o dilatación de los vasos sanguíneos. El resultado de esto es una oleada repentina de calor, que suele sentirse en la cara, el cuello y el pecho. La piel puede ponérsete roja como si te ruborizaras o tuvieras mucha fiebre, y esto suele ir acompañado de sudores igual de intensos. A continuación, si con todo esto pierdes de golpe demasiado calor corporal, puede que te entren escalofríos.

Sin embargo, es un poco engañosa la idea de que los sofocos son súbitos y fugaces: un instante se apoderan de ti y al siguiente han desaparecido. De ninguna manera. Estos síntomas menopáusicos suelen durar como poco unos minutos, pero pueden prolongarse hasta una hora, así que de fugaces no tienen mucho. Porque no solo tardan en amainar cada vez que se manifiestan, sino que cabe la posibilidad de que te hagan compañía durante bastante tiempo. Lo más común es que los sofocos duren de tres a cinco años,[3] pero hay mujeres que siguen teniéndolos durante diez años o más. En los estudios científicos se han identificado cuatro posibles «modalidades» de sofocos:[4]

- *El caso de esas pocas afortunadas*: alrededor del 15% de las mujeres no saben lo que es tener sofocos.
- *Los sofocos tardíos*: este es el caso de las mujeres que experimentan su primer sofoco en torno a la época de la última menstruación (poco antes o justo después). Aproximadamente una tercera parte de las mujeres pertenecen a este grupo.
- *Comienzo precoz de los sofocos*: estas mujeres empiezan a experimentar síntomas de menopausia varios años antes del último periodo menstrual. Afortunadamente, los sofocos tienden a terminar cuando el periodo menstrual termina.
- *Supersofocos*: las mujeres de esta categoría experimentan sofocos a edad temprana, con síntomas que duran hasta mucho después de la menopausia. Aproximadamente, una de cada cuatro mujeres pertenece a ella. Las probabilidades de experimentar supersofocos son mayores en las mujeres fumadoras (pasadas y actuales) y en las que tienen un sobrepeso considerable.

Es probable que la etnia, el estilo de vida y los factores culturales influyan también. Las mujeres afroamericanas y afrodiaspóricas tienden a experimentar sofocos más frecuentes e intensos que las caucásicas, mientras que las asiáticas declaran tener menos, por razones que se están investigando en la actualidad.

Los sofocos, que pueden ser desde incómodos hasta insoportables, son doblemente agobiantes cuando se producen durante la noche. En este caso, se les llama coloquialmente «sudores nocturnos», y quien no los haya experimentado pensará tal vez que no hay diferencia entre una cosa y otra. Los libros de medicina dicen que los sudores nocturnos son reiterados episodios de sudoración que tienen lugar durante el sueño, y que esa sudoración es lo bastante intensa como para empapar la ropa de cama. Pero las mujeres que experimentan sudores nocturnos cuentan algo muy distinto. Según dicen, la experiencia se asemeja más a estar de repente en mitad de un incendio y tirar de golpe las mantas, y un instante después, encontrarse como bajo una ducha de agua que parece caída del Ártico. Esta clase de episodios pueden ser muy debilitantes, sobre todo porque suelen repetirse dos o tres veces a lo largo de la noche, y a veces más.[5] Esto explica también, al menos en parte, a qué se debe la volatilidad emocional de la que tienen fama las mujeres menopáusicas. Cuando te es imposible descansar por la noche durante meses, no digamos ya si esto se prolonga durante años, y no es solo que tengas que aprender a vivir con sofocos, sino también con una falta sueño crónica y aguda..., en fin, parece casi inevitable que estés siempre de mal humor.

A pesar de lo perturbadores que acaban siendo los sofocos para las mujeres que los experimentan, gran número de profesionales de la salud se niegan a considerar que los síntomas vasomotores sean más que una pequeña incomodidad que afecta superficialmente a la calidad de vida. Pero no es así. Hay pruebas convincentes de que las mujeres que experimentan sofocos a edad más temprana de la habitual podrían tener mayor riesgo de desarrollar enfermedades cardíacas.[6] Además, los sudores nocturnos se han asociado con la aparición de lesiones en la sustancia blanca del cerebro –en la que están contenidas las fibras nerviosas encargadas de las conexiones interneuronales– debido a un excesivo desgaste. Algunos estudios han revelado que, cuanto mayor es la frecuencia de los sudores nocturnos, mayor cantidad de lesiones aparecen en la sustancia blanca,[7] lo cual puede dar lugar en el futuro a problemas de más gravedad. En resumidas cuentas, los sofocos son síntomas muy reales a los que hay que prestar atención *antes* de que se conviertan en un problema serio. Lo que cuentan las pacientes sobre su experiencia de los síntomas vasomotores intensos y frecuentes debería servir, como mínimo, para que la profesión médica preste más atención al estado de salud cardíaca y cerebral de la mujer que los experimenta. Afortunadamente, existen formas de aliviar, revertir e incluso prevenir los síntomas vasomotores, como veremos en capítulos posteriores.

Una montaña rusa emocional

Aproximadamente, el 20% de las mujeres experimentan cambios de humor y síntomas depresivos durante la perimenopausia y en los años inmediatamente posteriores al último periodo menstrual.[8] Aunque la menopausia en sí no causa depresión, se las arregla para provocar episodios de desánimo. Las alteraciones hormonales pueden desencadenar cambios de humor que nos hagan sentir casi incapaces de hacer frente a cosas por las que normalmente ni nos inmutaríamos. Y a algunas mujeres, esos descensos hormonales bruscos pueden provocarles auténticos episodios depresivos, sobre todo a aquellas que han pasado por una depresión grave en el pasado. En este caso, es posible que los síntomas reaparezcan durante la transición a la menopausia. Pero incluso las mujeres que nunca en su vida han tenido una depresión pueden tener su primer encuentro con ella durante la perimenopausia.

Algunos de los cambios emocionales más comunes son la irritabilidad, la ansiedad y una menor capacidad para afrontar los contratiempos del día a día. También pueden aparecer sentimientos de tristeza, sensaciones de fatiga y desgana, o dificultad para concentrarse, acompañados de un abatimiento general, falta de interés por encontrar motivaciones o una sensación de agobio. No es raro que el llanto y otras manifestaciones emocionales se produzcan con mayor frecuencia, intensidad o de un modo inesperado. Aunque es menos habitual, algunas mujeres pueden llegar a tener ataques de pánico, y otras incluso episodios de cólera repentina, lo cual da pie al estereotipo de la mujer menopáusica *loca, mala y peligrosa*. Si tenemos en cuenta cómo puede ser vivir durante años con sofocos continuos, quizá cualquiera de estas manifestaciones intempestivas deje de ser un misterio. De todas formas, la depresión menopáusica aparece a menudo con independencia de que se experimenten o no sofocos u otros síntomas.

Si has notado que tienes cambios de humor frecuentes o síntomas depresivos, habla con una persona cualificada que pueda diagnosticar con tu ayuda si estás malhumorada, deprimida o estresada como consecuencia de la menopausia, o si tal vez sufres una depresión clínica de origen distinto. Dado que la depresión menopáusica y la depresión mayor tienen síntomas comunes, conviene que sepas con exactitud lo que te pasa y recibas la atención adecuada. Lo bueno es que las fluctuaciones del estado de ánimo se pueden tratar. Si durante la perimenopausia ves que los altibajos emocionales afectan a tus actividades diarias normales o a tus relaciones, habla con tu ginecóloga o con tu médico de familia para que te oriente sobre qué es lo más indicado. Afortunadamente, existen diversos tratamientos, como la terapia hormonal para la menopausia y los antidepresivos, que te pueden ayudar, al igual que hacer algunos ajustes a tu estilo de vida, como seguir una dieta y un plan de ejercicio expresamente indicados para tu situación (hablaremos de ellos en las partes 3 y 4 del libro). Procura además tener presente que, una vez que las hormonas se estabilizan después de la menopausia, las fluctuaciones del estado de ánimo tienden a estabilizarse también.

La menopausia puede tenerte despierta la noche entera

Los trastornos del sueño y la sensación de dormir mal noche tras noche son cambios que suelen aparecer en esta etapa de la vida y de los que no se habla demasiado, pese a ser muy frecuentes. Aunque la calidad de sueño disminuye de forma natural con la edad, la menopausia puede echar más leña al fuego, y convertir lo que habría sido un proceso gradual en una repentina imposibilidad para descansar como necesitas. Los sudores nocturnos, en particular, te despiertan a mitad de la noche y se encargan de que duermas mal, si tienes suerte, o de que ya no pegues ojo, si no la tienes. Por supuesto, como ya se ha comentado, si una persona no duerme bien, su estado de ánimo y su equilibrio mental sufren las consecuencias. Los trastornos crónicos del sueño pueden desencadenar no solo desánimo, ansiedad e incluso depresión, sino también embotamiento mental y agotamiento. A esto se suma que un nivel bajo de estrógenos confunde al cerebro aún más, lo cual se traduce en que te resulte doblemente difícil hacer frente al estrés. Pero lo más preocupante es que el sueño cumple una función esencial para a formación de los recuerdos,[9] tiene un efecto antiinflamatorio y puede incluso reducir el riesgo de discapacidad cognitiva en la vejez. De ahí que sea crucial, de cara al futuro, que la mente ajetreada descanse.

Por lo tanto, es muy importante que concedamos la debida atención a los trastornos del sueño que se producen durante la transición a la menopausia. Quizá no sea de extrañar que las mujeres perimenopáusicas y posmenopáusicas sean el segmento de la población que más sufre este problema,[10] así como otros que se derivan de él: ansiedad, estrés, niebla mental y síntomas depresivos.[11] Según los Centros para el Control y la Prevención de Enfermedades:[12]

- Más de la mitad de las mujeres perimenopáusicas duermen menos de siete horas cada noche. En contraste con esto, más del 70% de las mujeres premenopáusicas duermen más de siete horas, una diferencia significativa.
- Una de cada tres mujeres perimenopáusicas tiene problemas no solo para conciliar el sueño, sino también para dormir de un modo continuado, y suele despertarse numerosas veces a lo largo de la noche.

Por suerte, aunque para algunas mujeres la falta de sueño es una verdadera angustia durante toda la perimenopausia, muchas acaban encontrando una nueva normalidad, y notan que la calidad de sueño mejora con relativa rapidez unos años después de la transición a la etapa posmenopáusica. Lamentablemente, otras tantas siguen durmiendo mal y, a menudo, se pasan las noches peleándose con el insomnio. Por si esto fuera poco, las mujeres posmenopáusicas tienen dos o tres veces más probabilidades que las premenopáusicas de desarrollar nuevos trastornos que no las dejan dormir, como la apnea del sueño, por ejemplo. Aunque siempre se ha considerado que este era un trastorno típicamente masculino, lo cierto es que, una vez que la menopausia se pone en marcha, también las mujeres tienen mayor riesgo de sufrirlo, posiblemente debido a los cambios de tono muscular. La apnea del sueño es un trastorno respiratorio crónico que hace que la persona deje repetidamente de respirar mientras duerme.[13] Por lo general, se debe a una obstrucción (o colapso) parcial o total de las vías respiratorias superiores,[14] que suele afectar a la base de la lengua y al paladar blando, o a que el cerebro no envía una señal lo bastante fuerte como para iniciar la respiración. Estos episodios pueden durar diez segundos o más, y a veces llegan a producirse cientos de veces a lo largo de la noche, lo cual da lugar a un sueño entrecortado y de pésima calidad.

La apnea del sueño es más frecuente de lo que crees. Según la Fundación Nacional del Sueño (una organización estadounidense independiente dedicada al estudio de estas cuestiones), es probable que afecte al 20% de la población, aunque se cree que alrededor de un 85% de las personas que la padecen no son conscientes de ello. Parece que esto es lo que ocurre particularmente en el caso de las mujeres, por dos motivos. En primer lugar, muchas atribuyen los síntomas y los efectos de los trastornos del sueño (como la fatiga diurna) al estrés, al trabajo excesivo o a la menopausia, y no a la apnea del sueño. En segundo lugar, los síntomas suelen ser más sutiles en las mujeres que en los hombres (es decir, las mujeres roncan menos). En consecuencia, no suelen acudir a la consulta médica para pedir que se evalúe si la padecen, lo cual a su vez retrasa el diagnóstico y el tratamiento.

Dada la importancia que tiene el sueño para la salud tanto física como mental, te recomiendo muy en serio que, si tienes síntomas que te impiden dormir bien y crees que pueden ser debidos a la menopausia, a la apnea del sueño o a una combinación de ambas, pidas que te hagan una evaluación médica del sueño. Existen tratamientos para la apnea, que a menudo consisten en hacer algunos ajustes al estilo de vida y utilizar por la noche un dispositivo de asistencia respiratoria, normalmente un sistema mecánico que ejerce presión positiva continua en las vías respiratorias (CPAP por sus siglas en inglés). Y tan importante como esto es tratar los trastornos del sueño debidos a la menopausia.

Al igual que para los demás síntomas, existen remedios, de los que hablaremos en la parte 4.

La niebla mental puede provocar temor a la demencia

Acompañando a los sudores y la falta de sueño, suele aparecer algo con lo que muchas mujeres no cuentan: la niebla mental. Pocas cosas hay tan desconcertantes como que te falle la memoria, o como tener la sensación de que el cerebro se ha convertido en una masa impenetrable, en vez de ser la herramienta aguda y eficaz a la que estás acostumbrada. Aunque la expresión «niebla mental» no está incluida en la terminología médica, describe a la perfección otra de las novedades que a menudo trae consigo la menopausia: la cualidad difusa de una mente que, por mucho que intenta pensar con claridad, se encuentra en medio de una confusión de pensamientos borrosos, y tiene que hacer un esfuerzo colosal para procesar la información que recibe. Quizá la imagen más plástica de este fenómeno es la de estar envuelta en una capa gruesa de algodón, que te impide asimilar y recordar cualquier información o concentrarte en las tareas del día a día, lo cual hace que a todo tengas que dedicarle mucho más tiempo y esfuerzo. Los comentarios más comunes que oigo a las mujeres son cosas como que entran en una habitación a hacer algo y de repente se les ha olvidado qué era, o que no son capaces de acordarse de una palabra o de un nombre que conocen de sobra, o que pierden la concentración en mitad de estar haciendo un trabajo intelectual. Una de nuestras pacientes describía la experiencia con estas palabras: «Es como si no fuera yo. Soy como la cáscara de lo que era antes». Otra paciente me dijo que se sentía aletargada, como si se le hubiera agotado la energía: «Por mucho que lo desee, no se me enciende el cerebro».

Según estadísticas recientes, más del 60% de las mujeres perimenopáusicas y posmenopáusicas sufren esta especie de niebla mental,[15] algunas de un modo tan acusado que pierden la confianza en ser capaces de hacer nada con eficiencia, en especial si los fallos de memoria se repiten cada vez más. De todos modos, es importante saber que la memoria suele empezar a fallar de una manera particularmente notable durante la perimenopausia;[16] lo digo porque es algo que a una mujer puede crearle un temor angustioso, no solo a si se estará volviendo loca, sino también a si quizá sufre demencia precoz. La realidad es que hay millones de mujeres que, en su etapa de plenitud, sienten de repente que su vida entera está patas arriba: el cuerpo no les responde, el cerebro las traiciona y el médico de familia no las ayuda o más mínimo, quizá porque tampoco él es consciente de que todo eso que las inquieta son síntomas de la menopausia.

He aquí algunas de las formas en que puede manifestarse la niebla mental

- Problemas de memoria inmediata; olvidar detalles como nombres, fechas y, a veces, hechos; olvidar cosas que normalmente no te costaría nada recordar (lapsus de memoria); confundir fechas en general, y la fecha de una cita médica, por ejemplo.
- Dificultad para concentrarse; disminución de la capacidad para enfocar la atención o del tiempo de atención (despistarse con facilidad).
- Sensación de lentitud mental (fatiga mental) y de desorganización; tardar más tiempo en hacer las cosas, y sentir como si el pensamiento y el procesamiento avanzaran a un ritmo más lento del habitual.

- Dificultad para realizar más de una tarea a la vez, como contestar al teléfono mientras se está escribiendo y no perder de vista lo que se tenía entre manos.
- Dificultad para encontrar la palabra o la frase adecuada, o para terminar una frase porque se ha perdido el hilo de lo que se estaba diciendo.
- Dificultad para seguir una conversación.
- Sensación de pereza, cansancio o falta de energía.

Estas son las malas noticias. La buena es que experimentar esa niebla mental o esos fallos de memoria durante la menopausia *no es indicio* indudable de demencia. Como especialista en este terreno, te puedo asegurar que hay una diferencia enorme entre notar un declive de la capacidad mental y tener una discapacidad mental clínica. Aunque los síntomas que se acaban de describir pueden ser un fastidio y llevarte al límite de la paciencia, esas subidas y bajadas de tensión eléctrica que experimentas (metafóricamente hablando) no significan que vayas a quedarte de repente *sin luz* (aunque quizá la aplicación del teléfono móvil «Encontrar mi dispositivo» acabe siendo tu nueva amiga inseparable). Y ahora hablando en serio, en medicina, la niebla mental se denomina *fatiga mental* o, más técnicamente, *deterioro cognitivo subjetivo*. La palabra clave es *subjetivo*. Cuando se aplica a las mujeres de mediana edad, esta definición indica que las pacientes son «conscientes de un declive respecto a un nivel previo de funcionamiento cognitivo, en ausencia de deterioro objetivo». En otras palabras, aunque tengas la sensación de estar rindiendo por debajo del nivel habitual (lo cual es una percepción subjetiva), lo más probable es que, desde un punto de vista objetivo, tu rendimiento esté dentro del rango de referencia adecuado,[17] es decir, en consonancia con el de otras personas de tu edad.

Para que entiendas un poco mejor a lo que me refiero, supongamos que te pido que hagas una prueba llamada «Miniexamen del estado mental» (*Mini-Mental State Exam*, MMSE), que se utiliza habitualmente para medir el rendimiento cognitivo. La puntuación máxima es 30. Una puntuación de 25 o superior refleja un rendimiento cognitivo normal, mientras que una puntuación de 24 o inferior indica un posible deterioro cognitivo. Cuanto más baja sea la puntuación, más probable es que la persona tenga demencia.

Así que digamos que, antes de empezar a «menopausear», tenías una puntuación de 30. A medida que avanzas en la transición, ese 30 podría descender a 29 o a 28, y aunque es una diferencia mínima, tú la notas. Ese pequeño cambio puede suponer que te olvides de que tenías una cita, que pierdas las llaves, y que los nombres no te vengan a la mente con la misma facilidad que antes. Pero aunque, en relación con el nivel que *tú* tomas como referencia, aprecies una disminución del rendimiento, ese cambio no te sitúa en el rango de «deficiente» y, por tanto, no indica un déficit cognitivo. Para poner esto en contexto, puedes volver a mirar la ilustración de los escáneres cerebrales que veíamos en el capítulo 1, y que muestra el cerebro antes y después de la menopausia y los cambios que se han producido. Por marcados que parezcan esos cambios, no indican una deficiencia cerebral. Son simplemente un cambio con respecto al nivel de energía cerebral previo. Lo que muestran estos escáneres no es demencia, sino menopausia.

Entonces, ¿qué es realmente lo que pasa? Aunque pocos estudios han investigado la niebla mental que puede aparecer en la etapa menopáusica, todo indica que se trata de un estado temporal y que la agudeza mental se recupera tras la menopausia. Uno de los más extensos que se han realizado hasta la fecha, el «Estudio de la salud de las mujeres de toda la nación» (Study of Women's Health Across the Nation, conocido como SWAN), describe este fenómeno en particular. El SWAN hizo un seguimiento del rendimiento cognitivo de más de dos mil trescientas mujeres de mediana edad a lo largo de varios años. Muchas de ellas se encontraban en la etapa premenopáusica al iniciarse el estudio, lo que permitió comparar su rendimiento cognitivo antes y después de la menopausia, de forma similar a como comparábamos los escáneres cerebrales. Los resultados mostraron que, a medida que las mujeres premenopáusicas entraban en la perimenopausia, la puntuación que obtenían en algunas pruebas cognitivas era más baja que la anterior.[18] Concretamente, les resultaba más difícil memorizar la información que se les daba y, por tanto, tardaban más en completar algunas pruebas de lo que habían tardado antes de entrar en la perimenopausia. Pero lo importante es que unos años después, una vez que se encontraban ya en la etapa posmenopáusica, todas volvían a obtener puntuaciones similares a las de la etapa premenopáusica, lo cual quiere decir que habían recuperado mayormente el rendimiento cognitivo anterior.

Como veremos en el próximo capítulo, nuestros estudios más recientes revelan que, en muchos casos, también el declive de la energía cerebral que se produce durante la menopausia acaba estabilizándose, y que el cerebro de la mujer tiene la capacidad de adaptarse a la menopausia y seguir funcionando.

En resumen:

- La preocupación que sienten las mujeres al notar una alteración de sus funciones cognitivas es *legítima y válida*. Si una mujer que se acerca a la menopausia, o que está ya en etapa posmenopáusica, advierte que le falla la memoria, no se le debe decir que no le dé importancia, o que será porque tiene

una vida muy ajetreada o, peor aún, que eso es lo que tiene
«ser mujer».

· Lo cierto es que durante la perimenopausia y los primeros
años de la posmenopausia es bastante común experimentar
deslices cognitivos. En la mayoría de los casos se trata de una
alteración pasajera y desaparecen con el tiempo. Aunque durante una temporada sientas como si el cerebro estuviera su-
mido en la niebla, o notas que no responde como cabría esperar, estate tranquila, porque normalmente, una vez pasada la
transición, se despeja el cielo y la niebla se disipa.

No es por sacarle punta, pero tengo que decir que, incluso durante esta fase de la vida, las mujeres *superan* a los hombres en
las pruebas cognitivas que miden la memoria, la fluidez y algunas
formas de atención. Es así *antes* y *después* de la menopausia.[19]
Durante la transición menopaúsica, es posible que las puntuaciones cognitivas desciendan un poco, lo que significa que en esta
etapa el rendimiento de las mujeres se sitúa en el mismo rango
que el de los hombres. En otras palabras, las mujeres menopáusicas, en general, rinden igual de bien que la generalidad de los
hombres de la misma edad, que, por supuesto, no están en la menopausia. (¡Toma ya, Darwin!).

Dicho esto, quiero hacer una puntualización importante. Estos
resultados representan la tónica *general*. Es decir, si una mujer
que entra en la menopausia experimenta cierto declive cognitivo,
lo habitual es que ese descenso se estabilice en algún momento
o vaya seguido de un repunte. Pero decir que esta es la tónica
general puede ocultar la realidad de que esto no es aplicable a
todas las mujeres. Hay algunas que, de hecho, no muestran *ninguna* alteración del rendimiento cognitivo, lo cual es estupendo.
En cambio, otras experimentan alteraciones más acusadas, lo que

puede ser una advertencia de que está ocurriendo algo de más seriedad en segundo plano. Continuando con el ejemplo anterior, si en el Miniexamen del estado mental (MMSE) tu puntuación ha descendido de 30 a 24 o menos, esto es indicio de un cambio inusual que requiere evaluación específica. Las mujeres no somos inmunes al deterioro cognitivo; como decía al principio del libro, dos terceras partes de las personas afectadas por la enfermedad de Alzheimer son mujeres. Habrá casos en los que el declive del rendimiento cognitivo continúe después de la menopausia, y con el tiempo dé lugar a un diagnóstico de demencia. Igualmente, en los estudios sobre el envejecimiento cerebral, hemos visto que el cerebro de algunas mujeres apenas muestra cambios durante la transición hacia la menopausia, mientras que los escáneres de otras mujeres muestran cambios más acentuados, que se traducen en diferencias notables de la energía cerebral y de otras capacidades de funcionamiento importantes. Esto es, de hecho, una señal de alarma que indica un mayor riesgo de desarrollar demencia en etapas posteriores de la vida. En resumidas cuentas, todo esto significa que cualquier mujer de mediana edad que esté preocupada por esa niebla que parece envolverle el cerebro debe tomarse muy en serio esta información, y cuidar con mimo su cerebro durante la menopausia y después de ella.

También la enfermedad de Alzheimer se manifiesta como una falta de claridad mental, fallos de memoria, y dificultad para encontrar la palabra adecuada y organizar los pensamientos. Así que ¿cómo saber si lo que nos pasa es una cosa u otra? Por lo general, los fallos de memoria que se producen durante la menopausia no nos incapacitan a nivel funcional, es decir, no interfieren de forma sustancial en la vida cotidiana. Además, acaban estabilizándose o desaparecen con el tiempo. A diferencia de la niebla mental asociada a la menopausia, el alzhéimer es una enfermedad progresiva que empeora con el tiempo e interfiere en la capacidad para funcionar y ocuparse de una misma. Por ejemplo, no es señal de demencia que se te olvide dónde has dejado las llaves; señal de demencia es que se te olvide para qué sirven las llaves.

Si los cambios cognitivos que experimentas durante la menopausia afectan seriamente a tu funcionamiento cotidiano y no parece que mejoren con el tiempo, ni con un tratamiento farmacológico o con modificaciones del estilo de vida, no estaría de más que pensaras en hacerte una prueba neurológica o neuropsicológica. Por ejemplo, si llevas tres o cuatro años en la posmenopausia y siguen inquietándote los síntomas cerebrales, sería un buen momento para pedir asesoramiento especializado, aunque solo sea para quedarte tranquila. También te recomendaría que te apuntaras a un programa, como el nuestro, de prevención del alzhéimer. A nuestras pacientes se les hacen periódicamente reconocimientos médicos completos, pruebas cognitivas y escáneres cerebrales para evaluar si existe algún riesgo concreto al que haya que prestar atención. En caso de que lo haya, se les hacen una serie de recomendaciones que han demostrado ser efectivas para reforzar la salud cognitiva y reducir el riesgo de demencia. Muchas de las opciones terapéuticas y de estilo de vida que aplicamos en nuestra consulta contribuyen también al cuidado del cerebro menopáusico y se describen en este libro. Como recurso adicional, nuestros artículos científicos están disponibles en línea, y mi libro *El cerebro XX* trata expresamente sobre la prevención de la demencia en las mujeres.

«No tengo ganas»

Por último, hablemos de un tema tan importante, al menos, como los anteriores: el sexo. Tanto en los hombres como en las mujeres, el deseo a menudo disminuye con la edad. Sin embargo, las mujeres tienen entre dos y tres veces más probabilidades de que les ocurra.[20] Es difícil determinar las causas que provocan la disminución de la libido, pero el hecho es que alrededor del 30% de las mujeres experimentan durante la menopausia una disminución del deseo, generalmente de manera más notable durante la perimenopausia y la primera época de la posmenopausia. De todos modos, a pesar de que existe desde hace mucho la idea de que la menopausia significa el fin del sexo, varios estudios recientes han revelado que la sexualidad de la mediana edad no es en realidad tan modosita como se creía. Aunque es cierto que algunas mujeres menopáusicas renuncian gustosamente al sexo a cambio de poder dormir unas horas más, o sienten que unos buenos bombones son un sustituto perfecto, otras experimentan todo lo contrario: un interés y un deseo que nunca habían sentido con tanta intensidad. Es algo que suele ocurrir durante la fase tardía de la posmenopausia,[21] normalmente entre los sesenta y los sesenta y cinco años.

Aunque seguimos investigando las razones a las que atienden estos cambios de la libido, hay algunos factores que indudablemente contribuyen a su disminución. Por ejemplo, la atrofia o sequedad vaginal –que consiste en el adelgazamiento, la resecación y la inflamación de las paredes vaginales– es algo frecuente durante la menopausia y puede hacer que las relaciones sexuales sean dolorosas. Otros síntomas menopáusicos, como los sofocos, el insomnio y la fatiga, también pueden causar falta de motivación y de interés sexual, y a veces repercutir negativamente en la autoestima. En otros casos, y esto no suele tenerse en cuenta, la disminución de la libido puede provenir del propio cerebro y ser una manifestación del torbellino hormonal. Y admitámoslo: sentirte estresada, agotada por la falta de sueño y sudorosa a todas horas no alimenta precisamente el apetito sexual.

Sin embargo, los estudios científicos han revelado que la disposición mental también importa. Las variaciones más notables de la libido parecen estar asociadas, al menos en parte, a la actitud que tenía la mujer hacia el sexo *antes* de la menopausia. Dentro del proyecto SWAN (el «Estudio de la salud de las mujeres de toda la nación»), otro equipo de investigación trabajó con mil trescientas noventa mujeres de mediana edad durante quince años, a las que se pidió que valoraran lo importante que era para ellas el sexo en distintos momentos de la menopausia.[22] Alrededor del 45% de las participantes indicaron que, efectivamente, para ellas el sexo había ido perdiendo importancia a medida que avanzaban en el proceso menopáusico. Pero el 55% restante estaba compuesto por mujeres que o consideraban en todo momento que el sexo era muy importante, o desde el principio lo habían considerado poco importante y mantuvieron el mismo punto de vista durante toda la menopausia. Curiosamente, las mujeres que decían seguir teniendo relaciones sexuales satisfactorias, tanto desde el punto de vista emocional como físico, eran por lo general aquellas que calificaban el sexo de «muy importante» en las valoraciones que hacían año tras año. Las que más tendían a calificar el sexo de «poco importante» después de la menopausia solían presentar también síntomas depresivos, lo que pone de relieve hasta qué punto influye la salud emocional en la sexualidad, además de muchas otras cosas. Por otra parte, las mujeres que habían entrado en la menopausia a consecuencia de una intervención quirúrgica mostraban una disminución más significativa del deseo, lo que podría deberse a que experimentaron cambios hormonales más bruscos. Hay mucho que considerar en torno a esta cuestión; las soluciones y sugerencias se abordarán en los próximos capítulos, pero como avance rápido, algunas terapias hormonales y no hormonales parecen surtir efectos muy favorables, al igual que la terapia cognitiva. Si te parece que, en la transición que estás viviendo, tu salud sexual es uno de los aspectos que requiere atención ahora y de cara al futuro, estaría bien que identificaras cualquier cosa que pueda interferir en ella. Tener una vida sexual sana, si es lo que deseas, puede ser otro aspecto estimulante de tu vida durante y después de la menopausia.

El cerebro de la menopausia es real

Basándonos en todas las pruebas existentes hasta el momento, estamos juntas aquí para presentar y formalizar el concepto de *cerebro de la menopausia*. Es importante redefinirlo y comprenderlo desde la perspectiva de las mujeres que están pasando por ella, y no desde la estrechez de miras de las apreciaciones sociales o de las prácticas clínicas anticuadas.

El cerebro de la menopausia engloba toda una serie de cambios que se experimentan durante la transición menopáusica relacionados con la regulación de la temperatura corporal, la cognición, el estado de ánimo, la calidad de sueño, el nivel de energía y la libido. La intensidad y duración de estos cambios pueden variar de una mujer a otra, y no todas los experimentan. Los síntomas que más suelen contribuir colectivamente a lo que denominamos *el cerebro de la menopausia* son los siguientes:

- Sofocos: sensaciones repentinas de calor intenso acompañadas de sudoración, aceleración del ritmo cardíaco y enrojecimiento de la cara y la parte superior del cuerpo.
- Dificultad para dormir: alteración de los patrones de sueño, insomnio o sueño entrecortado.
- Inestabilidad emocional: cambios de humor frecuentes, irritabilidad, ansiedad o sentimientos de tristeza o de depresión.

- Problemas de memoria: tendencia a olvidarse de las cosas o dificultad para recordar nombres, fechas o detalles.
- Dificultad para concentrarse: disminución de la calidad y el tiempo de atención, mayor tendencia a distraerse.
- Lentitud del procesamiento cognitivo: niebla o torpeza mentales, dificultad para pensar con claridad y para procesar la información o tomar decisiones.
- Problemas verbales: dificultad para encontrar una palabra o para poner en palabras los pensamientos.
- Menor capacidad para combinar tareas: dificultad para hacer varias cosas a la vez o para pasar de una tarea a otra; tener que alternar varias tareas puede resultar abrumador.
- Poca energía: fatiga, desmotivación y una sensación de falta de energía general.
- Descenso de la libido: disminución del deseo sexual o del interés por la actividad sexual.

Creo que ha quedado claro que vivir con el cerebro de la menopausia es cualquier cosa menos fácil. Los síntomas que pueden aparecer durante esta etapa de la vida son muy reales, y tenemos que tomárnoslos en serio. Lo bueno, sin embargo, es que no solo tenemos problemas, ¡tenemos también soluciones! No hay razón para que ninguna mujer sufra de más a causa de la menopausia. Por un lado, puede ser un gran alivio enterarse de que algunos de los síntomas que aparecen durante la transición suelen desaparecer espontáneamente después de la menopausia. Por otro, saber que nuestras experiencias y preocupaciones son legítimas refuerza nuestra confianza en nosotras mismas y nos da, de por sí, cierta tranquilidad. La etapa posmenopáusica de la vida de una mujer no es sinónimo de «aquí se acaba todo», como la sociedad nos ha hecho creer. Muy al contrario, puede traer consigo una recuperación de nuestras capacidades y una energía renovada, por no hablar de una perspectiva de la vida mucho más abierta.

Y ahora, reconfortadas después de saber todo esto, vamos a aclarar cómo y por qué afecta la menopausia al cerebro y qué repercusiones tiene ese impacto para la salud de la mujer. Esta información es crucial para comprender de verdad la menopausia y poder elegir la manera más favorable de vivir esta importante transición. De hecho, los síntomas de la menopausia pueden no solo reducirse, sino a menudo eliminarse por completo siguiendo el programa que se expone en los capítulos siguientes. Eso facilita las cosas, y nos permite sentirnos mejor todavía utilizando alguno de los tratamientos médicos que tenemos a nuestra disposición, acompañándolo de los remedios naturales apropiados y de ciertas modificaciones de nuestro estilo de vida. También para las mujeres posmenopáusicas tendrá un efecto muy favorable seguir estas pautas, pues se ha demostrado que protegen y vigorizan la mente a cualquier edad.

SEGUNDA PARTE
LA CONEXIÓN CEREBRO-HORMONAS

Capítulo 5

LOS OVARIOS Y EL CEREBRO: COMPAÑEROS SINCRONIZADOS

LA CONEXIÓN CEREBRO-OVARIOS

EL CEREBRO HUMANO BIEN podría ser la estructura biológica más compleja de la Tierra. Con sus aproximadamente cien mil millones de neuronas y cien billones de conexiones, es el fabuloso órgano que distingue a nuestra especie y la fuente de todas las cualidades que nos hacen seres humanos. Es sede de la inteligencia, intérprete de los sentidos, supervisor del comportamiento e iniciador del movimiento corporal.

Para conseguir todo esto, el cerebro está en íntimo contacto con todas las demás partes del cuerpo, integrado con ellas; y todas estas interacciones, a su vez, influyen en él de un modo determinante. En las mujeres, una de las conexiones más extraordinarias y trascendentes es la que existe entre el cerebro y los ovarios. La supervivencia de una especie depende en última instancia de la reproducción y la transmisión de sus genes a las generaciones futuras, y nuestro cuerpo está exquisitamente dotado para garantizar que esto se cumpla, pues el cerebro está al frente de la operación. ¡Afortunadamente, porque la reproducción humana es muy compleja! Requiere numerosas interacciones, fisiológicas y también emocionales y conductuales, a fin de seleccionar una pareja reproductiva y mantener las relaciones que faciliten la crianza de la prole. Por todo esto, el cerebro femenino ha ido evolucionando hasta llegar a estar no solo en condiciones óptimas para favorecer la reproducción, sino conectado íntima e intrincadamente con ella mediante la integración con los ovarios,[1] a fin de asegurar el buen funcionamiento de todos los mecanismos que intervienen.

EL SISTEMA NEUROENDOCRINO Y SUS RUTAS

Estas conexiones tan decisivas están alimentadas por el *sistema neuroendocrino*, una red que conecta el cerebro con los ovarios y con el resto del sistema hormonal, cuya complejidad revela un grado de cooperación entre estos órganos que rara vez se ha comprendido en toda su magnitud. En ello está nuestro equipo de investigación. Gracias al estricto control que conjuntamente ejercen sobre los estrógenos, el cerebro puede coordinar la infinidad de funciones físicas y mentales necesarias para la reproducción y otras acciones humanas. A continuación, un breve repaso: nociones de anotomía básicas del sistema neuroendocrino.

Ruta 1. El HPG (eje hipotalámico-hipofisario-gonadal)

Imaginemos este sistema como un mapa de metro, con el cerebro en un extremo y los ovarios en el otro y diversas estaciones intermedias, y veamos las rutas y paradas más importantes. Los ovarios (también denominados gónadas) están conectados tan íntimamente al cerebro, en concreto a dos estructuras llamadas hipófisis e hipotálamo, que los manuales de medicina identifican estas conexiones como una sola entidad: el *eje hipotalámico-hipofisario-gonadal*, o HPG. El HPG es el pilar del sistema neuroendocrino y se encarga de regular el comportamiento reproductivo en todas las etapas de la vida. Como se muestra en la figura 5, forman parte de él ocho glándulas principales. Imagina que cada glándula es una parada de la Ruta 1.

1. Hipófisis (o glándula pituitaria). Esta es la primera estación del *eje hipotalámico-hipofisario-gonadal*. A pesar de tener el tamaño de un guisante, la hipófisis es una glándula muy poderosa y con una importante misión: producir las hormonas que regulen la actividad de todas las demás glándulas, incluidos los ovarios; de entre ellas, las principales son concretamente la hormona foliculoestimulante (FSH) y la hormona luteinizante (LH), que como veíamos provocan la ovulación a lo largo de la edad reproductiva. La hipófisis participa también en la producción de la *oxitocina* (responsable de las contracciones durante el parto y de la lactancia posterior), la *vasopresina* (encargada de regular el volumen de sangre y agua) y las *hormonas del crecimiento* (que promueven el desarrollo de todo el cuerpo humano, el cerebro incluido).

2. Hipotálamo. Esta glándula está al servicio de la hipófisis, y se ocupa de supervisar todo el sistema nervioso y alertarla de cualquier cosa que requiera su intervención especial. Tiene una responsabilidad enorme, ya que es el encargado de estimular la producción de LH y FSH en la hipófisis, que a su vez se traduce en la producción de estrógenos y progesterona en los ovarios. Se podría decir que es también el responsable de la homeostasis, ya que tiene el control de la temperatura corporal, los patrones de sueño, el apetito y la presión sanguínea para mantener el equilibrio general del cuerpo.

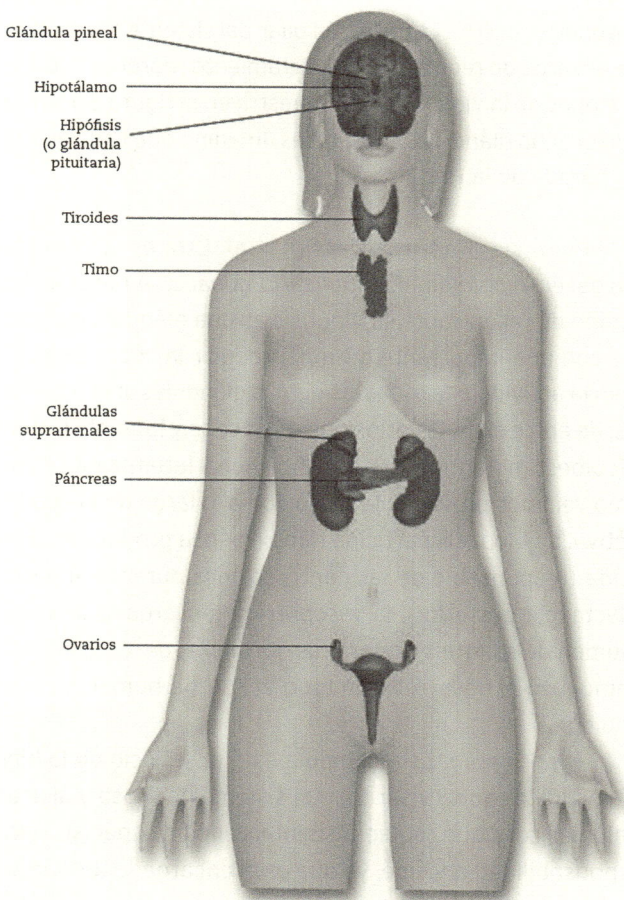

Figura 5. El sistema neuroendocrino

Esta glándula es muy importante, ya que se encarga de estimular la producción de las hormonas LH y FSH en la hipófisis, lo que a su vez se traduce en la producción de estrógenos y progesterona en los ovarios. Se podría decir que es también la responsable de la homeostasis, ya que controla la temperatura corporal, los patrones de sueño, el apetito y la presión sanguínea, a fin de mantener el equilibrio general del cuerpo.

3. Glándula pineal. Esta glándula, que está situada en el centro del cerebro, recibe y transmite información sobre el ciclo de luz y oscuridad ambientales, y segrega en consecuencia la hormona *melatonina*. Contamos con esta glándula para que nos indique cuándo es hora de irnos a dormir.

4. Glándula tiroides. Esta belleza con forma de mariposa, situada en el cuello, regula el metabolismo y la temperatura. La tiroides produce dos hormonas que probablemente conozcas por los resultados de los análisis de sangre: T3 (la triyodotironina) y T4 (la tiroxina). Justo detrás de la tiroides hay cuatro glándulas del tamaño de un grano de arroz, llamadas *paratiroideas*. Estas glándulas diminutas se ocupan de regular el calcio, importantísimo para la salud ósea.

5. Timo. Está situado en la parte alta del tórax, y es como un guardaespaldas que produce glóbulos blancos para combatir las infecciones y eliminar las células anormales.

6. Páncreas. Este complejo órgano-glándula actúa como enlace entre los sistemas hormonal y digestivo. El páncreas produce enzimas que facilitan la digestión, y fabrica además dos hormonas principales que secreta en la corriente sanguínea y cuya función es controlar la concentración de glucosa en sangre. Una de ellas es la famosa *insulina*.

7. Glándulas suprarrenales. Este dúo dinámico está situado encima de los riñones y produce hormonas que intervienen en la regulación del metabolismo, el sistema inmunitario, la tensión arterial y la respuesta al estrés. Le deben su fama a una de ellas en concreto: la adrenalina, una hormona que impide que el cuerpo se venga abajo en determinadas situaciones y produce una reacción de lucha o huida, pero también puede provocar agotamiento.

8. Ovarios. Y así llegamos a la estación de destino: los ovarios. Además de alojar los óvulos necesarios para la reproducción, producen estrógenos y progesterona bajo la supervisión del hipotálamo, así como testosterona.

Si examinamos con detalle la ruta del HPG (el eje hipotalámico-hipofisario-gonadal) y sus cruciales componentes, vemos cómo este intrincado sistema no solo prepara al cuerpo entero para albergar un posible embarazo, sino que además promueve una serie de comportamientos que conducen a ese momento significativo, como el gozoso nerviosismo y la energía desbordante que acompañan al cortejo romántico. Y por si fuera poco, los estudios han revelado que la acción que ejercen los estrógenos, en concreto, sobre este sistema estimula el metabolismo,[2] y de este modo nos preservan contra el aumento de peso, la resistencia a la insulina y la diabetes tipo 2. Los estrógenos contribuyen también a la salud de los huesos,[3] y protegen los vasos sanguíneos para asegurar el buen funcionamiento del corazón,[4] posiblemente con una atenta vigilancia a cualquier señal de inflamación y manteniendo el colesterol a raya. Como contrapartida, esta conexión es asimismo la responsable de los numerosos síntomas físicos, o corporales, que experimentamos al llegar la menopausia; por ejemplo, después de la menopausia el riesgo de diabetes, osteoporosis y cardiopatías aumenta. Sin embargo, todas las maravillas que obran los estrógenos en el cuerpo de la mujer no son nada si las comparamos con las que obran en su cerebro. Así que pasemos a la siguiente ruta cerebro-hormonas, mucho menos apreciada: dentro del propio cerebro.

Ruta 2. La red cerebral regulada por los estrógenos

El sistema neuroendocrino abarca más que eje hipotalámico-hipofisario-gonadal (HPG). Como vemos en la figura 6, se comunica con muchas otras áreas cerebrales de máxima importancia, a las que en conjunto se denomina *red cerebral regulada por los estrógenos* porque también ellas son sensibles a los niveles de estrógenos.

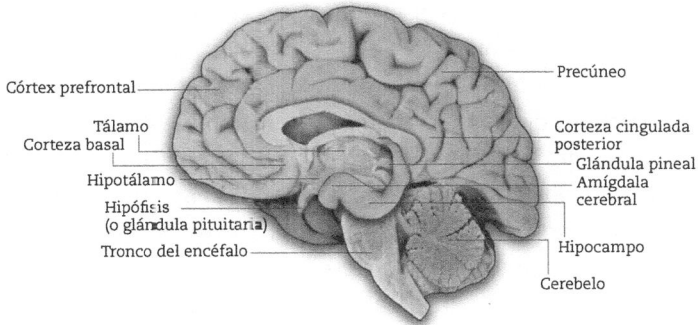

Córtex prefrontal
Tálamo
Corteza basal
Hipotálamo
Hipófisis
(o glándula pituitaria)
Tronco del encéfalo
Precúneo
Corteza cingulada posterior
Glándula pineal
Amígdala cerebral
Hipocampo
Cerebelo

Figura 6. La red cerebral regulada por los estrógenos

1. Sistema límbico y tronco del encéfalo. El sistema límbico está enterrado en las profundidades del cerebro, ovillado justo encima del tronco del encéfalo, que conecta el cerebro con la médula espinal que recorre el resto del cuerpo. Estas partes primitivas del cerebro, cuya aparición se remonta a los primeros mamíferos, se encargan de los comportamientos instintivos y las respuestas emocionales. Entre estos impulsos se incluyen el estrés, el apetito, el sueño/vigilia, los sentimientos y los instintos maternal y de interconexión.

2. Hipocampo. Esta estructura con forma de caballito de mar se considera el centro cerebral de la memoria. Está situado en el sistema límbico y es el responsable de la formación de los recuerdos episódicos, es decir, de cosas que hicimos en el pasado, como experiencias de nuestra infancia o del primer día de trabajo. Además, crea asociaciones entre los recuerdos y los sentidos; conecta, por ejemplo, el verano con el olor a rosas, y nos ayuda también a aprender cosas nuevas y a orientarnos en el mundo.

3. La amígdala cerebral. La amígdala es la amiga fiel del hipocampo, y desempeña un papel fundamental en las respuestas emocionales, entre ellas el placer, el miedo, la ansiedad y la ira. La amígdala refuerza asimismo nuestros recuerdos aportándoles contenido emocional.

4. Corteza cingulada y precúneo. Estas regiones de la corteza cerebral colindantes desempeñan un importante papel en el procesamiento emocional, el aprendizaje, la cognición social y la memoria autobiográfica, es decir, la capacidad para recordar nuestra historia personal y los sucesos que la componen; por ejemplo, lo que hicimos en una fecha concreta a determinada hora.

5. Corteza prefrontal. Esta es una sección superevolucionada del cerebro que nos ayuda a fijar y alcanzar objetivos. La corteza, o córtex, prefrontal evalúa la información procedente de múltiples regiones cerebrales y ajusta el comportamiento en consecuencia. Esto contribuye a una amplia variedad de funciones ejecutivas, como centrar la atención, controlar los impulsos, coordinar las reacciones emocionales y hacer planes para el futuro. Y como es una auténtica fuera de serie, interviene además en la memoria y el lenguaje.

En resumen, estas dos redes altamente especializadas (la HPG y la red cerebral regulada por los estrógenos) se aseguran en todo momento de que el cerebro y los ovarios estén íntimamente conectados, y los efectos de esa conexión se extienden no solo a todo el cuerpo, sino también a las emociones, las sensaciones y la capacidad de pensar y de recordar. Como consecuencia, *la salud de los ovarios está vinculada a la salud del cerebro, y la salud del cerebro está vinculada a la salud de los ovarios.* La medicina occidental separó el cerebro de la mujer, por un lado, y los ovarios por otro, y es una especialidad médica distinta la que se ocupa de su salud respectiva; pero ninguna mujer del mundo puede permitirse el lujo de hacer esta separación en su propio cuerpo. Las hormonas que fluyen del cerebro a los ovarios, y viceversa, incitan a estos órganos a desarrollarse como compañeros: maduran juntos, atraviesan juntos momentos señalados y, en muchos sentidos, también envejecen juntos. Es tal el alcance de esta interconexión que cualquier cambio hormonal, ya sea de cantidad o de calidad, puede afectar profundamente no solo a la salud reproductiva de la mujer, sino también a su salud física y mental.

LOS ESTRÓGENOS SON EL COMBUSTIBLE DEL CEREBRO FEMENINO

Desde el principio del libro, he insistido en que el campo de acción de los estrógenos va mucho más allá de la fertilidad. Aparte del papel que desempeñan en la reproducción, este versátil grupo de hormonas interviene en diversos procesos cerebrales. Y la razón, como han revelado los estudios científicos de las últimas décadas, es que el cerebro de las personas que nacen con ovarios está genéticamente predispuesto a responder con preferencia a los estrógenos producidos por dichos ovarios.

Resulta que, día tras día, hay moléculas de este grupo de hormonas que se cuelan en el cerebro buscando unos receptores especiales que están diseñados específicamente para acogerlas. Los receptores son como cerraduras diminutas, a la espera de la llave molecular adecuada (los estrógenos) que los active. Esta es una imagen vívida de una idea crucial: el cerebro de la mujer está programado para recibir estrógenos. En cuanto llegan, se adhieren a esos receptores, y repentinamente se activan una serie de actividades celulares. El hecho de que nuestro cerebro esté repleto de este tipo de receptores es una clara señal de que está hecho para utilizar los estrógenos como combustible.

Sabiendo esto y teniendo una idea básica de cómo funciona el sistema neuroendocrino, es más fácil entender que la menopausia pueda desencadenar una cascada tan bárbara de efectos cerebrales. Si eres una mujer típica de entre cuarenta y tantos y cincuenta y pocos años, se está agotando tu reserva de óvulos. Este cambio biológico trastoca progresivamente el funcionamiento hormonal, y poco a poco el intrincado bucle de señales reproductivas correspondientes a las diversas hormonas se vuelve cada vez más confuso. En medio de esto, el cerebro y los ovarios empiezan a malinterpretarse mutuamente: el cerebro cree recibir la orden de actuar, y pide con frenesí que se aumente la producción de estrógenos, o, al contrario, en un descuido se olvida de dar la orden para que se produzcan, lo cual convierte el bucle cerebro-ovarios en un auténtico desbarajuste. Al final, los ovarios dejan de producir estrógenos, y la que hasta ahora había sido una relación de camaradería toca a su fin. Los síntomas de la menopausia son, entonces, las consecuencias no muy gratas de tener un cerebro lleno de receptores que recibe cada vez menos combustible que los ponga en marcha.

Al hilo de esto, conviene señalar que, si el cerebro de la mujer está programado para activarse en respuesta a los estrógenos, el del hombre lo está para responder a la testosterona. Es un detalle importante, ya que la cantidad y longevidad de las hormonas que activan el cerebro en uno y otro sexo son distintas, y la testosterona no se agota por lo general hasta edad más avanzada. El proceso de disminución gradual de la testosterona da lugar a la andropausia, que es el equivalente masculino de la menopausia. Sin embargo, como nos recuerdan a menudo los medios de comunicación sensacionalistas, la mayoría de los hombres siguen siendo fértiles hasta los setenta años, lo que significa que los receptores de testosterona del cerebro masculino tienen más tiempo para adaptarse. El cerebro de la mujer, en cambio, no goza de esa ventaja.

Gracias a los estudios científicos, hoy sabemos que la interacción entre los estrógenos y el cerebro de la mujer es bastante compleja y se altera fácilmente. Para empezar, los estrógenos en sí no son de naturaleza tan simple como podría parecer. Si se llaman «estrógenos» en plural, es porque no se trata de una sola hormona, sino de una clase de hormonas con funciones similares. En el capítulo 3 mencioné que el tipo de estrógeno que medimos en sangre se denomina estradiol. El estradiol es uno de los tres tipos principales de estrógenos; los otros dos son la *estrona* y el *estriol*.

- El estradiol es el tipo de estrógeno más potente y abundante mientras la mujer está en edad reproductiva y la principal hormona de crecimiento necesaria para el desarrollo reproductivo. Se fabrica principalmente en los ovarios, y su nivel experimenta un notable descenso tras la menopausia.

- La estrona es producto del tejido adiposo rico en grasa y tiene un efecto más débil que el estradiol. Después de la menopausia, es el principal tipo de estrógeno que el cuerpo de la mujer sigue produciendo.

· El estriol es el estrógeno del embarazo. Está presente en cantidades casi indetectables si la mujer no está embarazada.

Cuando los médicos hablan de estrógenos, normalmente se refieren a los efectos combinados de estos tres tipos de hormona. Pero cuando hablamos aquí de la interacción de los estrógenos con el cerebro, nos referimos en concreto al estradiol.

Estradiol: la hormona reguladora del cerebro femenino

El estradiol tiene un papel tan fundamental en una lista casi interminable de procesos cerebrales que esta hormona se ha ganado el título de «reguladora maestra del cerebro femenino».[5] No puedo evitar imaginarla como la directora general de El cerebro femenino S.A. Es una genial comandante en jefe que conoce todos los aspectos de la organización, por dentro y por fuera. Estas son algunas de sus principales funciones:

· *Neuroprotección.*[6] El estradiol desempeña un papel defensivo: refuerza nuestro sistema inmunitario y dota a las células cerebrales de la capacidad para sobreponerse a cualquier daño y al envejecimiento.
· *Crecimiento celular.* El estradiol no solo protege las células cerebrales que ya tenemos, sino que impulsa la producción de células nuevas, a la vez que promueve la reparación celular y nuevas conexiones por todo el cerebro.
· *Plasticidad cerebral.* El estradiol intensifica la capacidad del cerebro para responder y adaptarse a todo tipo de cambios,

ya sea actualizando las redes neuronales para el aprendizaje y la memoria o preservando la capacidad de funcionamiento del cerebro en casos de lesión.

- *Comunicación*. Esta hormona interviene activamente en toda una diversidad de aspectos, ya que influye en múltiples *neurotransmisores*,[7] los mensajeros químicos del cerebro que señalizan, comunican y procesan la información.
- *Equilibrio emocional*. El estradiol tiene un efecto positivo sobre la serotonina, una sustancia química que equilibra el estado de ánimo y favorece la sensación de bienestar y de placer, por no hablar del sueño. También es el «Prozac natural», de efecto antidepresivo en todo el organismo.
- *Protección*.[8] El estradiol refuerza el sistema inmunitario y protege al cerebro del *estrés oxidativo* causado por los peligrosos radicales libres, que pueden fomentar enfermedades inflamatorias, cáncer y demencia.
- *Salud cardiovascular*. El estradiol tiene efectos positivos sobre la presión arterial y la circulación, y de este modo protege tanto al cerebro como al corazón contra los daños vasculares.
- *Energía*. Esta hormona se encarga también de que la glucosa, el principal alimento del cerebro, se queme y convierta en energía. Por consiguiente, cuando el nivel de estradiol es alto, la energía cerebral también lo es. Al reforzar la función cerebral, el estradiol influye en todo, desde la movilidad hasta las capacidades cognitivas.

Hasta aquí, todo en orden. Sin embargo, después de la menopausia, el estradiol se despide. Anuncia su jubilación, toma la decisión irrevocable de ir a relajarse a un lugar tranquilo y allá va. Así que el organismo le concede un ascenso a la estrona, que pasa ahora a ocupar el puesto. Pero, por desgracia, la estrona no es capaz de hacer lo que hacía el estradiol. Sin el estradiol al mando, el cerebro se distrae; las conexiones entre neuronas no se energizan ya con la misma eficiencia y tienden a ralentizarse; con el tiempo, se pierden más conexiones de las que se renuevan; las células cerebrales se desgastan más y tienen menos posibilidad de repararse, lo que también las hace envejecer más deprisa; las sustancias químicas que mantenían equilibrados los distintos sistemas no se presentan ya con tanta frecuencia. También es más difícil mantener a raya los radicales libres, lo que hace que el cerebro sea más vulnerable a la inflamación, el envejecimiento y una diversidad de enfermedades. En resumidas cuentas, la ausencia del estradiol puede ser tan impactante como para desbaratar, al menos temporalmente, la exquisita coreografía de pensamiento, emoción y memoria.

LOS ALTIBAJOS DE LA MENOPAUSIA

Este comportamiento imprevisto del estradiol tiene efectos particularmente notables en las regiones cerebrales que estaban alimentadas por esta hormona, puesto que son las que experimentan en carne propia la falta de combustible. El hipotálamo es el nodo central de esta conexión y es el que se lleva la peor parte. Dado que esta glándula controla la temperatura corporal, la súbita inestabilidad en el suministro de estradiol se traduce en que el cerebro no puede regular ya correctamente la temperatura del cuerpo. ¿Te acuerdas de los sofocos? Bien, pues los estudios científicos apuntan a que el causante es el hipotálamo, que pierde por completo el norte.

Además de no tener ya control sobre la temperatura interna, el cerebro es incapaz de regular acertadamente el sueño y la vigilia. El resultado: nos cuesta dormir; experimentamos alteraciones del ritmo y de los patrones de sueño. Y como todas estas regiones cerebrales están comunicadas entre sí, los problemas de sueño pueden combinarse con los de temperatura y provocar sudores nocturnos. Por su parte, la amígdala emocional o su vecino, el memorioso hipocampo, también se apuntan, y, por turnos, empiezan a provocar cambios de humor, olvidos o ambas cosas. Lo mismo ocurre con la corteza prefrontal, encargada del pensamiento y el razonamiento. Puede que la niebla la envuelva y te cueste concentrarte o prestar atención, o que las palabras no te vengan a la mente con la misma facilidad de antes. ¡Y no nos olvidemos de la perpetua búsqueda del teléfono móvil, empeñado en esconderse de nosotras!

Cuando descubrimos lo que de verdad sucede en el interior del cerebro menopáusico, dejan de parecernos tan extraños algunos de sus síntomas habituales. Es probable que los cambios cerebrales que analizábamos al principio del libro tengan también un poco más de lógica: reflejan los esfuerzos que hace el cerebro por organizar el desbarajuste hormonal que se ha organizado y efectuar la necesaria remodelación. Es comprensible que, mientras el cerebro está ocupado intentando hacer frente a las consecuencias de la falta de estradiol, sus mecanismos de defensa se reduzcan temporalmente. Entonces los cambios bruscos de la química y el metabolismo cerebrales pueden provocar los síntomas de la menopausia y, en algunos casos, dejar al cerebro en condiciones más vulnerables a diversos problemas médicos, como la depresión y el declive cognitivo.

Dicho esto, no todo lo que acompaña a la menopausia son inconvenientes. Tanto es así que aquí termina el análisis de lo que puede ir *mal* en la menopausia. Ya es hora de que hablemos de lo que puede ir *bien*.

En primer lugar, la menopausia es una etapa no solo de vulnerabilidad, sino también de *oportunidad*, puesto que ofrece una ocasión inigualable para detectar cualquier señal que apunte a un posible riesgo médico e intervenir con estrategias para reducirlo o eliminarlo por completo. Saber *en qué momentos* (de la menopausia) se debe prestar atención y concretamente *a qué* (cambios cerebrales y síntomas que pueden aparecer) no solo hace que una mujer sienta que su experiencia de la menopausia es legítima, sino que le da la posibilidad de tomar cartas en el asunto. Cuidar de nuestro cerebro lo mejor posible durante estos años servirá, por un lado, para controlar los síntomas menopáusicos y, por otro, para reducir drásticamente cualquier posible riesgo de afecciones futuras.

También es importante destacar que, aunque muchas mujeres son vulnerables a los cambios neurológicos durante esta transición, la mayor parte de la población femenina la supera sin haber desarrollado ninguna dolencia grave que vaya a afectarla en el futuro. Como decíamos en el capítulo anterior al hablar de los síntomas, la niebla mental y los sofocos tienden a mitigarse y finalmente a desaparecer al cabo de unos años de menopausia. Estas consideraciones me hicieron entender de forma nueva la menopausia y reorientar mis investigaciones. Como la mayoría de las personas que se dedican a la investigación médica, cuando empecé a estudiar el tema, mi objetivo era, en principio, comprender los síntomas y los posibles riesgos para la salud que la menopausia puede traer consigo. Tenía la mente enfocada en todo lo que pudiera suponer un menoscabo: una posible disminución de la energía; la posible pérdida de materia gris; la posible aparición de placas amiloides, asociadas con la enfermedad de Alzheimer... todos los males a los que nos proponíamos encontrar solución. Parecía el enfoque lógico, teniendo en cuenta que prácticamente todo lo que se había escrito sobre la menopausia la pintaba como una absoluta catástrofe clínica. Pero si la menopausia fuera tal catástrofe, ninguna mujer sería capaz de seguir desenvolviéndose con normalidad en el mundo durante otros treinta años o más. Así que mi equipo y yo decidimos investigarlo.

Reclutamos a más participantes e hicimos aún más escáneres cerebrales. Reunimos todos los datos y los analizamos, con la firme intención de hacernos una idea global de lo que ocurría realmente. Poco a poco, a medida que profundizábamos y se expandían nuestras miras, empezamos a descubrir *lo bueno* de la menopausia, no solo su lado malo y feo, que era lo único que había captado nuestra atención hasta entonces. Lo que descubrimos fue creando un relato mucho más diversificado y audaz, que en muchos sentidos resulta incluso estimulante. Me extenderé más sobre esto en los próximos capítulos; por ahora, solo quiero presentarte algunos de nuestros trabajos recientes que han dejado muy claro que, en la menopausia, no todo es vulnerabilidad.

Si recuerdas lo que se explicaba en el capítulo 1, nuestro primer descubrimiento fue que la energía cerebral disminuye durante la transición a la menopausia. Bien, me alegra mucho poder decirte que, desde aquellos primeros escáneres que mostraban el antes y el después, hemos hecho grandes progresos. Al expandir nuestros estudios tanto en tamaño como en duración, descubrimos que, al menos en algunas regiones del cerebro, los cambios energéticos parecían ser *temporales*.[9] Por ejemplo, aunque la energía cerebral mostraba un declive durante la perimenopausia y la posmenopausia temprana, los niveles se estabilizaban, o hasta mejoraban, años más tarde. Como se ve en la figura siguiente, algunas partes del cerebro mostraban incluso una súbita revigorización durante la etapa posmenopáusica tardía, que comienza aproximadamente cuatro años después de la última menstruación. Fíjate en las flechas que apuntan a la corteza prefrontal. Acuérdate de que esta es la zona cerebral del pensamiento y de la capacidad multitarea.

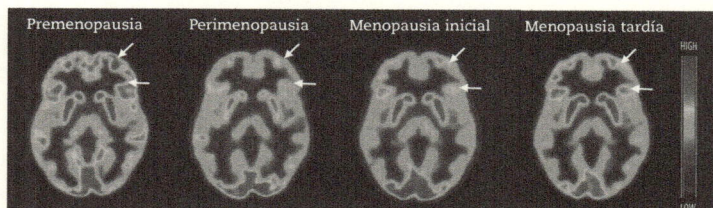

Figura 7. Cambios de la energía cerebral: de la premenopausia
a la posmenopausia tardía

El relato de la menopausia se iluminó todavía más cuando descubrimos que la materia gris del cerebro experimentaba una recuperación, tardía pero aun así maravillosa, en la posmenopausia. Aunque la materia gris tiende a disminuir durante la transición desde la etapa premenopáusica a la posmenopáusica, vimos que, bastante a menudo, en algunas regiones del cerebro este declive parecía detenerse una vez completada la menopausia.[10] Esto se correspondía además con la recuperación de la memoria que ya se había apreciado en algunos estudios. ¿Te acuerdas de que veíamos que la memoria suele declinar durante la perimenopausia, pero que recupera más adelante un nivel cercano al del punto de partida? Nuestros datos coinciden con esta línea temporal.

Es importante subrayar que se trata de hallazgos recientes, todos ellos en proceso de confirmarse a escala mundial para que podamos llegar a conclusiones firmes y exactas. Mientras trabajamos para que sea así, todo parece indicar que la menopausia es una transición neurológica dinámica que remodela el paisaje del cerebro femenino de maneras muy singulares. Hay indicios y vislumbres de que esta remodelación puede incluir adaptaciones dirigidas a subsanar el déficit de estrógenos y mantener la función cerebral a pesar de todo. En otras palabras, puede que los ovarios echen el cierre, pero el cerebro sigue funcionando. Numerosas pruebas indican que el cerebro de la mujer tiene la extraordinaria capacidad de *adaptarse* a la menopausia, una capacidad muy infravalorada y aún por celebrar. Esta información es solo el principio. Apenas hemos empezado a desvelar los secretos de la menopausia, y estoy convencida de que cada nuevo descubrimiento servirá para mejorar nuestra experiencia de este importante hito en la vida de toda mujer.

Capítulo 6

PONGAMOS LA MENOPAUSIA EN CONTEXTO: LAS TRES PES

PUBERTAD, PREÑEZ Y PERIMENOPAUSIA

LAS MUJERES ESTAMOS ACOSTUMBRADAS a tener que adaptarnos a los cambios hormonales, ya sea en la pubertad, durante el ciclo menstrual, en el posparto, la perimenopausia o la posmenopausia; porque lo cierto es que experimentamos altibajos hormonales durante la mayor parte de nuestra vida. Así que ahora que hemos explicado a grandes rasgos cómo funcionan el sistema neuroendocrino y sus hormonas estrella, vamos a hablar de su papel en las transiciones más importantes que vive una mujer y de la semejanza que hay entre unas y otras. A lo largo de su vida, muchas mujeres pasan por tres de estas etapas, a las que suelo referirme como las Tres Pes: pubertad, preñez y perimenopausia. Estos puntos de inflexión representan momentos en que el cerebro y las hormonas interactúan y se transfiguran/transmutan de un modo característicamente femenino. Aunque para todas nosotras es evidente que nuestro cuerpo experimenta cambios durante estas transiciones, no es tan obvio lo mucho que tiene que ver con ellos nuestro cerebro. He aquí un adelanto.

Los niveles de estrógenos se disparan durante la pubertad, se estabilizan cuando entramos en la edad adulta y fluctúan con cada ciclo menstrual, y vuelven a dispararse si nos quedamos embarazadas. Más exactamente, *cada vez* que una mujer está embarazada hay fuegos artificiales hormonales; y en cuanto da a luz, los cohetes descienden a la misma velocidad que ascendieron. Después los niveles hormonales vuelven a subir, y siguen un curso más o menos estable hasta llegar a la más turbulenta de las grandes Pes: la perimenopausia. Finalmente, la perimenopausia también pasa, y el nivel de estrógenos vuelve a decaer, mientras que los de otras hormonas aumentan. A menudo tenemos la sensación de que esta actividad hormonal está impulsada por los ovarios, pero nuestro cerebro no estaría de acuerdo. A lo largo de todos estos años, el cerebro se abrocha el cinturón al lado de los ovarios en la montaña rusa hormonal, y juntos nos hacen vivir un viaje mente-cuerpo igual de vertiginoso.

De hecho, las Tres Pes son como tres guisantes en una vaina: forman parte de una serie continua y tienen mucho en común, de modo que observar sus aspectos afines resulta de gran ayuda para situar la menopausia en contexto. Cuando lo hacemos, vemos que la menopausia no es un acontecimiento tan raro como estamos condicionadas a creer, sino simplemente una etapa más del viaje reproductivo y *neurológico* de la mujer. Cuando consideramos cada una de estas tres etapas como lo hacen quienes se dedican al estudio del cerebro, nos damos cuenta de que cada una de ellas representa un momento de vulnerabilidad (que se manifiesta como síntomas y riesgos médicos) y a la vez de resiliencia (pues no solo nos recuperamos de los síntomas, sino que salimos fortalecidas). A continuación, mientras examinamos los últimos hallazgos científicos relacionados con las Tres Pes, acuérdate del dicho «No hay rosa sin espinas».

EL CEREBRO DESDE EL NACIMIENTO
HASTA LA PUBERTAD

La mayoría de la gente piensa que el cerebro de una criatura recién nacida es como una página en blanco, que yace a la espera de que el mundo escriba en ella. Sin embargo, existen abundantes pruebas científicas de que esto no es del todo cierto. El desarrollo cerebral, impulsado por el ADN, comienza en el útero, lo que significa que una criatura nace con un cerebro ya formado, aunque sea de un modo muy rudimentario. Como dato curioso, al principio todos los cerebros (el de los niños y el de las niñas) parecen exactamente iguales: femeninos.[1] Sí, como lo oyes. Resulta que el cerebro tiene, por defecto, una configuración *femenina*. (¡Toma esta también, Darwin!) Solo más tarde, tras un aumento de la testosterona, empieza el cerebro de los niños a adoptar atributos masculinos, lo que, como decíamos en el capítulo anterior, significa que están programados para responder a la testosterona.

Los estrógenos y la testosterona desempeñan un papel esencial en la diferenciación sexual del cerebro,[2] pues hacen que paulatinamente el sistema neuroendocrino del niño y la niña empiece a diferenciarse en cuanto a estructura anatómica, composición química e incluso en el modo de reaccionar ante situaciones de estrés. Aunque estas diferencias no dictan las preferencias ni la conducta sexuales, tienen su importancia porque influyen en cómo madura el cerebro y, después, en cómo envejece.

En el momento de nacer, nuestro cerebro contiene entre ochenta mil y cien mil millones de células nerviosas (neuronas),[3] y se desarrollan nuevas conexiones neuronales a un ritmo explosivo, de hasta dos millones de interconexiones por segundo, lo que hace que el cerebro casi duplique su volumen en muy poco tiempo. Tras esta impresionante dilatación, la densidad cerebral ha alcanzado su punto máximo y empieza a disminuir. Ocurre lo siguiente: a medida que el cerebro de la criatura va respondiendo a las experiencias y al mundo, se inicia en él un proceso de refinamiento y reducción que dará lugar a una total reestructuración del cerebro, ya que esa «poda» va haciendo que las conexiones intercelulares más utilizadas se fortalezcan, y las menos necesarias expiren. ¿Sabes eso de «lo que no se usa caduca»? Pues este es un buen ejemplo: muchas de las neuronas originales del cerebro se descartan, mientras que muchas otras se multiplican y crecen a medida que empezamos a relacionarnos con el entorno. Ten presente este proceso tan importante, porque te ayudará a entender también lo que ocurre en la menopausia.

Para cuando cumplimos los seis o los siete años, esta elaborada danza de desarrollo y eliminación se hace evidente, ya que dominamos nuevas capacidades cognitivas: hemos aprendido a leer, a atarnos los zapatos, a relacionarnos socialmente y muchas cosas más. En este momento, el cerebro ha alcanzado casi el 90% de su tamaño definitivo, y esto se traduce en cierta estabilidad de comportamiento. Sin embargo, aunque a partir de aquí el cerebro no vaya a crecer mucho en tamaño, está muy lejos de haber terminado de madurar. De hecho, la mayoría de las regiones cerebrales aún se encuentran en estado de crecimiento y cambio, un proceso que alcanza su punto culminante justo a tiempo para la primera P de nuestra lista: el periodo de las espinillas y las emociones desatadas: Pubertad con P mayúscula.

EL CEREBRO EN LA PUBERTAD

Cuando llegamos a la pubertad, las puertas se abren de par en par en la central hormonal. Durante esta época, el cuerpo de los chicos produce mucha más testosterona que el de las chicas, mientras que en el cuerpo de las chicas la proporción de estrógenos es de repente más alta que la de testosterona. Estas oleadas hormonales provocan el desarrollo del cuerpo hacia su forma adulta, y lo dotan de un sistema reproductor maduro. Pero esto no es todo. Esa misma agitación hormonal prepara además al cerebro para una mayor madurez psicológica y para nuevas formas de aprendizaje.

Lo sorprendente quizá es que el cerebro, en lugar de seguir aumentando de tamaño a medida que madura, se *encoge* literalmente durante la pubertad. Una vez alcanzada la madurez sexual, el proceso de poda neuronal va a toda máquina: casi la mitad de las neuronas originales del cerebro se desestiman,[4] y se achican drásticamente sus conexiones. Aunque esta reducción podría parecer a primera vista incongruente, no es solo normal, sino necesaria: la prioridad es aligerar y dinamizar el cerebro para que sea lo más eficiente posible. Mantener las neuronas vivas y en funcionamiento requiere una cantidad de energía enorme, así que lo ideal es que el cerebro se las arregle para conseguir sus objetivos valiéndose del menor número posible de neuronas: trabajando con más inteligencia, no trabajando más. Este es también el motivo de que el cerebro empiece a automatizar determinadas acciones. Por ejemplo, una adolescente es capaz de atarse los zapatos o de montar en bicicleta sin necesidad de pensar, así que las neuronas que cuando era pequeña se encargaban de descomponer en pasos estas habilidades y de dirigirlas, ya no son necesarias y pueden desecharse (de ese automatismo habla, por supuesto, la frase: «Es igual que montar en bicicleta»). Por lo tanto, el sistema de consolidación de datos elimina de un plumazo lo viejo y deja sitio para lo nuevo.

De todos modos, este no es lo que se dice un proceso uniforme, ya que los cambios se producen a ritmo diferente en las distintas zonas cerebrales.[5] Por ejemplo, hay un notable desajuste de desarrollo entre la parte anterior y posterior del cerebro: la amígdala y el hipocampo, encargados de las emociones y la memoria, avanzan desde muy pronto a toda velocidad, mientras que la corteza prefrontal, que se encarga de controlar los impulsos y las habilidades ejecutivas –por ejemplo, de que una tenga suficiente dominio de sí misma como para decir «mejor no hago eso»– llega cuando ya es un poco tarde. Y claro, dado que en la adolescencia la corteza prefrontal está aún en construcción,[6] a cualquier adolescente le cuesta muchísimo tener el autocontrol que su padre y su madre desearían. Saber esto puede ayudarnos a entender un poco más los tumultuosos momentos de irreflexión y mal humor típicos de la adolescencia. Estate tranquila; esto también pasará. A medida que va desarrollándose la corteza prefrontal, tu hija o tu hijo adolescente va siendo cada vez más capaz de resistir los impulsos y evaluar posibles riesgos. Al mismo tiempo, desarrolla la capacidad de ponerse en el lugar de otra persona, lo que suele denominarse *teoría de la mente* o mentalización. Gracias a este superpoder exclusivamente humano, somos capaces de comprender las intenciones y opiniones de otras personas, lo cual nos permite a su vez extrapolar ciertos datos para comprender y predecir comportamientos ajenos e integrarnos mejor en la sociedad. Hoy en día, la ciencia atribuye esta extraordinaria capacidad a la renovación cerebral que se produce en la pubertad.[7] (Atención: esta perspectiva nos ofrece también un avance de lo que pronto veremos en relación con las otras dos Pes).

Curiosamente, el calendario de maduración cerebral es un poco diferente en los chicos y en las chicas,[8] aunque el proceso alcanza en ambos casos su momento cumbre cuando unos y otras se acercan a la madurez sexual, las chicas a los once años aproximadamente y los chicos, más o menos a los catorce. Quizá por esto, el comportamiento de las adolescentes suele reflejar una conexión más temprana y más fuerte entre la impulsiva amígdala y la precavida corteza prefrontal que el de sus homólogos masculinos.[9] Ya sea así por naturaleza, por la educación o por ambas cosas, el caso es que estas diferencias se han interpretado como una prueba de que las chicas maduran más rápido que los chicos,[10] lo que les da una ligera ventaja en las cuestiones relacionadas con la teoría de a mente, la empatía,[11] la comprensión social y la capacidad para desenvolverse socialmente.[12] También demuestran más habilidad para comunicarse;[13] suelen aprender a hablar antes que los niños y, en general, se expresan con más soltura, una diferencia que puede perdurar toda la vida. Pero, cuidado, no caigamos en tópicos y estereotipos: mi intención al presentar estos datos no es fomentar la competición, sino que se conozcan las cualidades que una mujer tiene por naturaleza y se comprenda que estas capacidades, que suelen desarrollarse desde edad temprana, pueden alterarse por completo debido al envejecimiento y a los cambios relacionados con la vida reproductiva. Porque, inducablemente, aunque en cada transición se forjen nuevas habilidades muy interesantes, pagamos un precio por ellas.

El «cerebro menstrual»

La pubertad marca el inicio del ciclo menstrual, que puede alterar seriamente los circuitos cerebrales de una adolescente, lo cual influye en su forma de pensar, de sentir y de actuar en distintos momentos del mes. La idea de que hay fases del ciclo menstrual que a una mujer le aturden el cerebro es uno de los tópicos más difundidos en la cultura popular. Los comentarios en tono de desdén, a menudo despreciativos, como «Debe de estar a punto de venirle la regla» forman ya parte de la jerga cotidiana. Por irrespetuosas que sean estas expresiones, es cierto que a muchas mujeres les sale un lado vulnerable durante la menstruación. Lo que pasa es que la sociedad ha incorporado esto a su retórica sarcástica, pero no la otra cara de la moneda. Y el «cerebro menstrual» no es por completo malo ni mucho menos.

Gracias a un fenómeno neurológico increíblemente complejo, el tamaño, la actividad y la conectividad del cerebro de una mujer cambian todos los meses, si no todas las semanas, en sincronía con nuestro ciclo. Aunque estos microciclos cerebrales suelen ser sutiles, son muy reales. Por ejemplo, cuando el estradiol aumenta durante la primera mitad del mes, brotan visiblemente de las células cerebrales nuevas espinas dendríticas que se extienden para conectar con otras células,[14] y entablan entre sí conversaciones neuronales particularmente intensas, algunas próximas y otras a gran distancia. La amígdala y el hipocampo aumentan de manera considerable de tamaño,[15] y sus conexiones con la corteza prefrontal parecen reforzarse,[16] lo que se ha asociado a una mejora de las habilidades ejecutivas y, además, nos ayuda a centrarnos y a estar más activas en general. Ciertas habilidades cognitivas se intensifican igualmente en esta época,[17] como la fluidez verbal, la comunicación y la capacidad de respuesta social.

A la inversa, cuando el nivel de estradiol decrece durante la segunda parte del ciclo, algunas conexiones interneuronales se atenúan también. Esto se ha asociado a un bajo estado de ánimo, irritabilidad,[18] dolores de cabeza e incluso fatiga o insomnio en algunas mujeres, y es posible que a otras las haga sentirse tristes o echarse a llorar por cualquier motivo. Es fundamental tener en cuenta estos vaivenes mensuales, porque explican la naturaleza en sí de la conexión cerebro-hormonas que existe durante toda nuestra vida reproductiva, y a la vez nos da una idea de cómo podría ser nuestra vida no reproductiva, una vez que el ciclo menstrual haya terminado de forma definitiva. Además, la liberación masiva de hormonas que se produce en la pubertad y sus fluctuaciones durante la menstruación pueden hacer que el cerebro de una chica sea más vulnerable al estrés, la ansiedad y el mal humor. Es revelador que la prevalencia de la depresión, la ansiedad y los trastornos de la conducta alimentaria, que antes de la pubertad es igual en chicas y chicos,[19] se duplique después en las chicas. No solo eso, sino que una de cada cuatro mujeres sufre de síndrome premenstrual clínico,[20] un trastorno caracterizado por irritabilidad, tensión, depresión, llanto y cambios de humor en determinados momentos del mes. Los síntomas suelen ser leves, pero a veces pueden llegar a ser lo bastante agudos como para afectar sustancialmente a las actividades cotidianas.[21]

EL CEREBRO FEMENINO ADULTO

A medida que la adolescencia va dando paso a la edad adulta, el cerebro sigue madurando, y este proceso de optimización continúa hasta bien entrados los veinte años. También la corteza prefrontal experimenta un notable desarrollo en esta etapa, así que no es por casualidad que en Estados Unidos la edad mínima legal para el consumo de alcohol sean los veintiún años. Al llegar aquí, un día nos damos cuenta de que llevamos meses cumpliendo puntualmente con los pagos de nuestra primera línea de crédito, o de que la planta de la cocina sigue viva al cabo de muchas semanas, y es toda una sorpresa descubrir que, de repente, somos más capaces de lo que pensábamos y tenemos más criterio que en ningún momento anterior de nuestra vida, y esto se debe a que el cerebro tiene ahora capacidad de previsión.

El cerebro de las mujeres, en particular, llega a la edad adulta dotado de una excelente capacidad para recordar aspectos concretos de la información verbal que recibe –por ejemplo, los detalles precisos de una conversación–,[22] así como de memoria episódica,[23] es decir, la capacidad para recordar con detalle experiencias personales pasadas –en especial, qué ocurrió, dónde y cuándo exactamente–; esto podría explicar por qué es tan frecuente que una mujer parezca recordar con claridad cristalina una conversación que su marido jura que nunca tuvieron. Bromas aparte, el caso es que ahora somos jóvenes adultas que contamos con un cerebro maduro, una aguda memoria y estupendas habilidades comunicativas. Sin embargo, a la vez, los procesos internos que configuran y reconfiguran el cerebro (es decir, la muerte y el nacimiento de neuronas y su fluctuante actividad) se intensificarán y decaerán en distintos momentos de cada uno de nuestros ciclos menstruales y a lo largo de toda nuestra vida.[24] En realidad, incluso una vez que el cerebro ha alcanzado su estado de madurez, conserva la plasticidad, es decir, la capacidad de modificarse y cambiar en respuesta a nuestras experiencias. Y el momento en que más evidentes son estos cambios cerebrocorporales, por supuesto, es cuando una mujer se queda embarazada.

Unas palabras sobre la preñez. Soy consciente de que no todas elegimos este camino; algunas encauzamos nuestro coraje y nuestra magia en otras direcciones. Confío en que a cada una se nos alabe por nuestro brillo característico cuando llegue el momento. En este capítulo, voy a centrarme en el potencial de ser madres, un papel muy poco valorado y que ya es hora de que reciba el debido respeto. En mi opinión, la contribución más importante que puede hacer la ciencia es poner de relieve hasta qué punto modifican el cerebro femenino el embarazo y la maternidad, y cómo esas modificaciones, que nos hacen vulnerables en cierta medida, engendran a la vez en nosotras una capacidad de recuperación extraordinaria y que no se ha reconocido aún como corresponde. Entender claramente que cada una de las Tres Pes trae consigo vulnerabilidad, pero también resiliencia, es fundamental para poder comprender y aceptar no solo la menopausia, sino la feminidad en conjunto.

LA PREÑEZ CAMBIA EL CEREBRO

Ser madre es, sin duda, una de las experiencias más colosales que una persona –y un cuerpo– puede vivir. Se producen de repente un sinfín de cambios, muchos de ellos evidentes de inmediato: la barriga empieza a crecer, también los pechos, y puede que las náuseas matutinas se extiendan hasta bien pasado el mediodía. Pero detrás de todos estos cambios se esconde un hecho esencial: traer una nueva vida al mundo afecta a tu *cerebro* tanto como al resto de ti. Una vez más, tus hormonas ejercen una influencia igual de poderosa en el interior que en el exterior. Los estrógenos y la progesterona aumentan extraordinariamente –se sitúan entre quince y cuarenta veces por encima de los niveles habituales–, y también la oxitocina –conocida como «la hormona del amor»– entra en el cóctel. Quizá recuerdes que el cerebro participa en la producción de todas estas hormonas, y que, a su vez, todas estas hormonas tienen un efecto sobre él. Por eso, es posible que el cerebro de una mujer cambie más rápida y drásticamente durante la preñez y el posparto que en ninguna otra etapa de su vida, incluso más que en la pubertad. Sin embargo, como en la pubertad, a la par que el cuerpo va aumentando de volumen, el cerebro se va reduciendo.

Las investigaciones muestran que el embarazo va acompañado de extensas *reducciones* de la materia gris. En el estudio más completo que se ha realizado hasta la fecha, las participantes eran veinticinco madres primerizas a las que se les habían hecho escáneres cerebrales antes de quedarse embarazadas, y se les volvieron a hacer durante las primeras semanas después del parto.[25] En estos últimos escáneres, la materia gris se había reducido tan idénticamente en todas ellas que un algoritmo informático podía predecir con total exactitud si una mujer había estado embarazada con solo mirar su cerebro.

El equipo de investigación se quedó tan perplejo ante estos resultados que decidió introducir una variante para ver qué ocurría en este caso dentro del cerebro de las madres, y esa variante consistía en mostrarles fotos de los bebés. Los datos revelaron algo sorprendente. Varias áreas cerebrales que habían perdido materia gris durante el embarazo fueron precisamente las que ahora demostraron, en cada madre, mayor y más bulliciosa actividad en respuesta a la foto de *su* bebé, a diferencia de la que demostraron ante el resto de las fotos. Una vez revisados todos los aspectos de los datos, quedó claro que cuanto mayor había sido la disminución de materia gris durante el embarazo, más fuerte era el vínculo entre la madre y su bebé después del parto. Por extraños que parezcan estos resultados, hay una explicación razonable. Mirado desde la perspectiva del cerebro, la preñez no se diferencia mucho de la pubertad. Recuerda que, durante la pubertad, el súbito aumento de las hormonas sexuales provoca una pérdida de materia gris, lo cual responde a que, en el proceso de esculpir el cerebro adolescente para darle su forma adulta, se podan las conexiones cerebrales innecesarias. Esta *pérdida* precipita una *ganancia*: la maduración: ese cerebro, ahora más reducido, es puro reflejo de unos circuitos cerebrales simplificados y optimizados. Bien, pues las investigaciones indican que el embarazo desencadena un desarrollo comparable.[26] A medida que ciertas conexiones interneuronales desaparecen para favorecer la formación de conexiones nuevas y más necesarias, el cerebro se va reduciendo para ser más eficiente, igual que había ocurrido en la pubertad.

Así es como suelo imaginarlo: para realizar aquellas actividades que se han convertido en algo natural (operaciones matemáticas básicas, cocinar, conducir), el cerebro ya no necesita mantener un espacio neuronal que les sirva de apoyo. Son actividades que funcionan en «piloto automático», por así decir, y esto le permite al cerebro deshacerse de lo superfluo y crear nuevas vías mentales que ayudarán a la madre a responder con eficacia a las innumerables exigencias y urgencias de la maternidad. Es cierto que, en el estudio que se acaba de mencionar, una tercera ronda de escáneres cerebrales realizada dos años después del parto mostró que la pérdida de materia gris persistía en algunas zonas del cerebro, pero el hipocampo y la amígdala *habían vuelto a crecer* hasta recuperar el tamaño previo al embarazo,[27] y también la corteza prefrontal mostraba una recuperación similar.[28] La funcionalidad de estas regiones era igualmente extraordinaria; en particular, la de la amígdala, que interviene en la experiencia del amor y el afecto, pero actúa además como generadora de las motivaciones y emociones que rigen los instintos parentales, desde el de amamantar y proteger a la criatura recién nacida, hasta el de más adelante jugar con ella. Si la transición de la pubertad iba dirigida a equilibrar los instintos con la racionalidad, el embarazo nos devuelve en cambio a nuestros instintos, y designa un espacio renovado en el que activarlos... y valorarlos como merecen.

El cerebro de supermamá

Aunque no se suela ver a las madres llevar una capa roja con una S dorada ni un escudo mágico, en mi opinión una madre competente es una superheroína. Al ir pasando los días, las semanas y los años, muchas madres se dan cuenta de la rapidez con que adquieren todo un arsenal de habilidades que, en la mayoría de los casos, ni siquiera tenían idea de que existieran antes de ser madres. Estos superpoderes no solo son casi universales, sino que se han demostrado científicamente. De entrada, una de las habilidades que más rápido desarrollas cuando eres madre por primera vez es un agudísimo sentido del olfato. No, esto no es una broma sobre pañales sucios. Me refiero a que, según los estudios, casi el 90% de las madres primerizas son capaces de reconocer a sus bebés *por el olor*,[29] gracias a una conexión primitiva que nuestro cerebro establece con nuestro hijito o nuestra hijita. Aunque no es muy probable que hayas tenido que distinguir a tu bebé de entre una larga fila de bebés teniendo los ojos vendados, ten por seguro que serías capaz de hacerlo. Tu cerebro sabe cómo.

Pasemos al «hechizo de amor». Este poder mágico es la nueva aptitud que tiene la madre para liberar cantidades enormes de oxitocina,[30] especialmente durante la lactancia y el contacto de piel con piel. Esta «hormona de los abrazos» hace que el útero se contraiga durante el parto antes de asociarse con la prolactina para estimular la producción de leche. Al mismo tiempo, ese aumento de la oxitocina tiene un fuerte efecto en los centros emocionales del cerebro, y obliga a la madre a enamorarse de su bebé, y viceversa, de una forma que es imposible describir con palabras. El aumento de oxitocina se combina con el de otra hormona, la *vasopresina*, y juntas activan un instinto muy primitivo, llamado de *agresividad maternal*.[31] La expresión hace referencia al comportamiento de «mamá osa» que manifiesta una madre para defender a su cría de cualquier posible riesgo, y ese comportamiento está alimentado por un flamante «cerebro de mamá osa», que contiene un GPS virtual para poder seguirle el rastro a nuestra cría y protegerla a cada momento. Nos ha pasado a todas. Puede que en el parque haya cinco bebés más jugando en el cajón de arena, cada cual con un bodi morado; pero a la menor señal de alarma, cada madre tiene la extraña habilidad para escanear y detectar en cuestión de segundos a *su* bebé-de-bodi-morado y correr al rescate. Y tiene además la adrenalina y el arranque necesarios para trazar una línea, si es preciso, y completar la tarea con aplomo. El subidón de adrenalina, claro está, arranca también del cerebro.

La genialidad no acaba aquí. Posiblemente, la característica más importante de esta actualización sea que las regiones cerebrales que han experimentado modificaciones durante el embarazo participan en la teoría de la mente, como ocurría en la pubertad, solo que ahora con carácter más duradero. En realidad, esta capacidad de ver y reconocer los estados mentales, sentimientos y señales no verbales de otras personas, y anticipar sus necesidades y probables reacciones, es una extensión o resultado de la habilidad que comentábamos en el párrafo anterior, específico de las madres. Es una gran ayuda saber interpretar el lenguaje corporal de tu bebé, o los matices de sus diversos llantos y pequeños sonidos, particularmente cuando no existe la posibilidad de comunicarse con palabras; pero, incluso si la hay, siempre es útil poder intuir lo que a alguien le pasa por la cabeza. Cuando se activan estas habilidades cognitivas, te resulta más fácil establecer víncu-los afectivos, lo cual es muy importante para que pueda haber in-timidad en la relación con tu bebé y dentro de la estructura fami-liar. Como complemento sorpresa, muchas madres descubren que son capaces de leer la mente, por así decir, a través de un sexto sentido. Las madres *saben* cuándo a su hijita o su hijito le pasa algo porque *sienten* que algo no va bien. Gracias a una combina-ción de instinto maternal, de ese sexto sentido «arácnido» (que, como a Spiderman, las alerta del peligro) y de pasar tanto tiempo en compañía mutua, se dan cuenta de cosas que no percibirían en ningún otro ser humano, hasta el punto de que a menudo son ca-paces de predecir las necesidades del niño o la niña antes de que rompa a llorar o empiece a subirle la fiebre.

La maternidad es un conjunto de circunstancias enormemen-te complejo, que exige una atención y dedicación como muy po-cas situaciones de la vida. No es solo que nuestro cuerpo experi-mente una metamorfosis para crear y nutrir a un nuevo ser humano, sino que también nuestras prioridades y nuestro día a día se transforman. Por intuición, o más probablemente por na-turaleza, nuestro cerebro lo entiende y se metamorfosea también durante el proceso. El lado bueno de esto es que los cambios ce-rebrales que provoca el embarazo potencian el instinto maternal, y cabe suponer que, al mismo tiempo, la cognición social. El me-nos bueno es que la actualización que el cerebro acaba de des-cargar puede tener un coste: la misma transformación cerebral que te proporciona nuevas funciones sorprendentes, posiblemen-te reorganice también los archivos relacionados con la memoria y la atención, te provoque cambios súbitos de humor y te ponga muy cuesta arriba el aprender a manejarte con el nuevo siste-ma operativo.

«Mamannesia», melancolía puerperal y depresión posparto

El «cerebro de mamá», que tantas miradas reprobadoras despierta a su alrededor, y que se conoce también como «*baby brain*» (cerebro de bebé) o «mamamnesia», alude a un estado mental un poco alterado que hace que la madre se vuelva olvidadiza o despistada. Lo llames como lo llames, si eres madre, probablemente sabes a qué me refiero. Solo hay que combinar a partes iguales los cambios hormonales y el recableado extensivo que se está produciendo en el cerebro, añadirle una buena dosis de falta de sueño y estrés, y ¡bum!: más del 80% de las mujeres embarazadas perciben un deterioro de la función cognitiva.[32] Estos cambios persisten después del parto, y a casi la mitad de las madres les dura meses la tendencia a olvidarse de las cosas,[33] la niebla mental y la dificultad para concentrarse en nada que no sea su bebé. Es comprensible, si tenemos en cuenta que el cerebro de la madre conserva su nueva arquitectura «bebecéntrica» durante al menos dos años después del parto, pero esto no quita para que muchas madres primerizas se alarmen al ver que el cerebro no les funciona como antes de embarcarse en el viaje de la maternidad.

Numerosos estudios indican que, efectivamente, el embarazo y el posparto pueden afectar a algunas habilidades cognitivas, en particular a la memoria.[34] Entre las funciones concretas a las que esto perjudica, están principalmente la capacidad «multitarea» (poder atender a varias tareas al mismo tiempo) y la «memoria espacial» (la capacidad de recordar dónde están las cosas). Por ejemplo, quizá estabas acostumbrada a entrar en el supermercado y, gracias a la memoria espacial, ir directa a la estantería donde está tu café preferido en lugar de tener que recorrer el supermercado entero buscándolo. Bien, si resulta que ahora entras y ni siquiera estás muy segura de dónde está el pasillo de los cafés, ya sabes a quién puedes echarla la culpa: a tu «cerebro de mamá».

¿Y esto de qué te sirve?

En primer lugar, está bien saber que las mujeres embarazadas y las que acaban de ser madres no se inventan nada. Es normal que llegue un momento en el que sientas que tu tesorito precioso no solo se ha adueñado de tu cuerpo, sino también de tu mente. Así que ¡enhorabuena por ser capaz de mantener la calma! En segundo lugar, y esto es lo más importante, esos cambios son pasajeros,[35] y con el tiempo recuperarás tu estado anterior. En tercer lugar, los estudios han demostrado que, aunque muchas mujeres embarazadas o que acaban de ser madres tienen la sensación de que han perdido agudeza mental, su coeficiente intelectual no ha cambiado.[36] Aunque los pequeños lapsus de memoria, o la niebla mental, puedan parecer tan preocupantes en el momento como para hacernos incluso cambiar la idea que teníamos de nosotras mismas, no son de ningún modo indicio de trastorno. (¿Te has dado cuenta de lo similares que son algunos síntomas del «cerebro de mamá» a los del «cerebro de la perimenopausia»? Fíjate en esa niebla mental.) Y por si te cuesta quitar importancia a estos desajustes mentales, te diré que no hay nada que los relacione con un posible mayor riesgo de demencia.

La falta de claridad mental asociada a la preñez y el posparto probablemente sea la transitoria contrapartida al florecer de un nuevo cerebro altamente especializado, algo similar a los dolores de crecimiento. Probablemente, los deslices cognitivos se deban a un simple cambio de prioridades a nivel neurológico. La vida se rige ahora por toda una serie de nuevas normas y necesidades, y tu cerebro y tú también. El que la maternidad sea una experiencia maravillosa y gratificante no significa que no sea a la vez todo un reto. La conclusión a la que han llegado quienes han investigado el tema a fondo es que el cerebro materno está centrado con tal intensidad en el bienestar y las necesidades de la criatura recién nacida que todo lo que no sea eso pasa a segundo plano. Es una faena no haberse acordado de ir a comprar leche, o haberse olvidado de sacar la ropa de la lavadora, pero la prioridad es tener presente el horario de lactancia, acordarse de que la siguiente toma será a las tres de la madrugada, y ser capaz de ir anotando mentalmente cada cosa que hace falta para poder responder a la intrincada red de necesidades cambiantes de esa criaturita. Lo más asombroso es que no solemos dar importancia al hecho de ser capaces de cumplir con las innumerables exigencias del nuevo puesto de trabajo; nos parece que es lo normal, lo natural. En cambio, somos muy conscientes de cada cosa que antes éramos capaces de hacer con facilidad y ahora no. Eso nos llama la atención mucho más.

Como científica y madre, me entra la risa cada vez que oigo decir que las mujeres que acaban de ser madres están «dispersas» o tienen «falta de concentración». La realidad es que, en el número circense de la maternidad, estás obligada a hacer constantemente varias cosas a la vez; ya sea preparar la cena al tiempo que contestas correos electrónicos con tu bebé en brazos, o desayunar mientras conduces y organizas en la cabeza todo lo que tienes por delante ese día. Y, por si fuera poco, lo haces con una frecuencia y una maestría que ninguna de las pruebas cognitivas tipificadas conseguiría medir. Así que, por favor, anímate. Estos cambios están al servicio de algo de mayor magnitud, y son circunstanciales; a la larga, no te van a dejar con ninguna clase de deficiencia.

No obstante, como otro ejemplo de que «todo tiene su precio», el embarazo y el posparto suelen ir acompañados de una inconveniencia más: la inestabilidad emocional. Un 70-80% de las mujeres que acaban de ser madres experimentan síntomas depresivos durante las primeras semanas o meses después del parto, y otros síntomas comunes son los cambios de humor, los ataques de llanto, la ansiedad y la dificultad para dormir. Curiosamente, esa inestabilidad emocional es similar en muchos casos a la del síndrome premenstrual, y puede estar incluso relacionada con él, ya que se ha visto que las mujeres que padecían el síndrome premenstrual antes de quedarse embarazadas tienen más probabilidades de experimentar un estado de ánimo alterado y depresivo durante el embarazo.[37] Y las que experimentan inestabilidad emocional durante el embarazo tienen más probabilidades de volver a experimentarla durante la menopausia. Esta conexión pone aún más de relieve la continuidad hormonal subyacente, que recorre como un hilo toda la vida de una mujer.

De entre las mujeres que acaban de ser madres, aproximadamente una de cada ocho experimentará algo más que una leve melancolía puerperal:[38] entrará en una depresión posparto. Este es un trastorno médico caracterizado por episodios depresivos graves, tristeza profunda, y a veces una ansiedad paralizante y una pérdida de la autoestima que pueden durar varias semanas o más. Solo en Estados Unidos, medio millón de mujeres sufren este trastorno cada año. Tristemente, la depresión posparto ha estado durante mucho tiempo estigmatizada. La única reacción que la sociedad consideraba aceptable ante la maternidad era la alegría, así que la falta de alegría se recibía con radical desaprobación. También se ha esperado siempre que una madre lo sepa todo sobre la maternidad y desde el primer día sea plenamente competente, una expectativa no solo ilusoria, sino también muy dañina, ya que ejerce una presión absurda e injusta sobre esa mujer que tiene ya unas responsabilidades incomparables.

Históricamente, cuando una madre sufría de depresión posparto,[39] lo habitual era pensar que se había vuelto loca o que una bruja le había echado el mal de ojo, o incluso que la bruja era ella. Por sorprendente que parezca, la comunidad psiquiátrica no reconoció que fuera un trastorno médico real hasta 1994. Tres décadas más tarde, se habla de la depresión posparto con naturalidad, y existen tratamientos médicos específicos. Ahora bien, hay quienes siguen sin creer que sea una afección real, y la archivan en la sección de «problemas imaginarios de las mujeres». Quiero que entiendas bien que ni la depresión, ni los altibajos emocionales, ni la ansiedad que puedas experimentar después de dar a luz reflejan de ningún modo un defecto o debilidad de carácter. Los cambios de humor son una de las muchas señales naturales de que tus hormonas y tu cerebro están viviendo una transición.

Dejando a un lado los cambios biológicos, traer un ser al mundo es una de las aventuras más colosales que alguien pueda emprender. Solo para tomar la decisión de emprenderla, hace falta una fortaleza enorme, no hablemos ya de lo que hace falta para conservar la firmeza una vez que se emprende y llevarla a buen puerto. La maternidad es fácil y difícil, hermosa y aterradora, y la experiencia de cada mujer es sagrada e importante. Al ayudar a que se desarrollen el cerebro y el comportamiento de esos pequeños seres, les enseñamos las primeras lecciones de amor y lo sembramos en su conciencia. En una sociedad que nos insta cada vez más a encontrar nuestra valía en trabajos y actividades ajenos a nosotras, o añadidos a esta vocación, me gustaría que todas las madres del mundo fueran conscientes del alcance y el valor que tiene lo que hacen.

UNA HISTORIA DE VULNERABILIDAD
Y RESISTENCIA

¿Y qué relación tiene todo esto con la perimenopausia? La relación es que durante cada una de las Tres Pes, el cerebro de la mujer está marcado simultáneamente por la vulnerabilidad y la resiliencia. Cuando se habla la pubertad, por ejemplo, lo habitual es que cualquier comentario tenga un tono de queja. Y es cierto, no hay la menor duda de que esta etapa de la vida trae consigo sus grandes dificultades; pero ahora sabemos que el cerebro adolescente tiene un propósito más elevado. Las mismas alteraciones cerebrales que dan lugar a los repentinos cambios de humor y las emociones explosivas hacen posible, a la vez, la maduración intelectual y social. Es en medio de ese torbellino como la adolescente aprende a encajar la intensidad de la vida, lo cual le sirve de iniciación para la ardua tarea de ir haciéndose mayor y tener que arreglárselas con todo lo que tiene por delante.

También la preñez y el posparto llevan el sello de la vulnerabilidad y la resiliencia. Como decía en las secciones anteriores, el «cerebro de mamá» no es simplemente un estado de distracción y lloros, sino que esos síntomas son una indicación de que nuestro cerebro está desarrollando una fortaleza hasta ahora desconocida y nuevas capacidades excepcionales. Esos cambios del cerebro tienen un propósito evolutivo fundamental, que es preparar a la mujer para la maternidad y, de ese modo, asegurar la supervivencia de la especie.

El hecho de nacer con ovarios y con un cerebro íntimamente conectado a ellos tiene sus pros y sus contras. Ten esta información a mano porque será un tema al que volveremos repetidamente cuando examinemos la última de las Tres Pes.

Capítulo 7
EL LADO POSITIVO
DE LA MENOPAUSIA

CAMBIO DE PERSPECTIVA

COMO SABEMOS, EL CEREBRO de la mujer pasa por una secuencia de transiciones hormonales a lo largo de la vida; la primera es la pubertad, la siguiente es la preñez, y la última, la perimenopausia. Sin embargo, si la pubertad y la preñez van acompañadas de un auténtico tsunami hormonal, la retirada paulatina de la fertilidad suele asociarse a menudo con la bajada de la marea: el principio del fin. Tanto en la medicina como a nivel general, la menopausia se considera una indiscutible desventura de la que poco o nada positivo se puede decir. Pero esto es revelar solo una cara de la moneda. Cuando se estudia con más detenimiento, se ve que la menopausia es una experiencia mucho más individualizada y matizada de lo que puede hacernos creer el estereotipo de mujer menopáusica que fomentan los culebrones, y que la medicina ha difundido hasta ahora. Tanto si la información se ha transmitido de madres a hijas como si las pacientes la han oído directamente de boca de profesionales de la salud, que a su vez la oyeron de boca de sus profesores, el mensaje ha sido erróneo y muy deficiente.

Una de las razones más obvias de que se hayan subrayado los aspectos negativos e ignorado los positivos es que, hasta hace poco, ni la cultura ni la ciencia se habían molestado en comprobar la realidad de la menopausia. Lo que hace falta, por tanto, es comprender cómo y dónde encaja realmente la menopausia en el conjunto de lo que es la vida de una mujer, y esta comprensión solo puede lograrse mirando la menopausia a través de los ojos de las mujeres que la *viven*, y combinándolo con los datos obtenidos en los estudios científicos más recientes. Y al explorar este acontecimiento de la vida de una mujer libres de prejuicios, sin ninguna noción preconcebida, descubrimos que la perimenopausia es solo una parada más en el camino, no tan distinta de la preñez y la pubertad.

CONEXIONES

Si observamos lo que ocurre dentro del cerebro de una mujer, vemos que los cambios hormonales que acompañan a la perimenopausia desencadenan síntomas cerebrales no tan distintos de los que afloraron durante las dos otras dos Pes. En las tres transiciones, son muy comunes las alteraciones de los patrones de sueño, y los cambios de temperatura, de humor, de la libido y de las funciones cognitivas. Como se ve en la tabla 4, las similitudes son asombrosas... O quizá no tan asombrosas, teniendo en cuenta que todas son producto del mismo sistema, el sistema neuroendocrino, que se activa y desactiva en las sucesivas etapas de nuestra vida reproductiva.

Tabla 4. Similitudes entre las Tres Pes

	Pubertad	Preñez	Perimenopausia
Cambios de la temperatura corporal	X	X	X
Cambios de humor	X	X	X
Cambios de los patrones de sueño	X	X	X
Cambios de la libido	X	X	X
Cambios de la memoria y la atención	X	X	X
Cambios de la materia gris del cerebro	X	X	X
Cambios de la energía cerebral	X	X	X
Cambios de la conectividad cerebral	X	X	X

Hablemos, por ejemplo, de los cambios de la temperatura corporal. Puede que la pubertad no esté asociada a lo que entendemos por sofocos, pero sí a la sudoración –a veces, a mucha sudoración–, ya que las glándulas sudoríparas están mucho más activas en esta etapa. Además, a lo largo de cada ciclo menstrual el cuerpo de las adolescentes experimenta ligeros cambios de temperatura, que alcanza su punto más alto en la ovulación y desciende al llegar la menstruación. Durante el embarazo, esos mismos mecanismos pueden provocar de nuevo una subida de la temperatura corporal (a fin de cuentas, en inglés se dice coloquialmente que la mujer embarazada «tiene un bollo en el horno»), pero a veces no se queda en eso, sino que se transforma en sofocos propiamente dichos. Pese a que rara vez se mencionan, son otro de los síntomas que tienen en común la preñez y la perimenopausia,[1] dado que más de una tercera parte de las emba-razadas los sufren también.

¿Y la niebla mental? No es ningún secreto que la mayoría de los chicos y chicas adolescentes tienen la cabeza en las nubes, y que les cuesta concentrarse o retener la información. En el caso de las chicas, esto se puede intensificar durante la fase final del ciclo menstrual. Como ya hemos comentado, la niebla mental es también bastante común durante el embarazo y el posparto.

Lo que más diferencia las Tres Pes, en realidad, es cómo per-cibimos nosotras las dos primeras y cómo percibimos la última. Ni la pubertad ni la preñez son una broma, pero en ambos casos solemos destacar sus aspectos positivos. Durante la adolescencia de nuestra hija, llenamos álbumes con fotos suyas: en el baile de graduación, en la pista de atletismo, en clase con sus compañe-ras, y celebramos todo el desfile de ocasiones que van marcando su camino hacia la mayoría de edad. Lo mismo ocurre con la pre-ñez: agasajamos a la futura mamá con una fiesta y un montón de regalos, y, si la futura mamá eres tú, haces compras y lo preparas todo para la llegada de tu bebé. Cuando nos encontramos con los aspectos difíciles de estas transiciones, tratamos de animarnos; lo mismo ante las espinillas y las molestias de la regla que ante los tobillos hinchados y las náuseas matutinas, nos decimos con convicción: «También esto pasará», y en general tenemos una re-acción de comprensión y apoyo hacia nosotras mismas. Si una adolescente está irritable y no es capaz de concentrarse, lo atri-buimos a la adolescencia y le damos tiempo y espacio para que lo supere. Y si una mujer embarazada se echa a llorar sin motivo, pensamos: «Es por las hormonas», y le damos un abrazo. En am-bas transiciones, nos inclinamos por el optimismo y nos sale ins-tintivamente un: «Tranquila, no es nada». Es cierto que esa acti-tud puede hacer que no se preste la debida atención a algún síntoma importante, pero ese es otro tema; a lo que me refiero ahora es a que en ambas etapas tratamos de transmitir un mensaje alentador.

En cambio, cuando es una mujer perimenopáusica o posmenopáusica la que manifiesta esos mismos comportamientos, la mayoría de las veces se encuentra con la reacción contraria: falta de apoyo, enfado visible o incluso desdén. O, a veces, se hace como si no hubiera dicho nada o no se le da ningún crédito. Para empezar, las conversaciones sobre la menopausia carecen, entre muchas otras cosas, de un lenguaje matizado que ayude a cualquier profesional de la salud a evaluar en qué consiste realmente el problema. Por ejemplo, se sabe (y se acepta) que algunas mujeres menstrúan todos los meses sin grandes molestias, mientras que otras lo pasan mal, o tienen el síndrome premenstrual, o, en casos más graves, trastorno disfórico premenstrual. Del mismo modo, algunas mujeres entran felizmente en la maternidad, mientras que otras experimentan una depresión posparto con síntomas agudos, ansiedad y fatiga cognitiva. El que dispongamos de palabras para describir la gravedad de esos síntomas, no solo permite hacer un diagnóstico preciso y buscar el tratamiento adecuado, sino que les da legitimidad. Y este es un privilegio que no tienen las mujeres que experimentan síntomas de menopausia graves. Tampoco el de recibir compasión. Durante la perimenopausia en particular, muchas mujeres se encuentran con un desabrido: «Todavía tienes la regla, así que sonríe y aguanta».

No es de extrañar que la menopausia esté envuelta en un tétrico halo de fatalidad, cuando a las mujeres que la experimentan se las desprecia en lugar de abrazarlas, y el acontecimiento en sí se interpreta o como una enfermedad, o como una exageración. Pero la idea de que la menopausia puede poner a las mujeres en desventaja nos la han inculcado la historia y la cultura, no la biología. Tanto es así que, desde una perspectiva biológica, algunos de los aspectos positivos que hemos visto al hablar de la pubertad y la preñez están presentes también en la perimenopausia.

Si has ido siguiendo la explicación de cómo funcionan básicamente las dos Pes anteriores, no te sorprenderá ni te alarmará que el cerebro experimente cambios durante la menopausia (al igual que lo había hecho antes). Así pues, he aquí la pregunta del millón: ¿hasta qué punto es la menopausia una última actualización personalizada del sistema operativo del cerebro?

Es lógico que, al acercarse a la menopausia, el cerebro tenga una oportunidad más de compactarse y optimizarse; es decir, de descartar la información y las habilidades que ya no necesita y de desarrollar otras nuevas. Para empezar, algunas de las conexiones cerebro-ovarios que eran necesarias para hacer bebés ya no hacen falta, así que ¡*arrivederci* a eso! Pero tampoco la serie entera de habilidades maternas que veíamos en el último capítulo, y que tanta energía cerebral consumen –ser capaces de descifrar el lenguaje infantil, de aplacar las rabietas, y de ocuparnos física y mentalmente a todas horas de una docena de cosas a la vez–, son ya imprescindibles una vez que el pollito o la pollita abandona el nido. Aún pueden venirnos bien, pero no con la misma imperiosidad que antes. Por lo tanto, es comprensible que el cerebro quiera deshacerse de esas conexiones caducas, y qué mejor señal biológica de que es un buen momento para hacerlo que la incipiente llegada de la menopausia. Repito, existe la idea generalizada de que es durante esta última gran actualización del cerebro cuando hacen su primera aparición los sofocos, la niebla mental y los demás síntomas inquietantes. Tú ya sabes que no es así. De todos modos, aunque una vez completada la actualización los síntomas empiezan a disiparse (lo mismo que al finalizar las otras dos Pes), puede que en este caso la disipación sea más lenta, porque ahora…, en fin, somos mayores.

Toda esta información nos sirve para situar la menopausia en un contexto mucho más amplio. Pero ¿te preguntas dónde está el lado bueno del que te hablaba? Bien, voy a contestarte con dos preguntas: ¿Podría ser que la transformación que experimenta el cerebro menopáusico nos dé todo lo necesario para vivir de una manera nueva la última etapa de nuestra vida? ¿Podría ser que la menopausia venga acompañada de su particular ingenio, y sea decisiva como preparación para el nuevo papel que nos espera en la vida y en la sociedad? A pesar de que nuestra cultura haya ignorado por completo los aspectos valiosos de la menopausia, cada vez hay más pruebas de que este gran acontecimiento hormonal da también un nuevo significado y propósito a la vida de las mujeres.

DESPUÉS DE TODO, LA FELICIDAD NO ES UN MITO

Cualquier transición importante de la vida puede ser una oportunidad para despertar, aunque el camino sea difícil. A pesar de la idea tan extendida en Occidente de que la menopausia nos roba cosas muy importantes, lo cierto es que también nos hace grandes regalos. Por ejemplo, uno que todo el mundo desea y muy poca gente consigue: la felicidad.

Sí, has oído bien. Una de las cosas más sorprendentes que he descubierto es que las mujeres posmenopáusicas suelen sentirse más felices que las jóvenes y, en general, más felices de lo que eran *antes de* la menopausia.[2] Atendiendo a varios estudios, algunos de los aspectos positivos más notables de la menopausia, y normalmente ignorados, tienen que ver con una mayor salud mental y satisfacción con la vida. Por ejemplo, en un estudio realizado en Australia sobre la salud de las mujeres tras la menopausia, el Australian Women's Healthy Ageing Project, las mujeres posmenopáusicas decían que se sentían más contentas y expansivas y tenían más paciencia y menos tensiones después de haber cumplido los sesenta años, en unos casos, y los setenta en otros. Los resultados de los estudios realizados en Dinamarca fueron similares: las participantes aseguraban que habían descubierto una inesperada sensación de bienestar después de la menopausia, y el 62% afirmaban sentirse, de hecho, felices y satisfechas.[3] Aproximadamente la mitad de estas últimas decían, además, que nunca en su vida se habían sentido tan felices, ni siquiera cuando eran mucho más jóvenes. Otro tanto ocurría en Gran Bretaña, donde el Jubilee Women Study descubrió que el sesenta y cinco por ciento de las mujeres posmenopáusicas británicas se sentían más felices e independientes que antes de la menopausia,[4] y tenían relaciones más gratas con sus parejas y amistades. Como poco, estos datos desmienten el estereotipo de la mujer posmenopáusica desventurada e insatisfecha.

En contra de las ideas más extendidas y de cualquier noción preconcebida sobre la menopausia, e incluso del *marketing*, todo apunta a que existe una relación llena de matices entre la menopausia y la satisfacción con la vida. Echa un vistazo a la figura 8. La línea más gruesa indica la repercusión de la menopausia en el grado de satisfacción y contento de las mujeres a lo largo del tiempo (con líneas verticales que marcan las diferencias entre unas mujeres y otras), desde cinco años antes de la menopausia hasta diez años después. El 0 indica el momento en que se produjo la menopausia.

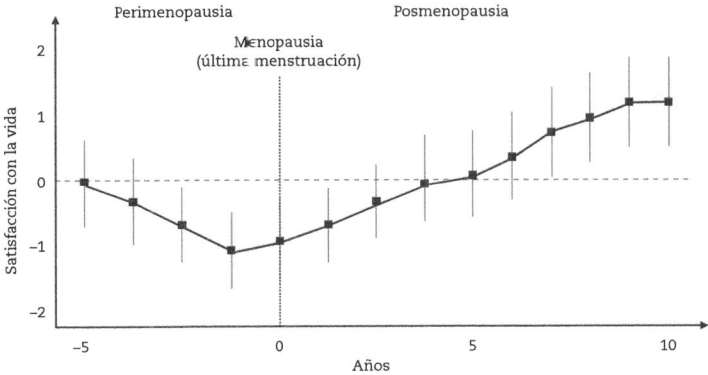

Figura 8. Menopausia y satisfacción con la vida

Los datos más importantes que todo el mundo debe conocer son los siguientes:

- *Perimenopausia:* es cierto que la mayoría de las mujeres se sienten bajas de ánimo durante los tres años previos a la menopausia.
- *Posmenopausia:* la satisfacción con la vida en general suele continuar siendo escasa durante los dos o tres años posteriores al último periodo menstrual, pero luego remonta hasta superar con creces la línea de base, y se mantiene así.

En definitiva: la menopausia suele mermar la satisfacción con la vida sobre todo a corto plazo. La mayoría de las mujeres se adaptan al cambio, normalmente al cabo de un par de años de vida posmenopáusica. A partir de ese momento, parece ser que la menopausia no afecta ya a la felicidad, y puede incluso dar lugar a una mayor satisfacción. Aunque los datos están todavía pendientes de confirmarse, sin duda son congruentes con las observaciones más generales de que la felicidad y la satisfacción tienden a seguir una curva en forma de U. Numerosos estudios indican que la satisfacción es relativamente alta a comienzos de la edad adulta, pero va descendiendo poco a poco y alcanza su punto más bajo en torno a los cincuenta años (por término medio, la edad de la menopausia). A partir de entonces, empieza a ascender a ritmo uniforme hasta alcanzar nuevas cotas.[5] Lo creas o no, según las estadísticas es bastante probable que a los sesenta y tantos años descubras que nunca en tu vida has sido tan feliz. Por supuesto, cada persona es un mundo, y hay un sinfín de razones por las que la experiencia de una mujer podría desviarse de la norma. Pero, aun así, la curva en U ratifica la idea de que el bajón menopáusico de la mediana edad es *temporal*.

«Menocomienzo»: una segunda edad adulta

Ahora bien, ¿esta satisfacción renovada e intensificada es efecto de la menopausia en sí o se trata en realidad del simple alivio que siente una mujer cuando los síntomas menopáusicos desaparecen?

La respuesta es que la menopausia *en sí* puede tener un efecto positivo en tu vida, a pesar de ser aparentemente solo una fuente de incomodidades. Para empezar, no todos los cambios físicos que experimentamos en esta etapa son negativos. Según las encuestas realizadas a nivel nacional en distintos países, el buen humor y optimismo generales que dicen sentir muchas mujeres posmenopáusicas suele estar asociado al hecho de que las menstruaciones hayan terminado para siempre,[6] y por tanto también el síndrome premenstrual y la preocupación por quedarse embarazadas. Para muchas mujeres, la finalización del ciclo menstrual es en sí motivo de celebración; significa el gran final de ciertas inconveniencias: se acabaron las compresas, los tampones y los retortijones, después de décadas de convivir con ellos cada mes. Por otro lado, la menopausia reduce los fibromas uterinos, que provocan sangrados abundantes, y pone fin al síndrome premenstrual, lo que para el 85% de las mujeres significa decir adiós a toda una serie de síntomas complejos: desde la sensibilidad mamaria y la irritabilidad hasta las insoportables migrañas. La libertad que da esto es un regalo incomparable para muchas más mujeres de lo que quizá crees. Y como nota positiva añadida, está el poder disfrutar del sexo sin la preocupación por posibles resultados imprevistos, lo cual se cita con frecuencia como uno de los mayores beneficios de la menopausia.[7]

Pero, además, muchas mujeres tienen una actitud positiva hacia la menopausia, no una vez que los síntomas remiten, sino incluso estando en pleno proceso. En cierto momento de mis investigaciones, me topé con el término *menocomienzo* (*menostart*) como alternativa a *menopausia*, y me pareció muy adecuado para la enorme cantidad de mujeres que experimentan esta transición como un punto de inflexión en su vida, tras el cual sus intereses, prioridades y actitudes cambian notablemente a mejor. Es del todo posible vivir una segunda edad adulta, por así decir, o una especie de renacimiento. La antropóloga estadounidense Margaret Mead lo denominó «entusiasmo posmenopáusico»: el subidón de energía física y psicológica que experimentan algunas mujeres después de la menopausia. Puede que no tengas la energía frenética de una adolescente, pero es posible que te sorprendas planeando nuevos comienzos: una nueva profesión, nuevas relaciones e intereses, nuevos lugares donde vivir o a los que viajar, una renovada disposición a cuidar de tu bienestar y tu salud, y un nuevo enfoque general de cómo canalizar tu tiempo y tu energía. Muchas mujeres se alegran también de disponer de más tiempo para sí mismas al dejar de trabajar a jornada completa y de tener responsabilidades familiares.[8] Aunque esto no se deba necesariamente a la menopausia en sí, la perspectiva de poder dedicar atención a su desarrollo personal y la libertad para concentrarse en lo que les interesa son un lujo que, por fin, pueden permitirse. Como decía una vez Oprah Winfrey: «Para cantidad de mujeres con las que he hablado, la menopausia es una bendición. Yo he descubierto que es el momento de reinventarte, después de años de atender solo a lo que necesitan los demás». Visto en contexto, dime si esto no es un regalo.

Dominio emocional

De la mano de la satisfacción llega otro atributo muy codiciado: la capacidad de trascender o, como algunas mujeres que conozco dirían, de que cosas que antes te habrías tomado muy a pecho «te importen una m****a». Es un tema que aparece con mucha frecuencia en los relatos de las mujeres posmenopáusicas al hablar de cómo experimentan esta etapa de la vida. Hablan de la facilidad con que son capaces de trazar una línea en lo referente a las necesidades de los demás y atender al fin a las suyas propias. Una vez superada la menopausia, tanto si ha sido un paseo como una caminata de fuego, muchas mujeres suelen salir de ella sintiéndose menos constreñidas y más seguras, con un vigor renovado y una actitud clara de que no están para tonterías.

Durante esta etapa, hay cosas que se van de nuestra vida, lo cual significa quitarnos de encima cantidad de presiones que las chicas jóvenes tienen que soportar; no volver a preocuparnos por los diversos juegos sociales, ni por si nos sentarán bien los vaqueros que acabamos de cortar justo por debajo de las nalgas. Y además de quitamos ese peso de encima, surgen perspectivas nuevas: una renovada sensación de nosotras mismas y de tener nuevas oportunidades y opciones. Esta sensación de «pisar fuerte» se debe en parte a factores biológicos y, en parte, al momento de la vida en que la menopausia nos encuentra. Con más de cincuenta años de experiencia a las espaldas, muchas mujeres posmenopáusicas cuentan con un buen surtido de habilidades para manejarse en la vida, lo que les da una mayor confianza en que sabrán resolver cualquier eventualidad que se les presente. Para esa edad, una mujer ha experimentado toda una serie de dificultades, pérdidas, enfermedades y decepciones, y tiene más idea de quién es, qué quiere y qué valora de verdad. Se da cuenta de que es más fuerte y capaz de lo que imaginaba, y hay muchas menos probabilidades de que dedique la energía a dar vueltas y más vueltas a las malas experiencias, los errores y las meteduras de pata.

Muchas mujeres posmenopáusicas dicen que ciertas emociones, como la tristeza y la ira, ya no las invaden con la misma fuerza que en el pasado, y en cambio la capacidad de sentir una alegría sostenida, asombro y gratitud es notablemente mayor.[9] Hay una razón neurológica detrás de estos cambios. Entre otras cosas, todas las reorganizaciones del cerebro menopáusico pueden dar lugar a una nueva actualización de algunas redes implicadas en la teoría de la mente (la capacidad para ponernos en el lugar de otra persona). Solo que esta vez la transición trae consigo un mayor *dominio emocional*. Si recuerdas lo que hemos visto en capítulos anteriores, la forma en que respondemos a las situaciones que tienen carga emocional depende en buena medida de cómo esté conectado nuestro cerebro. Las conexiones entre la amígdala, que procesa las emociones, y la corteza prefrontal, que controla los impulsos, pueden influir en cómo enfoquemos y nos tomemos las cosas. La pubertad nos pide que demos preferencia al raciocinio de la corteza prefrontal, mientras que la preñez nos sintoniza con nuestros instintos, y de este modo se mantiene en ambos casos el equilibrio entre las emociones y la cabeza. Ahora le toca el turno a la menopausia. Esta vez, estamos a punto de afinar la amígdala emocional de una forma muy selectiva y precisa: ¡se vuelve menos reactiva a la estimulación emocional negativa! En diversos estudios, cuando a las mujeres posmenopáusicas y premenopáusicas se les presentaron imágenes negativas y positivas, al comparar su actividad cerebral ante unas y otras se vio que la amígdala posmenopáusica apenas respondía a la información emocionalmente desagradable.[10] Al mismo tiempo, en las mujeres posmenopáusicas tendía a activarse la corteza prefrontal (racional) más que en las mujeres premenopáusicas.[11] Esto refuerza la idea de que, tras la menopausia, en general tenemos más dominio de nuestras emociones, sobre todo de las reacciones ante sucesos tristes o perturbadores. ¿No te parece que esto en sí mismo es un superpoder?

Mayor empatía

Nuestra última investigación ha revelado nueva información sobre la resiliencia, el bienestar y la flexibilidad emocional relacionados con la menopausia. Por ejemplo, la menopausia se ha asociado a un aumento de otra habilidad relacionada con la teoría de la mente: la empatía. Se ha visto que las mujeres posmenopáusicas son «empáticas consumadas». Según un estudio en el que participaron más de setenta y cinco mil sujetos adultos, las mujeres de cincuenta años demostraron más empatía que sus homólogos masculinos:[12] no solo eran más propensas a reaccionar emocionalmente ante las experiencias de otras personas, sino también a intentar comprender cómo se verían las cosas desde su perspectiva.

Otros estudios descubrieron que un tipo específico de empatía, denominado «preocupación empática o comprensiva», sigue creciendo a medida que las mujeres envejecen,[13] como se manifiesta claramente en la manera de cuidar... de sus nietas y nietos. Como decíamos en el capítulo 6, todo indica que los cambios cerebrales que se producen durante el embarazo pueden ser ventajosos en una etapa posterior de la vida, cuando las mujeres (ahora de más edad) asumen el papel de cuidadoras. En un estudio reciente, se quiso comprobar esta teoría utilizando escáneres cerebrales a fin de examinar las reacciones emocionales de las abuelas hacia otras personas.[14] Para ello, se observó la actividad cerebral de un grupo de abuelas mientras miraban fotos de sus hijos e hijas y nietas y nietos en comparación con la que tenían al mirar imágenes de niños y niñas que no conocían (quizá recuerdes que en el capítulo anterior hablábamos de un estudio similar referido al embarazo). Los resultados aportaron información muy interesante sobre el vínculo intergeneracional. Cuando las abuelas miraban fotos de sus nietas y nietos, se observaba actividad cerebral en las áreas asociadas con la empatía emocional, es decir, con la capacidad de sentir lo que otra persona siente o de ponerse en su lugar. En cambio, cuando miraban fotos de sus hijos e hijas, la actividad cerebral se reubicaba en zonas del cerebro relacionadas con otra forma de empatía, llamada empatía cognitiva. La empatía cognitiva consiste en comprender los sentimientos de otra persona más bien a nivel intelectual, y enfocarse no solo en *lo que* siente, sino en *por qué* lo siente. Curiosamente, cuanto más participaba una abuela en el cuidado diario de sus nietas y nietos, mayor activación mostraban *ambas* zonas cerebrales: la de la empatía emocional y la de la empatía cognitiva.

Es posible que tú misma lo hayas experimentado en la vida real. Si tienes un hijo o una hija, ¿has observado alguna vez que tu madre tenga con ella o con él una relación diferente a la que tenía contigo cuando tú tenías su edad? ¿Se la ve quizá más relajada, despreocupada y afectuosa? Los hallazgos a los que me refiero ayudan a explicar por qué. Como madre, tú eres la encargada de moldear y guiar a esas personitas, y a menudo la manera de comportarte con ellas y las cosas que les dices sirven a un propósito que tienes en mente. Por lo general, las madres hacemos esto presionadas por la responsabilidad de nuestra tarea y el sinfín de aspectos diversos que debemos tener en cuenta. Pero esta responsabilidad no existe cuando la abuela eres tú; ahora es tu hija o tu hijo quien lleva esa carga. Aunque a veces se culpe a las abuelas de malcriar a sus criaturitas, quizá es solo que al fin tienen la libertad para responder con algo que no sean síes o noes (¡además de con una ración doble de helado!). Esta visión de la vida más expansiva y sabia está integrada en el cerebro de una abuela; gracias a ella, claro que les dará a su nieta y su nieto el respaldo firme que necesitan, pero la prioridad será ofrecerles algo tan precioso como un amor sin restricciones.

Personalmente, lo que más me gusta de estos hallazgos es ver cómo cambian las responsabilidades de una mujer a lo largo de la vida, tanto si es biológicamente madre y abuela como si no. Me conmueve que muchas de nosotras desempeñemos múltiples funciones, a menudo trascendiendo los lazos de sangre, y que nuestro cerebro se ajuste y adapte a las circunstancias del momento, a todas las edades y en todos los ámbitos de la vida. Al hilo de esto, en el próximo capítulo nos centraremos en las transformaciones caleidoscópicas que experimenta el cerebro de una mujer y los nuevos talentos que nacen de ellas a lo largo de toda su vida, y esto nos servirá para adentrarnos en el *significado evolutivo* de la menopausia.

Capítulo 8
EL PORQUÉ
DE LA MENOPAUSIA

LA MENOPAUSIA: ¿POR ACCIDENTE
O POR NATURALEZA?

AUNQUE LOS ASPECTOS BIOLÓGICOS de la menopausia –el qué y el cuándo– se conocen relativamente bien, el *porqué* aún no está claro. Para cualquier persona que tenga ovarios, la menopausia es un hecho de la vida al que no le dedica más atención que la que le exigen sus síntomas, y que considera simplemente inevitable. Pero la realidad es que, para la ciencia, la menopausia ha sido desde hace mucho un enigma biológico, y hasta cierto punto lo sigue siendo todavía, puesto que parece estar en contradicción con la evolución en sí. Desde una perspectiva evolutiva, el objetivo de la vida es sobrevivir, procrear y transmitir nuestros genes a la siguiente generación; y en una mujer la menopausia pone fin a la transmisión de sus genes, que desde esta perspectiva sería la única explicación para la longevidad femenina. Así lo expresó Darwin: «Si el principal propósito de las hembras es propagar la especie, el que pierdan su capacidad reproductiva muchos años antes de morir no es un rasgo que [la selección natural] hubiera debido favorecer, a menos que se deriven de él claras ventajas».

Bueno, aún seguimos con vida, ¿verdad? Es innegable que hay algo muy singular en la menopausia humana. Si observamos el reino animal en su totalidad, vemos que la gran mayoría de las hembras mueren poco después de perder la capacidad de reproducirse. Ni siquiera las chimpancés, que son nuestras parientes mamíferas más cercanas, suelen vivir pasada la menopausia; las pocas que lo hacen viven en cautividad, en un zoológico, y solo sobreviven unos años más. Las únicas especies animales en las que, por lo que sabemos, las hembras siguen viviendo una vez pasada su edad fértil son ciertas especies de cetáceos, algunas subespecies de elefante asiáticas, posiblemente algunas jirafas y un insecto, el pulgón japonés.

En el campo de la antropología, de la biología evolutiva y de la genética, se sigue dando vueltas a este asunto. Hasta hace poco, se ha considerado que la menopausia era el resultado *antinatural* de que hubieran aumentado las expectativas de vida de las mujeres: la desafortunada consecuencia de que vivamos mucho más de lo que la naturaleza tenía planeado. La hipótesis del desajuste evolutivo,[1] que es desde hace mucho una de las opiniones más extendidas, insiste en que la menopausia no supone ningún beneficio. Sostiene que la medicina moderna, con su empeño en mantenernos vivas más tiempo, ha engañado involuntariamente a nuestro código genético, y que la menopausia es un puro accidente.

No vayamos tan rápido. Porque también hay razones para pensar justo lo contrario. ¿Y si la evolución no es tan misógina como lo eran quienes la concibieron intelectualmente? Tal vez la naturaleza no mida el valor de una mujer en función de su capacidad para engendrar tantas criaturas como sea humanamente posible.

Si nos salimos por un momento del marco de pensamiento socialmente aceptado y nos atrevemos a examinar las cosas con mirada nueva –como *debemos* hacer muy a menudo en cualquier tema referente a la salud de la mujer–, una hipótesis alternativa empieza a tomar forma. ¿Y si las fuerzas evolutivas *sí* están detrás de la menopausia, solo que esta vez, por una vez, actúan a favor de las mujeres?

LAS ABUELAS: HEROÍNAS SECRETAS DE LA EVOLUCIÓN

La posibilidad de que la menopausia sea una *adaptación* evolutiva, y no un descuido de la evolución, fue idea del difunto ecologista George C. Williams, que la propuso en 1957, aunque no cobró fuerza hasta mucho después, gracias a los datos de campo que recogió la doctora Kristen Hawkes. Esta profesora de antropología de la Universidad de Utah reunió a un equipo para estudiar con el mayor detalle posible al grupo étnico hazda, una comunidad moderna cazadora-recolectora que ha vivido en el norte de Tanzania desde hace miles de años. Pensó que observar a esta comunidad sería como trasladarse en el tiempo, y le permitiría ver cómo vivíamos, tal vez, los seres humanos en un pasado remoto. El objetivo de su investigación, sin embargo, de entrada no era estudiar la menopausia, sino la alimentación.

La semilla de una idea empezó a germinar mientras la doctora Hawkes observaba a las mujeres recolectar vegetales. Normalmente con alguna criatura a cuestas, las mujeres de la tribu, jóvenes y mayores, hacían excursiones a diario para recoger bayas, frutas silvestres y nutritivos tubérculos. De repente, un día cayó en la cuenta de que aquellas mujeres recolectoras se encargaban de proporcionar la mayor parte del sustento y de las calorías a sus familias y compañeros de tribu, pues aunque los hombres salían a cazar también a diario, solo alrededor del 3% de las veces regresaban con una captura sustancial. Así que no era papá, después de todo, quien traía el pan a casa, sino mamá. Pero el trabajo de investigación dio un nuevo paso inesperado cuando se observó cómo cambiaban las pautas de recolección en el momento en que las jóvenes embarazadas daban a luz: rápidamente, una coalición de abuelas asumía la responsabilidad y se encargaba ahora, no solo de la recolección, sino de todas las labores relacionadas con el sustento de la tribu. Desde entonces, los numerosos estudios que se han hecho de agrupaciones cazadoras-recolectoras actuales han dejado claro que las abuelas se ocupan de buena parte del trabajo de la comunidad en el mundo entero.[2] Aunque estas mujeres no estén ya en edad *reproductiva*, siguen siendo muy *productivas* en lo referente a procurar el sustento y atender a muchas otras tareas que mantienen en funcionamiento el poblado. En realidad, lo que se vio es que las abuelas eran un pieza clave para la seguridad del grupo no solo porque se encargaran de asegurar el suministro abundante de alimentos, sino, además, porque maximizaban el potencial reproductivo y la transmisión de esos genes que son tan valiosos para la evolución humana. ¿Cómo es esto?

La idea de base es que las madres prehistóricas se encontraban en la difícil situación de tener que ocuparse, por un lado, de salir a buscar alimento para sí mismas y sus familias y, por otro, del cuidado de sus criaturas recién nacidas. Pero el conflicto y el sacrificio se terminaron en cuanto las abuelas tomaron cartas en el asunto. Y el que estas mujeres ya maduras empezaran a hacerse cargo de sus nietas y nietos contribuyó, además, a que sus hijas tuvieran más descendencia, lo cual duplicó las probabilidades de supervivencia de la especie. La evidencia de *hasta qué punto* contribuía la intervención de las abuelas a la supervivencia infantil llevó a la doctora Hawkes a reevaluar lo que pensaba hasta entonces sobre la menopausia y sobre la evolución humana en sí. Su *hipótesis de la abuela* –que fue, comprensiblemente, el nombre que le puso–,[3] propone que el hecho de dejar de reproducirse en torno a los cincuenta años, y vivir para contarlo, permitió a las mujeres maduras dedicar sus cuidados y conocimientos a las hijas e hijos de sus hijas e hijos, en lugar de seguir engendrando y criando ellas mismas nuevas criaturas. Dado que la preñez y el parto se van volviendo más arriesgados con la edad, esta podría ser una apuesta muy juiciosa de la naturaleza. Al fin y al cabo, las abuelas seguían atendiendo a la supervivencia de sus genes, genes que estaban a solo dos generaciones de distancia en el árbol genealógico. De no ser por la menopausia, tal contribución sería imposible. Así que, de repente, lo que hasta entonces se consideraba una anomalía de la naturaleza podía entenderse ni más ni menos que como epítome de su sabiduría.

¿Es la menopausia la clave de la longevidad humana?

La posibilidad de que la naturaleza esté de parte de la menopausia no acaba aquí. Otras pruebas apuntan a que la menopausia podría ser incluso la razón de que los seres humanos hayamos evolucionado hasta llegar a vivir tantos años como en la actualidad. Y es que la abuela prehistórica no era una abuela *cualquiera*: era una abuela «seleccionada naturalmente». La selección natural alude a la supervivencia de los seres más aptos, y estas mujeres tenían la fuerza necesaria para haber sobrevivido a múltiples partos *y* la composición genética que les había permitido vivir más allá de la menopausia; composición genética que, según esta teoría, se transmitió a sus hijos e hijas y a sus nietas y nietos, que siguieron transportando los genes de la longevidad heredados de la abuela hasta un futuro muy distante.[4] Con el tiempo, es posible que este aumento de la supervivencia provocara un cambio evolutivo que favoreciera y seleccionara a las mujeres que sobrevivían a la menopausia. Según esta hipótesis, la vida posmenopáusica habría ido siendo cada vez más común, hasta que llegó un momento en que todas las hembras *Homo sapiens* llevaban inscrito en su ADN un tope de fertilidad y una mayor longevidad en su lugar.[5]

Es una teoría plausible, pero ¿tiene fundamento científico?

Hay quienes creen que sí. Por ejemplo, la investigación sobre las orcas,[6] que también siguen viviendo pasada la menopausia, confirma la hipótesis de la abuela. Las sociedades de orcas son matriarcales, y las crías pasan la vida cerca de sus madres, más que de sus padres. Además, una vez que las madres son abuelas, se quedan cerca para ayudar a criar a sus nietas y nietos. En su mundo, es ventajoso que las madres dejen de ser fértiles a partir de cierta edad, pues se elimina así cualquier competencia reproductiva que pudiera haber con sus hijas y nueras. Basta unir esto a las observaciones de estudios recientes sobre las ballenas, que indican otras maneras en que las abuelas aumentan la supervivencia de las crías acuáticas –por ejemplo, procurándoles alimento–, y empieza a establecerse un patrón. Dado que en las sociedades cazadoras-recolectoras ancestrales se observa un patrón social similar, quizá la menopausia fuera también la forma que tenía la naturaleza de evitar el mismo conflicto entre las madres y las hijas de nuestra especie. Como vamos a ver a continuación, la tendencia natural de la abuela a asegurarse de que sus descendientes tienen la barriga llena forma parte de la historia de la humanidad, desde los tiempos remotos de las comunidades paleolíticas hasta nuestras actuales celebraciones alrededor de una mesa repleta.

La abuela sienta las bases

Las crías de chimpancés, bonobos, orangutanes y gorilas están exclusivamente al cuidado de sus madres. Estas madres primates son tan extremadamente protectoras que en algunos casos no dejan que otros simios toquen a sus bebés hasta meses después de que nacen. En cambio, es probable que las abuelas prehistóricas cuidaran de sus nietas y nietos desde el momento que nacían. Los estudios científicos apuntan a que lo común era que las abuelas se ocuparan de alimentar y atender en todos los aspectos a las criaturas desde el principio, por lo que es probable que este vínculo fomentara la profunda orientación social de nuestra especie. Como seres humanos, nos distinguimos de otros animales por ser capaces de percibir los pensamientos e intenciones de otras personas (teoría de la mente) y de preocuparnos por ellas (empatía),[7] dos habilidades en las que la generalidad de las mujeres, y de las posmenopáusicas en particular, indudablemente destacan.

Es posible que nuestras abuelas prehistóricas desempeñaran un papel fundamental en el desarrollo de estas capacidades. Piénsalo un poco: si la interacción satisfactoria de la criatura con la abuela marcaba la diferencia entre tener la barriga llena o pasar hambre, es posible que la conexión y comunicación satisfactorias entre ambas partes engendrara además en los nietos y nietas unas aptitudes sociales que demostraban ser fundamentales para la supervivencia. Todavía hoy vemos señales modernizadas de esto. La imagen de la abuela entrando por la puerta suele ir acompañada del recibimiento del nieto o la nieta con los brazos abiertos y una ancha sonrisa; se abrazan, y la abuela le da una chuchería o un caramelo. En los comienzos de nuestra larga historia como seres humanos, tal vez el vínculo naciera de la interacción en torno a tubérculos y bayas. Sea como fuere, cuidar y alimentar a nuestras criaturas es un factor esencial de nuestras relaciones, pues fomenta la cooperación y el impulso de conexión social de un modo que es característico de nuestra especie. Es precisamente esta capacidad de unir fuerzas para encontrar soluciones lo que, en última instancia, diferencia a nuestra especie del resto de las especies animales. A partir de las últimas investigaciones, emerge una nueva imagen de la sociedad humana, en la que los padres salían a cazar y las madres estaban ocupadas dando a luz y amamantando a sus criaturas, mientras las abuelas se encargaban de mantener los engranajes comunales engrasados y en buen funcionamiento. Parece posible, si no probable, que la evolución de la humanidad se haya basado en un modelo de este tipo, que explicaría lo oportuno de que la menopausia se produzca en la mediana edad y también la longevidad femenina que vemos actualmente.

MUJERES DE TODAS LAS EDADES

Aunque todo el mundo está de acuerdo en que las abuelas pueden serles de gran ayuda a sus hijas e hijos en la crianza de sus propias hijas e hijos, la idea de que hayan sido también un factor decisivo para la longevidad de nuestra especie nunca se ha acogido con la misma unanimidad. Mientras la ciencia se ocupa de resolverlo, es reconfortante pensar en las mujeres maduras como heroínas de la evolución, sobre todo cuando tiene tanta lógica la narración alternativa sobre la menopausia. El punto de vista general hasta la fecha ha sido que las mujeres posmenopáusicas son una especie de daño colateral resultante de una anomalía evolutiva por la que, incomprensiblemente, una mujer no es fértil su vida entera. ¿Nos parece satisfactoria esta explicación?

Una vez más, resulta útil examinar la menopausia desde la perspectiva neurocientífica. Los seres humanos evolucionaron bajo presiones diferentes a las de otras especies animales, lo que impulsó el desarrollo de singulares habilidades sociales. En varias encrucijadas de la vida de una mujer, como hemos visto en los últimos capítulos, una alteración cerebro-hormonal promueve mejoras cognitivas y sociales, o cambios muy ventajosos desde el punto de vista evolutivo. Nuestras redes neuroendocrinas parecen tener un plan: prepararnos para la edad adulta tras la pubertad, facilitar la crianza tras el embarazo, y afinar nuestras capacidades para que podamos desempeñar funciones sociales muy particulares tras la menopausia.

Pese a que la hipótesis de la abuela sea controvertida, la importancia de las abuelas en la vida de muchas familias no lo es, y tampoco lo son la influencia y las aportaciones prácticas de las mujeres maduras en innumerables sociedades de todo el mundo. Ya sean abuelas de sangre o por elección, esas mujeres que nos cuidan de esta manera tienen un valor inestimable y lo han tenido durante milenios. Quienes habéis tenido la fortuna de vivir la experiencia sabéis a lo que me refiero. Dado que hoy en día las mujeres viven muchos más años que antes, ha llegado el momento de arremangarnos y averiguar cómo podemos proteger y vigorizar nuestra mente para asegurar este legado. Aunque la marea hormonal se retire, nosotras no.

TERCERA PARTE
TERAPIAS HORMONALES Y NO HORMONALES

Capítulo 9
TERAPIA DE ESTROGÉNOS PARA LA MENOPAUSIA

EL DILEMA DE LOS ESTRÓGENOS

¿QUÉ TIENE LA TERAPIA HORMONAL que crea tanta confusión? ¿Es tan peligroso el reemplazo hormonal como alguna gente dice, o es la panacea, como aseguran sus adeptas? Aunque sé cuánto te gustaría que hubiera una respuesta clara a esta pregunta, lo cierto es que está llena de peros.

Lamentablemente esta búsqueda a tientas forma parte del proceso de comprender la terapia hormonal sustitutiva (THS)* o terapia de reemplazo hormonal. Para cuando una mujer emprende el viaje de la menopausia, la THS ha cruzado sin duda por su radar. El propósito de este tratamiento es reemplazar las hormonas que los ovarios dejan de producir, principalmente estrógenos (o estrógenos y progesterona), con esas mismas hormonas contenidas en una pastilla, un parche o una crema, entre otras

---

* En la actualidad, la terapia hormonal sustitutiva (THS) suele denominarse tratamiento hormonal para la menopausia (THM). Aquí me referiré a ella por el nombre THS porque la mayoría de las mujeres están más familiarizadas con él.

presentaciones. Aunque en principio el procedimiento tiene lógica, cuando se sopesan los beneficios y los riesgos de la THS no es tan sencillo tomar una decisión, ni para las pacientes ni para quienes la prescriben. A muchas mujeres les dan miedo las hormonas porque han oído decir que pueden aumentar el riesgo de cáncer, de enfermedades cardíacas y accidentes cerebrovasculares. A otras, es su propia ginecóloga o su médico de familia quien se la desaconseja sin darles ocasión de abrir la boca. Y a otras, no acaba de quedarles claro si, en definitiva, la THS elimina los síntomas de la menopausia, así que se pasan las horas buscando información en internet, y discuten *ad nauseam* con sus amigas las posibles opciones. Pronto, sin embargo, la confusión es tan grande que una termina en Amazon, leyendo atentamente la etiqueta de un preparado hecho con plantas exóticas de la selva que supuestamente calman los sofocos y, además, ¡avivan la libido! Creo que nos merecemos algo mejor.

El objetivo de este capítulo es erradicar del debate la parte referente a los riesgos y beneficios *reales* de la THS. En primer lugar, examinaremos cómo fue que la THS adquirió tan mala reputación, y después hablaremos del reciente cambio de opiniones, que ha provocado un renacer del uso de esta terapia para tratar los síntomas menopáusicos, fijándonos especialmente en los síntomas cerebrales que se han explicado hasta ahora.

LA EDAD DE ORO DE LA THS

En el pasado, los tratamientos para la menopausia eran verdaderamente tremebundos; se recurría desde al opio hasta al exorcismo o el internamiento en un hospital psiquiátrico. Con el tiempo, la ciencia descubrió los estrógenos y algunas de sus funciones, y esto dio lugar al uso generalizado del reemplazo hormonal de estrógenos para los síntomas menopáusicos. En 1942, la Administración de Alimentos y Medicamentos de Estados Unidos (FDA) aprobó el primer medicamento de reemplazo hormonal, Premarin, comercializado por Wyeth Pharmaceuticals (ahora propiedad de Pfizer). En Estados Unidos, esta pastilla de estrógenos se convirtió rápidamente en un éxito de ventas a nivel nacional.

A pesar de su meteórico ascenso en los años setenta del pasado siglo, en esa misma época la THS acababa de encontrarse con el primero de una larga lista de escollos: todo parecía indicar que el Premarin aumentaba el riesgo de cáncer de endometrio, la membrana que tapiza la cavidad uterina. Tras una serie de investigaciones se descubrió, no obstante, que reducir la dosis de estrógenos y añadir una progestina (una forma sintética de progesterona) protegía el útero, lo que llevó al lanzamiento de una segunda pastilla, que contenía estrógenos y progesterona, llamada Prempro. Pasado el susto, la THS volvió a estar en auge. En 1992, Premarin era el fármaco más recetado en Estados Unidos, con unas ventas que superaban los mil millones de dólares. Millones de mujeres se subieron al carro; en parte, porque el *marketing* de Wyeth promocionaba el reemplazo hormonal como la puerta de entrada a una vida posmenopáusica vibrante y sexy, y, en parte, porque gran número de profesionales de la salud (la mayoría) estaban también a bordo y se lo recomendaban sin titubear a sus pacientes. Tenían el convencimiento de que, cuando una mujer empezaba a perder estrógenos, la terapia hormonal le curaba los sofocos, cuidaba de que sus huesos se mantuvieran fuertes, la protegía contra las enfermedades cardíacas y, además, mejoraba su vida sexual: ¿qué más se puede pedir? Para entonces, las principales asociaciones profesionales respaldaban también la THS como solución eficaz de primera línea para tratar todos estos síntomas.* Al fin y al cabo, era lo que habían confirmado los primeros estudios científicos y muchas pruebas anecdóticas: que las mujeres que iniciaban el tratamiento con la THS decían tener menos sofocos,[1] y mostraban una menor pérdida ósea y un menor índice de cardiopatías que las que no. Aunque la THS conllevaba un riesgo de cáncer de mama que merecía tenerse en cuenta, se aconsejaba a las mujeres que no se preocuparan demasiado por ello, a menos que tuvieran antecedentes de cáncer de mama. La elección parecía obvia: en cuanto llegaba la menopausia, era el momento de tomar hormonas. Así que en los años noventa del pasado siglo, la terapia hormonal no tenía ya el solo propósito de hacer que una mujer fuera «femenina para siempre»; ahora se promocionaba además como el elixir de la eterna salud.

La caída en desgracia

En 2002, estalló una auténtica bomba en la comunidad médica. El estudio que provocó el estallido se llamaba Iniciativa para la Salud de la Mujer (WHI: Women's Health Initiative). Se trataba de un estudio sobre la THS financiado por el gobierno federal que se había iniciado a principios de los años noventa, extraordinario tanto por su escala como por sus pretensiones. Se inscribieron en él casi ciento sesenta mil mujeres posmenopáusicas, y la idea

---

* Según el Instituto Nacional del Cáncer de Estados Unidos (NCI), la terapia de primera línea es el primer tratamiento que se administra para una enfermedad. Con frecuencia, forma parte de un conjunto tipificado de tratamientos, como cirugía seguida de quimioterapia y radiación. Cuando se utiliza sola, la terapia de primera línea es el tratamiento aceptado como el mejor. Si no cura la enfermedad o produce efectos secundarios graves, se puede agregar un segundo tratamiento o reemplazar por otro. También recibe el nombre de terapia de inducción, terapia primaria o tratamiento primario. *(N. de la T.)*

era realizar una comparación a lo largo de varios años entre las que tomaban comprimidos de estrógenos, con o sin progesterona, y las que tomaban un placebo. El objetivo era aportar pruebas concluyentes sobre si administrar la THS de forma generalizada era realmente lo adecuado, en especial cuando se hacía como medida preventiva contra las enfermedades cardíacas. Pero el 9 de julio de 2002, el equipo de investigación anunció súbitamente que se suspendía el ensayo *tres años antes de lo previsto*.

Por lo que se había descubierto, la THS era «demasiado peligrosa» para la salud de las participantes, y el ensayo no podía continuar. Las mujeres que tomaban hormonas tenían *más* problemas cardíacos que as que tomaban el placebo,[2] en lugar de menos. También era mayor el riesgo de ictus, trombosis y cáncer de mama;[3] sorprendentemente, incluso el riesgo de demencia había aumentado.[4] Por alguna razón misteriosa, la THS estaba haciendo precisamente lo contrario de lo esperado, y más. Los boletines de la Iniciativa para la Salud de la Mujer (WHI) estuvieron a la cabeza de las noticias médicas durante todo el verano y hasta bien entrado el otoño. Tan alarmantes eran sus advertencias que millones de mujeres abandonaron en el acto la THS. Las ventas de pastillas de estrógenos cayeron en picado. La producción de fármacos para la menopausia paró en seco. La noticia se hizo pública: la THS ahora se consideraba un tratamiento mortal.

REVISIÓN DE LA INICIATIVA PARA LA SALUD DE LA MUJER (WHI): EQUIVOCACIONES DE PRINCIPIO A FIN

Han pasado más de veinte años desde el petardazo de la WHI, y desde entonces se ha mantenido un feroz debate sobre hormonas que ha puesto en entredicho tanto la validez del estudio como sus conclusiones. Ahora que el humo se ha disipado, nos encontramos con que la letra pequeña (y no tan pequeña) sobre el tema importa, y mucho.

La importancia de tener (o no tener) útero

Empecemos por lo más básico. Si tienes útero, el tratamiento que se te da contiene estrógenos y una progestina (término genérico que incluye distintos tipos de preparados progestágenos), debido a que −como quizá recuerdes− los estrógenos por sí solos pueden aumentar el riesgo de cáncer de endometrio (útero), y la progesterona disminuye ese riesgo. Este tratamiento se denomina «terapia de estrógenos más progesterona», o también «terapia combinada» o «terapia opuesta». En cambio, si te han practicado una histerectomía y ya no tienes útero, es obvio que no corres riesgo de padecer cáncer de endometrio, y por tanto no suele ser necesaria la progesterona. En este caso, la práctica habitual es administrarte solo estrógenos. Esto se denomina «terapia de estrógenos solos» o «de estrógenos sin oposición».

Como era de esperar, la Iniciativa para la Salud de la Mujer (WHI) incluía dos ensayos clínicos teniendo en cuenta esta distinción. El primero, que tanto revuelo causó en 2002, estaba pensado para mujeres que tenían útero, a las que se les administró Prempro, la terapia de estrógenos más progesterona. La progesterona utilizada en este preparado se denomina «progestina», ¿recuerdas?, que es una forma sintética de la hormona. En el segundo ensayo participaron mujeres a las que se les había practicado una histerectomía, y a las que se administró Premarin, el tratamiento de estrógenos solos. Los resultados de cada uno de estos dos grupos se compararon con los de un tercer grupo de mujeres que habían tomado un placebo en lugar de hormonas. Al final, ambos ensayos se suspendieron al descubrirse que el riesgo de ictus y trombosis aumentaba con el tratamiento. El riesgo de cáncer de mama, sin embargo, se incrementó únicamente en el caso de las mujeres que tomaban las pastillas de estrógenos más progestina,[5] mientras que el tratamiento de estrógenos solos tuvo precisamente el efecto contrario: *redujo* en un 22% la incidencia de cáncer de mama.[6] El problema estuvo en que los medios de comunicación se fijaron solo en el inesperado aumento del riesgo de cáncer que se había apreciado en el primer ensayo, y extendieron los resultados al estudio completo. De este modo, sembraron el pánico a ambos tipos de THS, y esa aprensión indiferenciada ha perdurado hasta la actualidad. Afortunadamente, hoy tenemos una comprensión más matizada de en qué momento y en qué circunstancias puede haber riesgo de cáncer, de lo cual hablaremos muy pronto.

Orales, transdérmicos, bioidénticos, compuestos... ¡Madre mía!

Un factor de confusión más, que la WHI no tuvo en cuenta, fue que los distintos preparados de estrógenos pueden tener efectos diferentes. En la actualidad, existen dos tipos principales:

- *Estrógenos conjugados de origen equino (CEE).* Es el tipo de estrógenos que se utilizó en los ensayos de la WHI. Los CEE son una fórmula farmacéutica concentrada elaborada a partir de la orina de yeguas preñadas, que contiene normalmente más de diez formas diferentes de estrógenos, principalmente estrona y cantidades menores de estradiol.
- *Estradiol.* Hoy en día, puede adquirirse estradiol propiamente dicho, y se denomina *estradiol micronizado*. Normalmente,

procede de la raíz de ñame, cuyas moléculas se modifican hasta que son idénticas, átomo por átomo, al estradiol producido por nuestros ovarios. Por esta razón, se conoce también como *estrógeno bioidéntico*, o idéntico al cuerpo.

Existen además réplicas sintéticas de los preparados de origen equino, denominadas *estrógenos conjugados sintéticos* (EC), así como estradiol sintético (*etinilestradiol*), que suele utilizarse en los anticonceptivos hormonales.

Estos son los principales tipos de estrógenos de que disponemos. Pero también es importante la forma en que se administran los estrógenos y si sus efectos son locales o generales. La terapia hormonal sustitutiva es de carácter sistémico, lo que significa que está diseñada para liberar hormonas en la corriente sanguínea que circulen y sean absorbidas por todo el cuerpo, y sus efectos sean por tanto sistémicos. Esto se consigue a través de dos vías principales de administración:

- *Vía oral (por la boca)*. Cuando la WHI estaba llevando a cabo su estudio, los estrógenos (en concreto, los CEE) se tomaban en dosis altas y siempre por vía oral, en forma de pastillas. Los estrógenos orales se metabolizan a través del hígado, lo que puede crear complicaciones adicionales antes de que hayan cumplido su función. Hoy se cree que el uso de CEE orales podría haber enturbiado aún más las aguas de los ensayos, pues algunos estudios han descubierto que el estradiol oral puede tener menos repercusiones negativas que los CEE orales.[7]
- *Vía transdérmica (a través de la piel)*. Los estrógenos transdérmicos se absorben a través de la piel y entran directamente en la corriente sanguínea sin pasar por el hígado. Aunque todavía no se han examinado a fondo en ensayos clínicos, los

datos registrados en las observaciones sugieren que los estrógenos transdérmicos (disponibles en forma de parche cutáneo, gel, crema o aerosol) presentan menos riesgos que los administrados por vía oral.[8]

La THS sistémica es diferente de la terapia local con estrógenos, que se aplica directamente en la parte afectada y, por tanto, tiene efectos tópicos (locales). Hay preparados de estrógenos en dosis bajas que se utilizan para tratar síntomas de la menopausia como la sequedad, irritación y dolor vaginales. Los estrógenos tópicos se administran en cremas, supositorios, geles o anillos que se introducen directamente en la vagina.

Pero qué tipo de preparados de estrógenos se utilice no es la única pieza del rompecabezas que merece atención. Resulta que también el tipo de progesterona empleado puede influir en los efectos. Las opciones son la progestina (que, como recordarás, es una forma sintética de la hormona) y la progesterona propiamente dicha, obtenida de fuentes naturales. La progestina que se utilizó en los ensayos de la WHI se denomina MPA (acetato de medroxiprogesterona) y tiene una hoja de servicios no precisamente intachable. Aunque es cierto que el MPA impedía que aumentara el riesgo de cáncer uterino, hay motivos para creer que pudo haber contribuido a que creciera el riesgo de cáncer de mama.[9] A ver, nada indicaba que el MPA fuera el único factor que había intervenido en ese incremento; no obstante, los preparados más recientes suelen contener *progesterona micronizada*, que, al igual que el estradiol que se acaba de mencionar, es una réplica molecular de la progesterona que las mujeres producen de modo natural, lo cual la hace *bioidéntica*. En la actualidad, no hay ninguna prueba concluyente de que la combinación de estrógenos y progesterona bioidénticos aumente el riesgo de cáncer de mama.[10]

Como nota al margen, a diferencia de los estrógenos, que pueden administrarse de diferentes formas, la progesterona se administra generalmente por vía oral.

Antes de seguir adelante, me gustaría aclarar algunos detalles sobre las hormonas bioidénticas. Que sean *bioidénticas* significa que son una réplica exacta de las hormonas que produce el cuerpo de la mujer. Aunque hay quienes afirman que las hormonas bioidénticas son «más seguras» o más eficaces que otras hormonas, quiero subrayar que el uso de otros tipos de hormonas, siempre que se trate de fórmulas aprobadas por la Administración de Alimentos y Medicamentos de Estados Unidos (FDA) y se hayan probado en rigurosos ensayos clínicos, es igual de seguro.

Otro posible motivo de confusión es que existen, por un lado, las hormonas bioidénticas aprobadas por el gobierno y, por otro, las elaboradas por farmacias autorizadas para la elaboración de fórmulas magistrales. En los preparados aprobados por el gobierno, cada ingrediente está regulado y controlado en cuanto a pureza y eficacia, y se comprueban sus efectos secundarios. Por el contrario, es posible que los preparados hormonales elaborados por la farmacia utilicen fórmulas no probadas y combinen diversos tipos de hormonas; también es posible que se preparen para administrarse por vías no convencionales o no probadas en ensayos clínicos, y, además, a veces se prescriben tomando como base análisis hormonales de saliva o de orina, que se consideran pruebas poco fiables. En general, los beneficios potenciales de las hormonas bioidénticas se consiguen utilizando productos autorizados de forma convencional. Los preparados de hormonas bioidénticas elaborados por la farmacia pueden ser una alternativa en caso de alergia a algún ingrediente de una formula aprobada por el gobierno, o si no es posible conseguir de otra manera dosis específicas. Y ahora volvemos al estudio de la WHI y, lo que es más importante, ¡a cómo utilizar la THS para que de verdad nos sea de ayuda!

El momento lo es todo

Otra de las principales dudas sobre los resultados obtenidos en el estudio de la WHI tenía que ver con *el momento* en que se había administrado la terapia. Tras años de investigar con lupa la investigación, hemos comprendido que los riesgos y beneficios de la THS varían en función de otros dos factores esenciales: la edad de la mujer y cuánto tiempo hace que entró en la menopausia. La idea se conoce como la «hipótesis del momento» (*the timing hypothesis*), o «hipótesis del tiempo», o «de la sincronización», y viene a decir básicamente que, según todas las observaciones, los efectos de la terapia estrogénica dependen de cuándo empecemos el tratamiento.

En los prometedores comienzos de la THS, décadas antes de que la WHI iniciara sus ensayos clínicos, la mayoría de las mujeres tomaban hormonas en los primeros años de la cincuentena para tratar los síntomas de la menopausia. Contrariamente a esto –es decir, a lo que era la práctica común en la realidad–, la gran mayoría de las participantes en el estudio de la WHI eran mujeres posmenopáusicas de entre sesenta y setenta años, o incluso más, y muy pocas tenían síntomas menopáusicos. Esta desigualdad de diez o incluso veinte años suponía un mundo de diferencia. De hecho, muchos estudios científicos han observado que, sin ninguna duda, la THS tiene un funcionamiento óptimo mientras el cuerpo aún es receptivo a los estrógenos.[11] Esta receptividad existe cuando la mujer está en plena menopausia, y puede prolongarse mientras persistan los síntomas, pero hasta no mucho después. Durante esta fase crítica de la menopausia, los estrógenos tienen la oportunidad de proteger y mejorar la salud celular de todo el organismo; ahora bien, pasada esta fase, no solo es posible que hayan perdido su capacidad fortalecedora o reparadora, sino que podrían tener incluso efectos perjudiciales. Este hecho explica por qué la THS podría serle de ayuda a una mujer de cincuenta años y no tener ningún efecto –o ser hasta dañina– en una mujer veinte años mayor.

Otro factor que vale la pena considerar es que, dada la edad de la mayoría de las mujeres del estudio, es posible que muchas hubieran desarrollado ya algunas de las afecciones que el ensayo pretendía prevenir. Por ejemplo, dado que las arterias tienen mayor propensión a endurecerse después de la menopausia, el inicio tardío de la THS podría haber hecho que la terapia hormonal fuera menos capaz de revertir o aliviar ese problema. O, dado que la THS aumenta el riesgo de que se formen trombos, y que una mujer de edad avanzada tiene de por sí más probabilidades de desarrollarlos, añadir la THS pudo haber contribuido a aumentar el número de infartos de miocardio. Y han surgido dudas similares sobre por qué aumentó realmente el riesgo de cáncer de mama y de demencia.

Tal vez te preguntes: ¿y cómo es que el ensayo farmacológico más importante que se haya hecho en favor de la salud femenina seleccionó a mujeres que habían pasado la menopausia mucho tiempo atrás? En primer lugar, cuando comenzó la WHI, se había investigado aún muy poco el funcionamiento real de los estrógenos en el cuerpo y el cerebro de la mujer. Si recuerdas lo que decíamos en el capítulo 2, estos mecanismos se descubrieron unos años después del inicio de la WHI. La hipótesis del momento, o de la sincronización, a la que antes nos referíamos se formuló una década después. Esto significa que el equipo de investigación de la WHI carecía de esa información tan importante. Además, como suele ocurrir en las investigaciones, la decisión de reclutar a mujeres de sesenta años o más se basaba en consideraciones estadísticas. Cuando se ideó la WHI, el propósito del estudio era comprobar la eficacia de la THS para prevenir las enfermedades cardíacas. Pero como estaba programado que los ensayos duraran ocho o nueve años como mucho, y los infartos de miocardio y los derrames cerebrales tienden a aparecer en la posmenopausia, la única forma de determinar si la THS podía prevenirlos era estudiando a mujeres lo bastante mayores como para que, antes de que se agotara el tiempo del estudio, hubieran llegado a esa zona de peligro. Lamentablemente, fue un craso error.

La decisión de utilizar como únicas hormonas de la prueba CEE orales (estrógenos conjugados de origen equino) y MPA (acetato de medroxiprogesterona, es decir, una progestina) fue debida, en parte, a las limitadas opciones de THS que había en aquellos momentos y, en parte, a motivos de carácter económico. Los ensayos con fármacos son caros, y el laboratorio Wyeth se ofreció a proporcionar THS de forma gratuita durante todo el ensayo. Eso era mucho. Además, estas eran las hormonas que utilizaban ya millones de mujeres, así que parecía lógico probarlas en ensayos rigurosos. Y menos mal que se hizo. Porque aunque no fuera esta la intención de la WHI, el estudio reveló algo muy importante: que administrar a mujeres posmenopáusicas de edad avanzada pastillas con un alto contenido de CEE y MPA orales (una práctica bastante habitual por aquel entonces) no era lo que se dice aconsejable.

Estos son los hechos que deberían haberse publicado con grandes titulares en los periódicos, en lugar de lo que la mayoría de las mujeres oyeron en las noticias en 2002. Por si fuera poco, docenas de estudios realizados desde entonces han confirmado que, en una mujer sana que tenga síntomas menopáusicos, los beneficios de tomar hormonas –a dosis más bajas y preferiblemente por vía transdérmica– superan en general a los riesgos. Sin embargo, estos hallazgos se han ido dando a conocer con cuentagotas, sin que ninguno de los artículos sobre el tema haya tenido una difusión o impacto comparables a los que tuvieron los informes sobre los resultados de la WHI. Como consecuencia, la reputación de la THS nunca se ha recuperado del todo, y las repercusiones de esto han sido inmensas. Aunque haya pasado el tiempo, ese estudio aún resuena en la cabeza de las mujeres, y la mayoría, comprensiblemente, siguen teniendo dudas sobre si utilizar la THS para aliviar los síntomas menopáusicos.

APROVECHAR LA OPORTUNIDAD

Si hemos descubierto que hay un momento a partir del cual es mejor evitar la THS, ¿se sabe también cuándo conviene iniciarla? ¿Presenta menos riesgo la THS en mujeres más jóvenes que las del estudio, es decir, en mujeres perimenopáusicas y en mujeres posmenopáusicas que todavía tienen síntomas, lo cual indica que su cuerpo y su cerebro aún están en transición?

Actualmente, la hipótesis del momento está cobrando fuerza. Numerosos estudios científicos han demostrado que, cuando se inicia en el momento oportuno, la THS puede aliviar los síntomas de la menopausia y, a la vez, proteger contra las cardiopatías y otras afecciones crónicas. Por ejemplo, una serie de estudios realizados en primates han revelado que los estrógenos pueden ser un eficaz protector contra las afecciones cardíacas cuando el tratamiento se inicia durante la menopausia. En cambio, si se inicia pasada esta etapa –es decir, al cabo de lo que equivaldría a seis años humanos–, ya no tiene ningún efecto protector: se ha dejado pasar la oportunidad. Los estudios con ratones de laboratorio en busca de una cura para la enfermedad de Alzheimer están revelando algo parecido. Cuando a los ratones hembra se les administran estrógenos durante la perimenopausia o la posmenopausia reciente, se aprecia que estimulan el crecimiento celular, favorecen la función cerebral e incluso pueden prevenir la formación de placas de Alzheimer. Por el contrario, si se les administran mucho después de la menopausia, la THS no aporta ningún beneficio y puede ser hasta perjudicial.

En general, las pruebas registradas en distintas líneas de investigación sugieren que la THS podría ser beneficiosa contra las enfermedades que se acaban de mencionar si se inicia a edad temprana.[12] Por ejemplo, aunque no se ha comentado hasta ahora, la WHI incluía un pequeño porcentaje de mujeres que al comienzo de los ensayos clínicos estaban en la cincuentena, o, en sentido más general, a menos de diez años del inicio de la menopausia. En estas mujeres, utilizar la THS se asoció a una *reducción* del riesgo de infarto de miocardio y de muerte por cardiopatía,[13] y a una tasa de mortalidad global inferior a la de las que no tomaban el tratamiento hormonal.[14] También empieza a haber pruebas de que, al menos en algunas mujeres, la THS podría proteger contra el declive cognitivo, un tema sobre el que hablaremos con detalle más adelante. Afortunadamente, un número cada vez mayor de observaciones favorables han supuesto un cambio de opinión sobre la THS y la manera de utilizarla en la práctica clínica.

Directrices actualizadas para el uso de la THS

Hasta hace poco, la mayoría de las sociedades profesionales recomendaban *extremar* las precauciones a la hora de administrar la THS. Se aconsejaba utilizarla para tratar ciertos síntomas muy concretos, en la dosis más baja posible y durante el menor tiempo posible. Luego, en 2022, tras una revisión exhaustiva de numerosos hallazgos positivos registrados a lo largo del tiempo, la Sociedad Norteamericana de la Menopausia publicó una declaración de posición actualizada en la que se incluían sorprendentes modificaciones sobre los riesgos y beneficios de la THS.[15] Estas revisiones, que cuentan con el respaldo de otra veintena de organizaciones internacionales, otorgan una mayor flexibilidad, a la vez que tienen en cuenta que cada mujer es diferente. Veamos qué dicen exactamente estas actualizaciones tan importantes.

¿Aumenta la THS el riesgo de cáncer de mama?

La duda número uno que tienen todas las mujeres al acercarse a la menopausia es si, en caso de optar por el reemplazo de estrógenos, tendrán mayor riesgo de desarrollar cáncer de mama. «¿Qué hago, me tomo las hormonas y me libro de los sofocos, pero me arriesgo a tener cáncer, o me olvido de la THS, sigo adelante como buenamente pueda y confío en que con el tiempo desaparecerán los síntomas?»

Como se acaba de comentar, estos temores surgieron a raíz de los resultados de la WHI; en concreto, de que el riesgo de cáncer de mama hubiera aumentado un 26%, según las observaciones, al administrarse la fórmula de estrógenos más progestina. Una vez más, volvamos a la letra pequeña. De toda la cohorte, treinta y ocho mujeres que tomaban la THS desarrollaron cáncer de mama, frente a las treinta del grupo tratado con placebo. Si hacemos un cálculo simple, esto supone un 26% más de casos. Sin embargo, en números reales, tomar la THS dio lugar a solo ocho casos más de cáncer de mama en total. Así que otra forma de entender esto es que, por cada diez mil mujeres que tomaban hormonas (es decir, esa combinación específica de CEE oral más progestina), solo desarrollaron cáncer de mama ocho mujeres más que entre las que no tomaban hormonas. Visto así, las probabilidades son mucho menos alarmantes de lo que da a entender que el riesgo sea un 26% mayor.

Otro aspecto digno de tener en cuenta es que ese aumento del riesgo de cáncer de mama tuvo lugar tras cinco años de tratamiento; y veinte años después, la tasa de mortalidad de las mujeres que tomaban hormonas no era superior a la del grupo que tomaba el placebo.[16] Y no nos olvidemos del otro ensayo de la WHI, en el que el tratamiento con estrógenos solos en mujeres a las que se les había practicado una histerectomía tuvo como resultado siete casos menos de cáncer de mama que entre las mujeres tratadas con placebo,[17] lo que supone una *reducción* del 24%. Son matices importantes de los que no oímos hablar lo suficiente.

En la actualidad, basándose en estos datos y en otros adicionales recogidos tras la finalización repentina de la WHI, la mayoría de las sociedades profesionales coinciden en que el riesgo global de cáncer de mama asociado a la THS es, de hecho, bastante bajo, y las directrices actuales lo definen como un «caso inusual».[18] En palabras de la doctora JoAnn Pinkerton, directora ejecutiva de la Sociedad Norteamericana de la Menopausia, «La mayoría de las mujeres sanas menores de sesenta años, o que hayan tenido su última menstruación dentro de los últimos diez años, pueden tomar la terapia hormonal sin ningún temor, ya se trate de estrógenos solos o combinados con progesterona».*

---

*   https://www.sciencedaily.com/releases/2022/08/220824152312.htm

Cuando se inicia dentro de este periodo de tiempo, la THS puede ser eficaz para aliviar muchos síntomas de la menopausia, y, más a largo plazo, se ha asociado también a un menor riesgo de fractura de cadera, enfermedades cardíacas, cáncer colorrectal y diabetes mellitus. Una salvedad: esto está supeditado a que no haya antecedentes de cáncer de mama, ya que el riesgo de reaparición del cáncer es lamentablemente una posibilidad.[19] Si la cuestión te preocupa en estos momentos y tienes urgencia por conocer más detalles, puedes saltar al capítulo 11, que está dedicado específicamente a este tema. Las que no tengáis cáncer, quedaos aquí y veamos algunas cifras:

- La terapia de estrógenos más progesterona no aumenta significativamente el riesgo de cáncer de mama a corto plazo (menos de cinco años), pero se asocia a un aumento relativamente pequeño del riesgo a largo plazo (más de cinco años). Este aumento está más asociado a los CEE orales combinados con MPA (la forma sintética de progesterona utilizada en la WHI) que a las fórmulas más modernas, como los estrógenos y progesterona bioidénticos.
- La terapia de estrógenos solos no aumenta el riesgo de cáncer de mama en mujeres sin antecedentes de cáncer que no tengan útero –es decir, a las que se les ha practicado una histerectomía– cuando se toma durante un máximo de diez años. Aunque no disponemos de suficientes datos definitivos de lo que sucede una vez transcurrido este periodo de diez años, los estudios observacionales sugieren que el riesgo de cáncer puede seguir siendo bajo durante periodos de tiempo más largos.
- Los estrógenos vaginales (de uso tópico) no se han asociado a un mayor riesgo de cáncer de mama, ni a corto ni a largo plazo.

También es conveniente poner en contexto el riesgo de cáncer de mama asociado a la THS. De hecho, hay varios factores médicos y de estilo de vida bastante comunes que representan un riesgo similar o mayor de cáncer de mama que el asociado a la THS. Por ejemplo, llevar una vida sedentaria conlleva un riesgo similar al de la THS,[20] pero consumir dos vasos de vino al día o tener un sobrepeso significativo puede aumentar el riesgo de cáncer de mama dos veces más que cualquier forma de THS.[21] Por lo tanto, aunque el debate en torno a la THS y el riesgo de cáncer tiene una importancia crucial, es igual de importante situar el tema dentro del panorama general de la salud, el estilo de vida y las opciones médicas.

Uso restringido o prolongado

Durante muchos años, las directrices profesionales establecían que debía utilizarse la dosis más baja de la THS y durante el mínimo tiempo necesario para mantener los síntomas de la menopausia bajo control, e incluso en ese caso, solo cuando estuviera indicado. La comunidad médica reconoce hoy en día que esas indicaciones pudieron haber sido inadecuadas, e incluso perjudiciales para algunas mujeres.[22] En la actualidad, la opinión unánime es que no hay necesidad de suspender sistemáticamente la THS por el hecho de que una mujer tenga más de sesenta años, sobre todo en presencia de síntomas menopáusicos persistentes o limitaciones que afecten a la calidad de vida. Según las sociedades profesionales, los datos ya no respaldan esa interrupción,[23] y no deben ponerse límites arbitrarios a la duración del tratamiento si persisten los síntomas, aunque siempre es recomendable hacer una reevaluación individualizada de los riesgos y beneficios.

Menopausia espontánea, temprana y quirúrgica

El hallazgo más importante de las dos últimas décadas de investigaciones sobre la THS es que la edad importa. Contrariamente a lo que se cree, la terapia hormonal es recomendable para las mujeres que experimentan la menopausia a edad temprana si no existen contraindicaciones.[24] Es decir, puede ser beneficiosa para las que tienen una menopausia temprana (antes de los cuarenta y cinco años) o prematura (antes de los cuarenta) debida a factores genéticos, insuficiencia ovárica primaria (IOP) o trastornos autoinmunes o metabólicos, y especialmente para las que tienen una menopausia quirúrgica tras una ooforectomía. La menopausia quirúrgica suele ser mucho más difícil de asimilar que la menopausia espontánea. Desgraciadamente, la mayoría de las mujeres a las que se les extirpan los ovarios no tienen mucha idea de lo que pasará a continuación, y por tanto no están psicológicamente preparadas para la menopausia. Por eso es tan importante insistir en que la THS es una opción posible para muchas de las mujeres que experimentan una menopausia temprana o prematura tras una ooforectomía. Los expertos y expertas en el tema opinan que se debe animar a las pacientes que no presenten contraindicaciones a que inicien la THS lo antes posible tras la intervención,[25] y a que continúen el tratamiento al menos hasta la edad habitual de la menopausia, que está en torno a los cincuenta y un años. Se ha demostrado que este régimen trata eficazmente los sofocos y las molestias vaginales, y protege contra la pérdida ósea. Los registros de observaciones directas muestran asimismo que la terapia con estrógenos solos, o combinados con progesterona si la paciente conserva el útero, puede reducir el riesgo de futuras enfermedades cardíacas y deterioro cognitivo tras una ooforectomía.

La THS después de la menopausia

¿Y qué pasa si tienes más de sesenta años o han pasado más de diez años desde tu última menstruación? ¿Es arriesgado que inicies ahora la THS? Teniendo en cuenta lo que sabemos por las investigaciones, y siendo conscientes también de que nos queda mucho por descubrir, es una decisión que debe tomarse con cuidado. Si algo hemos aprendido de la WHI es que empezar a tomar estrógenos orales en dosis altas mucho tiempo después de hacerse efectiva la menopausia puede aumentar el riesgo de algunas afecciones crónicas, como las cardiopatías. En caso de iniciarse la THS después de cumplidos los sesenta años,[26] o pasados más de diez años de la última menstruación, las sociedades profesionales recomiendan utilizar dosis bajas de hormonas, preferiblemente en presentación transdérmica (parches o gel), para aliviar los síntomas menopáusicos persistentes o molestias que afecten a la calidad de vida. Los estrógenos vaginales pueden empezar a emplearse a cualquier edad si no existen contraindicaciones, que suelen ser poco frecuentes.[27]

Cuándo está contraindicado iniciar la THS, y cuándo está probadamente indicado

En la actualidad, se considera que está contraindicado iniciar la THS en caso de:

- Embarazo.
- Sangrado vaginal anormal o sin explicación.
- Enfermedad hepática activa.
- Hipertensión no controlada (tensión arterial alta).
- Conocimiento o sospecha de tener un cáncer sensible a las hormonas, como el cáncer de mama.

- Estar actualmente en tratamiento para el cáncer de mama.
- Enfermedad tromboembólica arterial activa o reciente (es decir, un coágulo de sangre que se forma en una arteria).
- Tromboembolismo venoso (TEV; es decir, coágulos de sangre que se forman en las venas, las piernas o los pulmones) previo o actual.
- Enfermedad de las arterias coronarias, o arteriopatía coronaria, previa o actual; ictus o infarto de miocardio previos.

No obstante, puede haber excepciones atendiendo a la historia clínica personal, y esto es algo que deberás tratar con tu ginecóloga o ginecólogo. Por ejemplo, haber tenido un trombo (coágulo de sangre) se considera una contraindicación «leve» que requiere evaluación adicional. También la vía por la que se administre la THS influye, ya que el riesgo de ictus y trombosis es menor cuando se utilizan vías transdérmicas. Algo muy importante: tener antecedentes familiares de alguna de las afecciones mencionadas no es una contraindicación, aunque sí merece una revisión médica. Para aclarar esta cuestión: no suele ser recomendable que tomes hormonas si *tú personalmente* tienes (o has tenido) un cáncer estrogenodependiente, no si alguien de tu familia tiene (o ha tenido) cáncer de mama.

Para las mujeres que no presenten ninguna de estas contraindicaciones, la THS no solo es recomendable, sino que está aprobada por la Administración de Alimentos y Medicamentos de Estados Unidos (FDA) para:

LOS SÍNTOMAS VASOMOTORES

La THS sigue siendo el tratamiento de primera línea para aliviar los síntomas menopáusicos vasomotores entre moderados y graves, es decir, los sofocos y los sudores nocturnos. En los ensayos clínicos, tanto los regímenes de estrógenos solos como los de estrógenos más progesterona redujeron la frecuencia de los sofocos en un 75%, así como su intensidad.[28] Las formulaciones transdérmicas parecen ser tan eficaces como las orales.

PREVENIR LA OSTEOPOROSIS

Se ha demostrado que la THS previene la pérdida ósea y reduce las fracturas en mujeres que no tengan osteoporosis. En las que ya tienen osteoporosis, son preferibles otros medicamentos.

LOS SÍNTOMAS GENITOURINARIOS

El síndrome genitourinario de la menopausia (GSM por sus siglas en inglés) incluye sequedad, ardor e irritación vaginales; dolor vulvovaginal y disminución de la lubricación durante la actividad sexual, así como incontinencia urinaria, vejiga hiperactiva e infecciones urinarias recurrentes. El tratamiento preferido son los estrógenos vaginales en dosis bajas, dispensados en forma de cremas, óvulos, anillos y un gel de composición suave, que pueden aplicarse en la zona vaginal para reducir la irritación, la sequedad y el adelgazamiento de los tejidos. Lamentablemente, solo el 25% de las mujeres que padecen atrofia vaginal recurren a este tratamiento, entre otras razones, por temor a que pueda provocarles cáncer de mama. En parte, esto se debe a la advertencia que la FDA ha incluido en la etiqueta, y que ha disuadido de considerar su uso tanto a pacientes como a profesionales de la salud. Pero esas advertencias se basan en los hallazgos de la WHI, que no examinó en absoluto el uso de estrógenos vaginales. Por lo tanto, permíteme que lo repita: los estrógenos vaginales en dosis bajas no se han asociado a un mayor riesgo de cáncer. En contadas ocasiones, hay pacientes para las que no son recomendables los estrógenos de uso local, y en este caso el tratamiento de primera línea es un humectante vaginal no hormonal. Debes tener en cuenta que los estrógenos vaginales pueden no intensificar la libido o el deseo sexual. En ese caso, la mejor solución es la THS sistémica, y las fórmulas de estrógenos en presentación transdérmica podrían ser preferibles a las de presentación oral. Otra posibilidad es la terapia con testosterona, de la que hablaremos en el próximo capítulo.

Otras indicaciones

Aunque en la actualidad la THS no esté indicada por la FDA para tratar las alteraciones del sueño, del estado de ánimo o del rendimiento cognitivo que puedan presentarse durante la menopausia, gran número de profesionales de la salud la recomiendan basándose en informes sobre sus efectos beneficiosos, especialmente durante la agitación hormonal de los años perimenopáusicos. Específicamente para:

LOS TRASTORNOS DEL SUEÑO
Aunque se necesitan más pruebas, varios estudios indican que una dosis baja de estrógenos con o sin progesterona puede reducir los trastornos del sueño en las mujeres perimenopáusicas -al disminuir, entre otras cosas, los sudores nocturnos-,[29] y combatir también el insomnio en las mujeres posmenopáusicas.

LOS SÍNTOMAS DEPRESIVOS
En este caso, es importante discernir primero si los síntomas son resultado de una depresión perimenopáusica o de una depresión mayor. ¿Son una respuesta hormonal o hay otra causa subyacente que los provoca? El tratamiento adecuado variará en consecuencia. Los antidepresivos o la psicoterapia son el tratamiento

primario para la depresión mayor, mientras que la terapia de estrógenos es el tratamiento de primera línea para los síntomas depresivos leves asociados a la perimenopausia.[30] La estrogenoterapia tiene efectos similares a los que producen los medicamentos antidepresivos, además de atacar directamente la causa fundamental de los síntomas. Si es necesario, puede tomarse en combinación con antidepresivos. No obstante, la terapia de estrogenos no está indicada para tratar síntomas depresivos *graves*, por lo que es fundamental tener una opinión médica antes de tomar ninguna decisión. Según las directrices actuales, la THS puede no ser eficaz como tratamiento para la depresión después de la menopausia, aunque sí puede mejorar la respuesta clínica a los antidepresivos, sobre todo en las mujeres posmenopáusicas que siguen teniendo sofocos.

NIEBLA MENTAL Y OLVIDOS

La salud cognitiva de la mujer es el alma de mi trabajo, así que, por supuesto, investigué la THS como posible refuerzo para la memoria y la prevención de la demencia. En primer lugar, ¿cabe la posibilidad de que la THS impida o suavice el bajón de la función cognitiva asociado a la menopausia? Los resultados son alentadores, ya que existen pruebas de que la terapia estrogénica iniciada durante la perimenopausia o la menopausia temprana puede proteger e incluso mejorar algunos aspectos de la cognición,[31] principalmente la memoria. Aunque es necesaria una investigación más rigurosa, parece ser que, a raíz de iniciarse la THS, disminuyen la niebla mental y los olvidos, al menos en algunas mujeres, y de un modo muy evidente en aquellas a las que se les ha practicado una histerectomía u ooforectomía.[32]

La otra gran pregunta es: ¿podría quizá la THS prevenir la demencia en etapas posteriores de la vida? Desafortunadamente, hasta la fecha, la Iniciativa para la Salud de la Mujer (WHI) sigue siendo el único ensayo clínico que ha analizado la THS como posible tratamiento para la prevención de la demencia. Como sabes, el estudio analizó los efectos de la THS en mujeres que eran ya posmenopáusicas desde hacía mucho. Quizá no te sorprenda saber que no se apreció ninguna mejora en lo que a la demencia se refiere, o que incluso se apreciaron efectos perjudiciales dependiendo del tipo de THS que se hubiera utilizado:[33] la combinación de CEE orales más MPA aumentaba el riesgo de demencia cuando se iniciaba en mujeres posmenopáusicas de sesenta años o más. Por otro lado, la terapia con estrógenos solos no aumentó el riesgo de demencia en comparación con el placebo, lo cual es tranquilizador, pero no es la respuesta que necesitamos. Dos cosas importantes son: primera, que no sabemos si otras fórmulas de THS podrían tener resultados diferentes, y, segunda, que las mujeres a las que tenemos que analizar son las que están *en plena* menopausia, no las que pasaron por ella hace décadas.

Desgraciadamente, no se han hecho aún ensayos clínicos de mujeres más jóvenes, que inicien la THS cuando más probabilidades hay de que la terapia funcione, es decir, durante la transición a la menopausia o poco después. No se ha realizado ni un solo ensayo clínico de la terapia hormonal como tratamiento para la prevención de la demencia en mujeres que estén en la perimenopausia, lo cual es sencillamente inaceptable. No obstante, al volver a examinar los resultados de la THS en las pocas mujeres más jóvenes (de entre cincuenta y cincuenta y nueve años) que se incluyeron en la WHI, se encontraron señales bastante claras de que la THS iniciada en la mediana edad podría reducir realmente el riesgo de demencia. Los resultados muestran que, a medida que las participantes iban cumpliendo años, las que habían empezado a tomar estrógenos en la mediana edad no desarrollaban, ni de lejos, un declive cognitivo tan frecuente como las que habían recibido el placebo.[34] Varios estudios observacionales han revelado resultados similares,[35] por lo cual hay cada vez más profesionales de la salud que recomiendan a sus pacientes la THS durante la perimenopausia o la menopausia temprana para conservar la salud neurológica en la vejez. Por ahora, a falta de resultados más definitivos, no se recomienda la THS para prevenir o tratar el declive cognitivo o la demencia. Aunque todavía no hemos llegado a eso, espero que las recomendaciones sigan evolucionando a medida que vayamos disponiendo de más pruebas.

La última generación de THS: estrógenos de diseño

En lo tocante a la THS, muchas mujeres tienen la sensación de que deberían adoptar una postura radical. ¿Sí o no? ¿La acepto y cruzo los dedos o la rechazo de plano? Y como la partida de ping-pong en torno al tema es interminable, parece que efectivamente se les esté pidiendo que elijan entre sus pechos y su cerebro. Como científica, creo que estamos haciendo mal la pregunta. No tendríamos por qué conformarnos con cuantificar las ventajas y desventajas de las opciones de que disponemos, tendríamos que disponer de mejores soluciones. La pregunta que deberíamos hacernos es: ¿sería posible dar con un tipo de THS que demuestre que favorece la función cerebral y no aumente el riesgo de cáncer? ¿Suena demasiado sencillo o demasiado bueno para ser verdad?

No lo es: he aquí la nueva generación de estrógenos, los llamados «estrógenos de diseño»; es decir, estrógenos diseñados para hacer lo que las mujeres necesitan. Estos compuestos se denominan SERM (por sus siglas en inglés: *selective estrogen receptor modulators*) o moduladores selectivos de los receptores de estrógenos. Los SERM pueden bloquear los efectos de los estrógenos en determinadas partes del cuerpo y, al mismo tiempo, actuar como estrógenos y potenciar sus efectos en otras partes. De este modo, ofrecen muchos beneficios de los estrógenos sin algunos de sus posibles riesgos. Hay numerosos SERM que se utilizan ya en la práctica clínica. Por ejemplo, un SERM llamado tamoxifeno se emplea habitualmente como tratamiento de primera línea para el cáncer de mama. La acción del tamoxifeno consiste en bloquear los receptores de estrógenos en el tejido mamario, con lo cual impide que los estrógenos se unan a las células cancerosas de la mama y las hagan crecer. Pero, además, en otras partes del cuerpo imita la acción de los estrógenos, por ejemplo en los huesos, y puede tener efectos positivos directos. Esta capacidad de bloquear los estrógenos en unas zonas y activarlos en otras hace que los SERM sean..., en fin, selectivos.

Tras años de investigación rigurosa, la doctora Roberta Díaz Brinton (mi mentora y colega) consiguió desarrollar un SERM *para el cerebro*. Se llama FitoSERM (en inglés, PhytoSERM). *Phyto* (del griego *phytón*, «vegetal») quiere decir que los estrógenos provienen de plantas. Esta fórmula genial se desarrolló para suministrar estrógenos de forma selectiva al cerebro, a la vez que está en gran medida inactiva, o tiene una acción incluso inhibidora en el tejido reproductivo; es decir, no aumenta el riesgo de cáncer de mama o de útero.[36] Puedes imaginar el FitoSERM como un GPS de estrógenos vegetales cuyo destino es el cerebro: sortea los órganos reproductores y toma el camino más corto para entregar directamente al cerebro todos los beneficios de los estrógenos. En 2022, en colaboración con la doctora Diaz Brinton, iniciamos un ensayo clínico aleatorizado y controlado con placebo (es decir, un ensayo clínico muy completo), patrocinado por los Institutos Nacionales de la Salud estadounidenses (NIH), para probar el

FitoSERM como protector de la energía cerebral y la función cognitiva en mujeres perimenopáusicas y menopáusicas precoces. Es un proyecto muy prometedor. Una vez que tengamos pruebas concluyentes, esperamos que esta fórmula estrogénica resulte eficaz no solo para tratar los síntomas de la menopausia, sino para ofrecer además una protección suplementaria al cerebro, en particular contra la demencia. Para 2025, aproximadamente, deberíamos tener ya los resultados del ensayo, lo que, a juzgar por lo rápido que pasa el tiempo, está a la vuelta de la esquina.*

YA ES HORA DE QUE PUEDAS TOMAR UNA DECISIÓN CON CONOCIMIENTO

No es una exageración decir que hasta ahora se ha desatendido a las mujeres menopáusicas, y que ese descuido debe considerarse uno de los grandes puntos ciegos de la medicina. Pero a medida que las investigaciones empiezan a proporcionarnos una imagen más fiable de os riesgos y beneficios de la THS, el panorama se presenta mucho menos gris que durante los últimos veinte años. Es hora de reemplazar el miedo no solo por conocimiento, sino también por innovación. Durante décadas, la decisión de tomar hormonas o no se ha basado en el enfoque genérico de los ensayos clínicos aleatorizados. En la actualidad, se entiende que cada persona necesita una atención personalizada, y una evaluación continua de los resultados que tiene *en ella* el tratamiento hormonal. Obviamente, el riesgo de cáncer de mama es un factor importante que se debe considerar, pero también lo son poder con-

---

* No tengo ningún interés comercial en este trabajo, y esto no es una estrategia de venta. Simplemente anuncio la próxima fase de nuestra investigación.

trolar los síntomas y tener más calidad de vida. A esto se suma que cada mujer tiene sus particulares motivos de preocupación en lo que a la salud se refiere, así como sus propias preferencias y niveles de tolerancia al riesgo de cáncer. Por todo esto, es necesario que el enfoque de cómo tratar los síntomas de la menopausia sea holístico e individualizado, y debe incluir un asesoramiento completo e imparcial sobre los beneficios que podría reportar la THS, pero también la larga lista de remedios no hormonales que tenemos a nuestra disposición, entre los que se incluyen un sinfín de factores relacionados con el estilo de vida.

Para muchas mujeres, encontrarse con una introducción adecuada al tratamiento hormonal puede ser una bendición. Pero aunque sin duda es necesario que se modernice la idea de la THS que ha imperado hasta ahora, es igual de importante subrayar que los estrógenos no son la panacea, no son una cura milagrosa. Aunque entiendo perfectamente que haya profesionales de la salud anhelantes por recomendar la THS a aquellas de sus pacientes para las que está indicada, el uso generalizado de la THS no está respaldado ni por la ciencia ni por las directrices de las sociedades médicas dedicadas al estudio de la menopausia; y si nos precipitamos, corremos el riesgo de encontrarnos de vuelta en los años sesenta del pasado siglo. Son muchos los factores que intervienen a la hora de determinar los riesgos y los beneficios de la terapia hormonal, y cualquiera que piense que hay una respuesta fácil a esta cuestión es porque ni escucha los argumentos científicos ni lee la letra pequeña. Hay muchas cosas que los estrógenos son capaces de hacer: pueden reducir los sofocos, los trastornos del sueño debidos a los sofocos, mejorar el estado de ánimo en la menopausia temprana y prevenir la osteoporosis. Los estrógenos vaginales pueden ser de gran ayuda para las relaciones sexuales dolorosas y las infecciones de vejiga recurrentes.

Sin embargo, hace falta investigar mucho más antes de pensar en utilizar la THS para la prevención o el tratamiento de otras afecciones como las cardiopatías, la depresión grave o la demencia. Además, la THS no es eficaz para todas las mujeres, independientemente del tipo o la cosis que utilicen.

Por otra parte, aurque es importante que se reevalúe la THS y se considere una posible opción para atender los síntomas de la menopausia, las mujeres que no pueden optar por la THS –debido a alguna afección o a los potenciales efectos secundarios–, así como aquellas que no requieren la THS, o a las que les sienta mal o que prefieren no tomar hormonas pueden sentirse abatidas o excluidas. Por eso quiero insistir en que es importantísimo respetar la diversidad de experiencias y decisiones de las mujeres en materia de salud. E enfoque genérico no sirve. Todas merecemos poder tomar la decisión que consideremos más conveniente, basada en una información clara sobre el tema y sobre las diferentes opciones. Hay otras formas de tratar los síntomas de la menopausia, de mejorar la calidad de vida y de favorecer la salud general del cerebro, desde medicamentos no hormonales hasta cambios en el estilo de vida, y de ellos hablaremos en las próximas páginas. Recuerda, solo tú sabes qué es lo mejor para *ti*.

Capítulo 10
OTRAS TERAPIAS, HORMONALES Y NO HORMONALES

SOPESEMOS LAS OPCIONES

TRAS EXPLORAR EL PAISAJE de la menopausia a lo largo de los últimos capítulos, ha quedado claro que la experiencia de la menopausia que vive cada mujer es tan única como su huella dactilar. Por tanto, es lógico que sean también una decisión individual los métodos que cada mujer utilice para aliviar las molestias que la menopausia trae consigo. En los últimos años, la renovada popularidad de la THS ha hecho que muchas mujeres hayan encontrado en ella alivio para sus síntomas. Sin embargo, aunque este sea el remedio más conocido, no es el único.

En este capítulo, hablaremos con detalle de otras opciones farmacéuticas; entre ellas se incluyen algunas terapias hormonales, como el tratamiento con testosterona y los anticonceptivos, y también medicamentos no hormonales que solo se dispensan con receta médica. El tratamiento no hormonal es una magnífica opción cuando existen contraindicaciones médicas que obligan a descartar las hormonas, como, por ejemplo, los cánceres hormonodependientes. Debido al énfasis con que se ha promocionado recientemente la THS, tal vez las pacientes que tienen cáncer –que posiblemente experimenten ya suficiente estrés físico y emocional a causa de su diagnóstico y del tratamiento– se sientan además excluidas, o tengan la sensación de que se les ofrecen opciones inferiores en lugar de la auténtica solución. Por eso es importante subrayar que los medicamentos no hormonales ofrecen una alternativa sólida para tratar los síntomas menopáusicos. Por ejemplo, la paroxetina, que es un antidepresivo, está aprobada por la Administración de Alimentos y Medicamentos de Estados Unidos (FDA) para tratar los sofocos. Otros antidepresivos, y algunos medicamentos como la gabapentina y la clonidina, han demostrado ser igualmente eficaces para aliviar los síntomas de la menopausia más comunes. Recientemente, en 2023, la FDA aprobó el fezolinetant, un nuevo medicamento no hormonal diseñado para tratar los sofocos entre moderados e intensos. Es fundamental presentar todas las opciones de que disponemos actualmente a fin de que todas las mujeres tengan posibilidad de utilizar el tratamiento más eficaz y adecuado para sus particulares necesidades y circunstancias.

Tratamiento con testosterona

Al entrar en la menopausia, los sofocos, los cambios de humor, la falta de energía y una baja libido pueden colarse en la fiesta y hacer que muchas mujeres empiecen a buscar desesperadamente algo que las alivie. Aparece entonces la testosterona, la hormona equivalente a un portero de discoteca, lista para acabar con esos síntomas tan molestos. Pero ¿es realmente la testosterona un guardaespaldas fiable?

Aunque la testosterona suele considerarse una hormona masculina, también las mujeres la necesitamos. De hecho, nuestro cuerpo produce tres veces más testosterona que estrógenos antes de la menopausia, en parte porque, de entrada, la testosterona es necesaria para producir estrógenos. Esta hormona la producen los ovarios, y también las glándulas suprarrenales y el tejido adiposo de todo el cuerpo, que es la razón por la que su nivel no desciende tanto como el del estradiol después de la menopausia. No obstante, con la edad, la testosterona también disminuye,[1] y a menudo se lleva por delante el deseo sexual. Las mujeres que tienen un nivel bajo de testosterona pueden experimentar asimismo ansiedad, irritabilidad, depresión, fatiga, lapsus de memoria e insomnio.[2] Además, aunque es cierto que el descenso de la testosterona se debe normalmente al proceso de envejecimiento y no a la menopausia espontánea, la menopausia *inducida* está asociada a una pérdida mucho más brusca de testosterona, lo que puede suponer una desestabilización muy notable. También las mujeres que tienen insuficiencia ovárica primaria (IOP) suelen experimentar un descenso de la testosterona más acusado de lo habitual. Con demasiada frecuencia, estas diferencias se pasan por alto al evaluar las opciones de tratamiento.

En la actualidad, la única indicación clínica para la que se recomienda la testosterona es una baja libido, ya que numerosos estudios y ensayos clínicos han demostrado que el tratamiento con testosterona es un remedio eficaz para aumentar el deseo, la satisfacción y el placer sexuales tras la menopausia.[3] En la mayoría de los casos, la THS suele ser suficiente para resolver estas cuestiones; sin embargo, si llevas unos meses utilizando la THS y sigues notando una falta de libido acompañada de fatiga, vale la pena que hables con tu ginecóloga o ginecólogo sobre la posibilidad de añadir testosterona al régimen de THS. Según las directrices actuales,[4] se considera adecuado el tratamiento con testosterona además de la THS si:

- Estás en la posmenopausia, en tratamiento con estrógenos y notas una disminución del deseo sexual sin otras causas identificables.
- Notas una disminución del deseo sexual, fatiga y depresión tras una menopausia inducida quirúrgicamente, y ves al cabo de un tiempo que la terapia con estrógenos no alivia los síntomas.

Aunque estas directrices no hacen referencia expresa a la perimenopausia, no hay razón para que el tratamiento con testosterona no pueda ser igual de beneficioso para una mujer más joven. Conviene tenerlo en cuenta, ya que es frecuente que los cambios de la libido empiecen a producirse al principio de la transición a la menopausia.

Actualmente no se recomienda la testosterona para mejorar el estado de ánimo o la cognición.[5] A pesar de lo que hayas podido oír en las noticias, la posibilidad de utilizar este tratamiento para mejorar la función cognitiva sigue siendo igual de controvertida que la de ponerle piña a la pizza. He aquí por qué: aunque algunos estudios sugieren que la testosterona puede tener una influencia positiva en la función cognitiva, las pruebas de que disponemos son muy limitadas.[6] Por un lado, unos pocos ensayos clínicos a pequeña escala han demostrado, efectivamente, una mejora de algunos aspectos de la cognición en mujeres posmenopáusicas a las que se trató con testosterona, en comparación con las del grupo tratado con placebo.[7] Por otro lado, en un número similar de estudios a la misma escala no se ha apreciado ningún cambio.[8] Los estudios que han examinado los efectos de la testosterona en el estado emocional de las mujeres son aún más escasos. En resumen, no tenemos suficientes pruebas sobre los beneficios potenciales del tratamiento como para poder sacar conclusiones de peso. Como siempre, ¡hace falta más investigación!

Si estás interesada en probar la testosterona, estas son tres cosas que debes saber. En primer lugar, el tratamiento para la menopausia suele consistir en administrar una dosis baja de la hormona por vía transdérmica, a través de un parche, gel o crema. En segundo lugar, no necesitas un análisis de sangre para decidir si la testosterona es una opción adecuada para tu caso, ya que un nivel bajo de testosterona en sangre no guarda correlación con una baja libido u otros síntomas; esto significa, también, que no necesitas empezar a tomar testosterona por el solo hecho de que el nivel de esta hormona en sangre sea bajo. De todos modos, si decides iniciar el tratamiento, puede ser conveniente que te hagas análisis periódicos para comprobar los niveles de testosterona y ajustar las dosis si fuera necesario. Además, es recomendable que te hagas una revisión anual, para hablar con tu ginecóloga o ginecólogo de las variaciones que hayas experimentado en relación con los síntomas, y estar informada de los riesgos y beneficios de la terapia en ese momento. En tercer lugar, si además de la falta de libido sientes molestias o sequedad vaginales, conviene que empieces por tratar estas últimas con estrógenos vaginales u otros remedios. Y si sientes dolor durante el coito, sería recomendable que tu ginecóloga o ginecólogo te hiciera un examen de suelo pélvico, para tratar la cuestión atendiendo a los resultados. Tanto en este caso como en el anterior, lo indicado es poner solución a los síntomas concretos antes de iniciar cualquier terapia para tratar específicamente el tema de la libido.

Por último, aunque algunas mujeres experimentan beneficios derivados del tratamiento con testosterona, es importante sopesar con mucho cuidado los posibles riesgos y beneficios caso por caso. Una vez más, es necesario que se hagan estudios rigurosos que confirmen inequívocamente la eficacia del tratamiento y su ausencia de riesgo a largo plazo, especialmente en lo que se refiere a los posibles efectos sobre el tejido mamario y endometrial. De todos modos, lo bueno del tratamiento con testosterona es que tiene pocos efectos secundarios; el más notable es un aumento del vello corporal en el lugar de aplicación. Contrariamente a lo que se cree, la caída del cabello, el acné y el hirsutismo son efectos muy poco frecuentes,[9] al igual que el engrosamiento de la voz.

Anticonceptivos

Otra forma posible de aliviar algunos síntomas de la menopausia es un tratamiento que creías haber dejado atrás: los anticonceptivos. Aunque su objetivo principal sea evitar el embarazo, los métodos de contracepción hormonales –tanto los anticonceptivos orales combinados (AOC) o las píldoras que contienen solo progestina, como los dispositivos intrauterinos hormonales (DIU)– administran pequeñas dosis de estrógenos y/o progesterona que pueden regular los niveles hormonales y equilibrar, por tanto, el ciclo menstrual. Esto puede reducir los sangrados y los dolores menstruales de tipo cólico, y aliviar a su vez los síntomas de afecciones como el síndrome del ovario poliquístico (SOP) y la endometriosis. (Nota: el dispositivo intrauterino de cobre, o DIU-Cu, no contiene hormonas y no se va a tratar aquí).

Estos son los efectos beneficiosos que pueden tener los anticonceptivos hormonales durante la menopausia:

- *Regulación del ciclo menstrual.* Al proporcionar un suministro constante de hormonas, los anticonceptivos hormonales pueden regular los ciclos menstruales y reducir los sangrados irregulares que se experimentan durante la perimenopausia.

- *Reducción de los sofocos.* Los ensayos clínicos han demostrado que los anticonceptivos orales que contienen bajas dosis de hormonas pueden reducir la frecuencia y gravedad de los sofocos y los sudores nocturnos.[10] En varios estudios de mujeres perimenopáusicas, las que recibieron un anticonceptivo oral de dosis baja experimentaron una reducción media de los síntomas vasomotores del 25%.[11]

- *Fortalecimiento óseo.* Los anticonceptivos orales tomados durante la perimenopausia pueden aumentar la densidad ósea y disminuir de este modo el riesgo de futura osteoporosis.

- *Reducción del riesgo de cáncer de endometrio y de ovario.* El uso de anticonceptivos orales se ha asociado a una disminución del riesgo de desarrollar cáncer de endometrio y de ovario.[12]

En general, los anticonceptivos hormonales pueden ofrecer cierto alivio a las mujeres que experimentan síntomas menopáusicos. Como con cualquier medicamento, es importante tomar en consideración los posibles efectos secundarios, los riesgos para la salud y la respuesta de cada mujer al tratamiento. Este método puede no ser adecuado para todas las mujeres, en especial para las que tienen antecedentes de trombos (coágulos sanguíneos), ciertos tipos de cáncer u otras afecciones. Los efectos secundarios más comunes son un posible aumento de peso, sensibilidad mamaria y náuseas. Suelen ser menos frecuentes los cambios de humor y la disminución de la libido.

En los últimos años, los posibles efectos perjudiciales de los anticonceptivos para la salud mental han sido objeto de creciente atención y controversia. Para avivar el debate, varios estudios afirmaban haber encontrado una conexión entre los anticonceptivos hormonales y un mayor riesgo de depresión. En el estudio más extenso que se ha realizado hasta la fecha, tras analizar los datos de más de un millón de mujeres danesas de entre quince y treinta y cuatro años, se vio que las que usaban anticonceptivos hormonales tenían más probabilidades de empezar a tomar antidepresivos que las que no los usaban.[13] Estos resultados saltaron a los titulares, y suscitaron una preocupación muy seria. Sin embargo, es importante señalar que, al examinar los datos con atención, se ve que el aumento del número de casos era en realidad relativamente pequeño: cada año, entre dos y tres mujeres del primer grupo (usuarias de anticonceptivos hormonales) habían empezado a tomar antidepresivos, frente a una o dos mujeres del segundo grupo (no usuarias); es decir, la diferencia era tan solo de una o dos mujeres. No obstante, si estás pensando en utilizar algún método anticonceptivo hormonal, es importante que tu médica o médico esté al corriente de tu historia clínica psicológica o psiquiátrica, en especial si tienes un historial de depresión, y que resolváis cualquier duda que tengas al respecto para que puedas decidir con conocimiento qué opción es la más conveniente para ti.

En general, la contracepción hormonal puede ser útil como forma alternativa de terapia hormonal para la perimenopausia –con el beneficio añadido de impedir el embarazo–,[14] y suele detener temporalmente los síntomas vasomotores. Por si estás interesada en esta posibilidad, estas son algunas de las preguntas que las mujeres hacen con frecuencia:

¿Tomar anticonceptivos retrasa o acelera la perimenopausia o la llegada de la menopausia?

No, los anticonceptivos no retrasan ni precipitan la menopausia. Lo que sí pueden hacer es ocultar las irregularidades menstruales que podrían haberte dado las primeras pistas de que estás acercándote a la menopausia. Las píldoras combinadas (de estrógenos y progesterona) provocan todos los meses un sangrado por deprivación que puede parecer igual a una menstruación; incluso después de la menopausia, podrías seguir sangrando de forma similar a como lo harías en caso de tener la regla. Si, por el contrario, utilizas un anticonceptivo de progestágeno solo -ya sea en forma de píldora, implante, inyección o DIU-, es posible que no menstrúes en absoluto, lo cual puede hacer que sea difícil determinar si has completado la transición a la menopausia. La mejor forma de saber con certeza si estás en a menopausia mientras tomas anticonceptivos es que solicites una evaluación ginecológica.

¿Se puede utilizar la THS en lugar de los anticonceptivos?
No, la THS no es un método anticonceptivo.

¿Puedo dejar de utilizar anticonceptivos una vez iniciada la perimenopausia o en la posmenopausia?
Aunque las probabilidades de concebir disminuyen a partir de los cuarenta y cinco años, sigue siendo perfectamente posible quedarse embarazada. Seguirás ovulando (produciendo óvulos) mientras tengas la menstruación, aunque sea irregular. Las directrices actuales recomiendan que las mujeres menores de cincuenta años continúen utilizando métodos anticonceptivos hasta dos años después de la última menstruación a fin de evitar el embarazo. A las mayores de cincuenta años se les recomienda usar anticonceptivos durante un año después de la última menstruación. Tu médico o médica puede aconsejarte en función de tu situación personal y tu historial médico.

¿Se pueden tomar anticonceptivos a la vez que la THS?

Hay muchos métodos anticonceptivos que pueden utilizarse sin riesgos a la vez que la THS.

Antidepresivos

Aunque las terapias hormonales pueden aliviar toda una serie de síntomas físicos y cerebrales de la menopausia, una exposición completa de este tema debe incluir también información sobre el papel de los antidepresivos. En el ámbito de la menopausia y las posibles maneras de tratar sus síntomas, los antidepresivos se han ganado una reputación más bien negativa. La razón principal es que muchas mujeres que tienen síntomas menopáusicos reciben, equivocadamente, un diagnóstico de ansiedad o depresión y, en consecuencia, es posible que se les receten antidepresivos en lugar de un tratamiento específico para la menopausia. Este error de diagnóstico alimenta la idea de que los antidepresivos son una solución inadecuada o inapropiada. Sin embargo, si se utilizan correctamente y bajo supervisión médica, estos fármacos pueden aliviar considerablemente algunos síntomas de la menopausia, como los sofocos y la depresión, y mejorar la calidad de vida de muchas mujeres. De hecho, hay antidepresivos específicos que se recomiendan como tratamiento de primera línea para los sofocos cuando una mujer no puede utilizar una terapia de estrógenos, por ejemplo por tener un cáncer hormonodependiente. Es importante destacar que se han realizado muchos estudios en mujeres con antecedentes de cáncer de mama, y los resultados indican que estos medicamentos pueden reducir los sofocos un 20-60%, en comparación con el placebo.[15]

También conviene mencionar que los antidepresivos pueden ser más eficaces que la THS en determinadas circunstancias;[16] por ejemplo, para tratar síntomas depresivos graves durante la perimenopausia, para tratar la depresión en la etapa posmenopáusica y para la depresión mayor antes o después de la menopausia.

Entre los antidepresivos que han demostrado aliviar los síntomas menopáusicos, están los *inhibidores selectivos de la recaptación de serotonina* (ISRS) y los *inhibidores de la recaptación de serotonina y norepinefrina (o noradrenalina)* (IRSN). El mecanismo exacto por el que los ISRS y los IRSN alivian los sofocos no se conoce del todo, pero se cree que sus efectos sobre estos dos neurotransmisores -serotonina y norepinefrina (o noradrenalina)- ayudan a regular la temperatura corporal. En la actualidad, el ISRS paroxetina (cuyo nombre comercial es Brisdelle) está aprobado por la Administración de Alimentos y Medicamentos de Estados Unidos (FDA) para el tratamiento de los sofocos y sudores nocturnos menopáusicos entre moderados e intensos. A dosis bajas, la paroxetina puede reducir significativamente estos dos síntomas,[17] y en consecuencia mejorar la calidad de sueño, sin afectar de manera negativa a la libido o provocar un aumento de peso.

Otros antidepresivos, como el citalopram (Celexa), el escitalopram (Lexapro), la venlafaxina (Effexor) y la desvenlafaxina (Pristiq), han demostrado también su eficacia en mujeres menopáusicas.[18] En los ensayos clínicos, se vio que la desvenlafaxina reducía la frecuencia de los sofocos en un 62%, y su intensidad, en un 25%.[19] El escitalopram disminuía la intensidad de los sofocos en un 50%.[20] En cambio, los antidepresivos comunes, como la fluoxetina (Prozac) y la sertralina (Zoloft), no tienen el mismo efecto sobre los síntomas menopáusicos que los que se acaban de mencionar.

Algo que también es importante comentar es que los antidepresivos suelen actuar con rapidez, y normalmente empieza a notarse una mejoría a las pocas semanas de uso. De todos modos, la eficacia de estos medicamentos varía de una persona a otra, y algunas pacientes pueden no experimentar un alivio significativo o experimentar efectos secundarios; el más frecuente es el síndrome de discontinuación o abstinencia, que puede ocurrir al reducir la dosis o interrumpir el tratamiento. Además, algunos antidepresivos, como la paroxetina, podrían interferir en el tamoxifeno, un medicamento de uso común contra el cáncer, y reducir su eficacia. El citalopram, el escitalopram y la venlafaxina son opciones más seguras en este caso.

Fezolinetant

El fezolinetant (comercializado con el nombre de Veoza) es un nuevo fármaco no hormonal aprobado por la Administración de Alimentos y Medicamentos de Estados Unidos (FDA) y elaborado específicamente para tratar los sofocos entre moderados e intensos. Es un tipo de medicamento denominado *antagonista selectivo de los receptores de neuroquinina 3* (NK3), por actuar sobre una proteína conocida como neuroquinina B, que se une a los receptores de NK3 del hipotálamo, la región del cerebro encargada de regular la temperatura corporal. Al bloquear la unión de la proteína a los receptores, este fármaco alivia la intensidad y la frecuencia de los sofocos. El fezolinetant podría reportar un alivio muy notable a aquellas mujeres que, por algún motivo, no puedan utilizar la THS o prefieran utilizar otros tratamientos. El que la FDA lo haya aprobado indica, además, un reconocimiento cada vez mayor de los síntomas de la menopausia y de que es importante tratarlos, lo cual prepara el terreno para que aparezcan nuevos medicamentos no hormonales en un futuro próximo.

Desde el punto de vista práctico, el fezolinetant es un comprimido oral que se toma una vez al día. Su seguridad y eficacia se evaluaron en ensayos clínicos de fase III (es decir, realizados con un grupo más numeroso de participantes para confirmar y ampliar los resultados de inocuidad y eficacia de los ensayos de fases I y II), aleatorizados y controlados con placebo, en los que participaron más de dos mil mujeres de entre cuarenta y sesenta y cinco años que experimentaban siete sofocos o más al día. El resultado fue una disminución significativa de la frecuencia de los sofocos entre moderados e intensos;[21] la reducción fue de un 48% en las mujeres que tomaban una dosis más alta del fármaco, y de un 36% en las que tomaban una dosis más baja, en comparación con el 33% en el grupo tratado con placebo. Sin embargo, como los ensayos duraron solo un año, se desconocen los efectos a largo plazo de este medicamento. El fezolinetant tiene algunos efectos secundarios; los más comunes son problemas gastrointestinales y elevación de las transaminasas hepáticas, que son un indicador de posibles daños del hígado. Por lo tanto, es recomendable hacerse análisis de sangre antes y durante el tratamiento para supervisar la función hepática.

Gabapentina

La gabapentina (comercializada con el nombre de Neurontin) es un fármaco aprobado por la FDA para la epilepsia que, en múltiples ensayos, redujo la frecuencia y la gravedad de los sofocos y, quizás todavía más de los sudores nocturnos.[22] Hay quienes creen que puede ser un remedio eficaz para las mujeres que sufren trastornos del sueño relacionados con la menopausia, ya que favorece la somnolencia. Puede tomarse como dosis única antes de irse a dormir (si los sofocos son más molestos por la noche) o durante el día. La gabapentina puede tomarse junto con tamoxifeno e inhibidores de la aromatasa. Entre los posibles efectos secundarios están los mareos, la inestabilidad y el adormecimiento, que suelen mejorar tras dos semanas de uso, y el síndrome de discontinuación o abstinencia.

Pregabalina

La pregabalina (Lyrica) es prima hermana de la gabapentina y se utiliza habitualmente para las convulsiones, el dolor general y la fibromialgia. Puede aliviar hasta cierto punto los sofocos, aunque se ha estudiado menos con este propósito que la gabapentina. Sin embargo, es eficaz para reducir la ansiedad en la menopausia, y se puede tomar conjuntamente con tamoxifeno e inhibidores de la aromatasa. Sus efectos secundarios son similares a los de la gabapentina, pero menos perceptibles.

Clonidina

La clonidina (Catapresan) es un medicamento que reduce la tensión arterial y puede emplearse para prevenir las migrañas. Se puede administrar para reducir los sofocos menopáusicos, aunque parece ser menos eficaz que los antidepresivos o la gabapentina.[23] También se utiliza con menos frecuencia que otros medicamentos debido a sus posibles efectos adversos, como hipotensión, dolores de cabeza, mareos y efectos sedantes. Las directrices actuales no recomiendan administrar clonidina antes de probar otras opciones.

Oxibutinina

La oxibutinina se usa para tratar la vejiga hiperactiva y la incontinencia urinaria, pero también puede ser eficaz para los sofocos.[24] Puede tomarse conjuntamente con tratamientos para el cáncer, como el tamoxifeno y los inhibidores de la aromatasa. El efecto secundario más molesto es la sequedad de boca.

Capítulo 11
TRATAMIENTOS CONTRA EL CÁNCER Y «QUIMIOCEREBRO»

❧

EL DILEMA DE LOS ESTRÓGENOS

CÁNCER ES UNA PALABRA que nos infunde miedo, y puede provocarnos una honda sensación de impotencia. Pocas mujeres son inmunes a la preocupación por el cáncer de mama en particular, esa enfermedad de pesadilla cuya sombra está presente casi en cada evaluación de alguno de los tratamientos hormonales. La mayoría conocemos a alguien que lo ha tenido o lo tiene en la actualidad. Aunque a nosotras no nos haya tocado directamente, somos muy conscientes del riesgo, en parte por lo que hemos oído contar a otras mujeres.

Cada año se diagnostica cáncer de mama a 1,4 millones de mujeres de todo el mundo,[1] y el resultado, todavía hoy, son más de cuatrocientas mil muertes anuales. Aunque el cáncer de mama es una enfermedad multifactorial, el 60-80% de los casos están relacionados con las hormonas sexuales.[2] Muchos tumores del aparato reproductor femenino contienen en su parte externa lo que se denomina *células con receptores hormonales positivos* (de estrógenos, de progesterona o de ambos tipos de hormonas). Cuando estos receptores se adhieren, por ejemplo, a los estrógenos correspondientes que circulan por la corriente sanguínea, las células cancerosas crecen y se fortalecen. Por ello, el tratamiento para estos tipos de cáncer consiste en bloquear o suprimir los estrógenos, a fin de detener el crecimiento celular e impedir que el cáncer vuelva a aparecer. Esto puede hacerse en combinación con un tratamiento de quimioterapia y, a veces, con cirugía para extirpar el tejido mamario afectado (*mastectomía*).

Dos de los tratamientos hormonales que con mayor frecuencia se prescriben para el cáncer de mama, y que en los círculos médicos se conocen como *terapia endocrina*, son:

- *Los moduladores selectivos de los receptores de estrógenos* (SERM), también conocidos como *bloqueadores de estrógenos*. Como su nombre indica, tienen la función de bloquear los receptores de estrógenos en las células cancerosas. Actúan como una llave rota insertada en una cerradura. Al adherirse a los receptores (la cerradura), impiden que la llave normal (los estrógenos) encaje como lo hubiera hecho, y de este modo paran en seco el desarrollo del tumor. El fármaco más utilizado es el tamoxifeno.
- *Lo inhibidores de la aromatasa.* Estos fármacos obstruyen la acción de la aromatasa, que es la enzima necesaria para la producción de estrógenos, e impiden radicalmente que el organismo los produzca. Los inhibidores de la aromatasa pueden ser esteroideos, como el exemestano, y no esteroideos, como el anastrozol y el letrozol. Sin entrar en demasiados detalles, esta distinción hace referencia a sus respectivos modos de desactivar la aromatasa.

Estos tratamientos pueden actuar como salvavidas en el sentido más literal, ya que con frecuencia consiguen erradicar la enfermedad por completo, o, como mínimo, alargan la vida de millones de mujeres. El inconveniente es que afectan a la acción y producción de estrógenos no solo en el tejido mamario, sino también en otras partes del cuerpo. Por ejemplo: pueden afectar a los ovarios y detener la ovulación y la menstruación, ya sea con carácter temporal o permanente; en este último caso, independientemente de la edad que tenga la mujer, le provocarán una menopausia médica. Además, pueden ocasionar los reveladores síntomas de la menopausia. Por ejemplo, alrededor del 40% de las mujeres que toman tamoxifeno (el bloqueador de estrógenos del que hablábamos hace un momento) tienen sofocos.[3] También son comunes otros síntomas de origen cerebral, como cambios de humor, fallos de memoria y niebla mental, a los que en conjunto se denomina a veces «quimiocerebro», y que pueden llegar a ser tan agudos que algunas pacientes se preguntan si no estarán experimentando una demencia incipiente. Como te habrás dado cuenta, la preocupación al advertir un declive cognitivo tan acusado como para temer que pueda ser señal de demencia es un tema recurrente en este libro, y por tanto un tema que requiere seria atención.

En 2018 escribí un artículo de opinión para el *New York Times* sobre la conexión entre la menopausia y la enfermedad de Alzheimer. Lo hice con la intención de concienciar al público sobre la relevancia de esta transición crucial para la salud cerebral de las mujeres, porque no es algo que suela tenerse en cuenta en absoluto. Contaba con que suscitaría enérgicas reacciones en diversas comunidades pero lo que no me esperaba era recibir tal cantidad de correos electrónicos, sobre todo de mujeres con cáncer de mama. Como en el artículo hablaba de la relación entre la falta de estrógenos y un posible aumento del riesgo de alzhéimer, muchas mujeres me siguen escribiendo, preocupadas por la posibilidad de que los medicamentos con los que tratan de combatir el cáncer estén fatalmente reñidos con la salud de su cerebro.

En el momento en que escribí el artículo, no disponíamos de datos para poder responder con precisión a aquellas preguntas urgentes. Por suerte, en los últimos años ha aumentado la concienciación sobre la importancia de los estrógenos para la salud cerebral, y sin duda ha contribuido a ello el que cada vez haya más mujeres que exigen que se las informe con detalle sobre este vínculo tan sustancial y todas sus posibles implicaciones. Todo esto ha dado lugar no solo a un renovado interés por el tema, sino también a más investigaciones enfocadas en evaluar el impacto de la terapia endocrina sobre la salud cognitiva de las pacientes con cáncer, así como a debates bastante acalorados sobre el posible papel que desempeña la THS. Es esta información actualizada la que voy a exponer en este capítulo.

CÁNCER DE OVARIO

Antes de empezar, es importante que hablemos también del cáncer de ovario. Este cáncer aparece muchas veces acompañando al cáncer de mama, debido en parte a la conexión hormonal que hay entre los senos y los ovarios, de la que a menudo no se habla. Al igual que ocurre con el cáncer de mama, el cáncer de ovario es más frecuente a medida que la mujer envejece, y el riesgo aumenta después de la menopausia. Los senos y los ovarios están conectados además por un componente genético, como lo demuestra el hecho de que algunas mutaciones genéticas puedan aumentar el riesgo de ambos cánceres,[4] y de que la presencia de uno de ellos pueda elevar el riesgo del otro.

Normalmente, el tratamiento para el cáncer de ovario consiste también en una combinación de quimioterapia y cirugía, y la ooforectomía es el tratamiento de primera línea. La ooforectomía puede ser unilateral (solo se extirpa un ovario) o bilateral (se extirpan los dos). Cuando los ovarios se extirpan junto con las trompas de Falopio, el procedimiento se denomina salpingooforectomía bilateral (BSC). Está establecido que la medida más beneficiosa en presencia de cáncer de ovario o ante la sospecha de que pueda haberlo es practicar una BSO.[5] También se les recomienda a las pacientes que tienen antecedentes familiares significativos de cáncer de ovario o predisposición genética demostrada,[6] como mutaciones específicas del gen BRCA (por sus siglas en inglés BReast CAncer: cáncer de mama), y a pacientes con afecciones médicas conocidas como síndrome de Lynch y síndrome de Peutz-Jeghers. De todos modos, las pruebas apuntan cada vez más a que, en realidad, el cáncer de ovario podría originarse en las trompas de Falopio. Por lo tanto, la extirpación de las trompas pero no de los ovarios es una posible estrategia para reducir el riesgo de cáncer en algunas mujeres que están en tratamiento preventivo.

Una desventaja de practicar la salpingooforectomía bilateral antes de la menopausia es que provoca una menopausia quirúrgica, que en combinación con la quimioterapia puede hacer que la experiencia mente-cuerpo sea particularmente compleja. Es importante que seamos conscientes de esto, ya que las pacientes no siempre tienen una idea clara de los efectos que pueden tener a largo plazo estos tratamientos ni de las medidas de que disponen para tratar los síntomas que puedan aparecer.

EL QUIMIOCEREBRO ES REAL

Muchas pacientes de cáncer se preocupan, o incluso sufren, por lo que describen como «nubosidad mental» antes, durante y después del tratamiento. Lamentablemente, el quimiocerebro es otro ejemplo clásico del desinterés que, hasta hace muy poco, ha demostrado la comunidad médica ante las mujeres que expresaban preocupación por su salud cognitiva y mental. A pesar de lo que las pacientes de cáncer llevan contando desde hace *décadas*, lo habitual era que sus síntomas se atribuyeran a la fatiga, la depresión, la ansiedad y el estrés debidos al cáncer y al tratamiento. La insistencia de las pacientes en que sus síntomas *no* provenían de que estuvieran deprimidas, ansiosas o fatigadas se tomaba muy en serio, ya fuera porque el médico o la médica no creía que el tratamiento para el cáncer pudiera afectar negativamente al cerebro, o porque carecía de la formación necesaria para abordar estas cuestiones específicas. Por desgracia, muchas pacientes siguen hallándose con las mismas barreras incluso en la actualidad.

Si tú o alguien que conoces os habéis encontrado con estos problemas, estoy aquí para asegurarte que el quimiocerebro no es pura imaginación tuya. El quimiocerebro es real. Es una *afección legítima y diagnosticable* que recibe cada vez más reconocimiento y atención.

Una de las principales razones de ese mayor reconocimiento del quimiocerebro como afección médica real es que contamos con imágenes del cerebro cada vez más precisas. Algunos estudios de imagen han descubierto que el quimiocerebro está asociado a cambios medibles de la sustancia blanca del cerebro,[7] en concreto de las fibras que conectan el hipocampo y la corteza prefrontal; y, como sabes, estas son áreas que desempeñan un papel activo en la memoria y el funcionamiento cognitivo de alto nivel. También otras zonas cerebrales que intervienen en las funciones cognitivas pueden experimentar una alteración,[8] tanto de conectividad como de actividad, a raíz de la quimioterapia. Estas observaciones han contribuido significativamente a un cambio general de la actitud médica, pues no dejan dudas sobre los efectos que tienen ciertos tratamientos contra el cáncer en la estructura y funcionalidad del cerebro, y respaldan por tanto la experiencia del quimiocerebro de la que hablan gran parte de las personas que los reciben.

En la actualidad, los nombres técnicos con los que se hace referencia al quimiocerebro en el ámbito médico son *deterioro cognitivo relacionado con el tratamiento del cáncer*, o *alteraciones cognitivas relacionadas con el cáncer*, o *deterioro cognitivo por quimioterapia*. Aunque no soy muy partidaria de que se utilice aquí el término *deterioro*, por razones que explicaré dentro de un momento, a lo que voy, no obstante, es a que el quimiocerebro es un síntoma que mencionan hasta el 75% de las personas con cáncer.[9] Suelen describirlo como dificultad para procesar cualquier información, y una sensación de no poder pensar con la misma rapidez y claridad que antes de tener cáncer o de empezar el tratamiento. Cuentan que las tareas cotidianas les exigen más concentración, tiempo y esfuerzo. Como te habrás dado cuenta, nada de esto se diferencia demasiado de la niebla mental que experimentan muchas mujeres en la menopausia. He aquí algunos ejemplos de cómo suele manifestarse el quimiocerebro en el día a día de gran cantidad de pacientes.

- Pérdida de memoria a corto plazo; olvidarse de detalles como nombres, fechas y, a veces, acontecimientos; olvidarse de cosas que normalmente no se tendría la menor dificultad en recordar (lapsus de memoria); confundir fechas y citas.

- Dificultad para concentrarse; falta de atención; tiempo de atención limitado.
- Sensación de lentitud mental; tardar más en hacer las cosas, sentirse desorganizada, notar como si el pensamiento y el procesamiento se hubieran ralentizado.
- Dificultad para aprender cosas nuevas.
- Dificultad para realizar varias tareas a la vez.
- No encontrar la palabra o la frase adecuada, o no ser capaz de terminar una frase por falta de palabras.
- Dificultad para seguir una conversación o para iniciarla.
- Desorientación.
- Sensación de pereza, cansancio o falta de energía.
- Sensación de torpeza, como si la motricidad fallara.

¿Cuál es la causa del quimiocerebro? A pesar de su nombre, puede producirse por distintas razones. Puede estar causado por el propio cáncer, por el tratamiento de quimioterapia o por afecciones médicas secundarias como la anemia. Aunque lo habitual es que esté relacionado con la quimioterapia, hay otros tratamientos, como la terapia endocrina adicional o la radioterapia, y también la cirugía, que pueden estar relacionados con él, al igual que podría estarlo la inflamación que suele derivarse de estos tratamientos. En otras palabras, cualquier paciente con cáncer puede experimentar el quimiocerebro, aunque no haya recibido quimioterapia, y desarrollar problemas cognitivos antes, durante o después del tratamiento.

Independientemente de cuánto duren el conjunto de síntomas que constituyen el quimiocerebro, está claro que puede alterar seriamente la calidad de vida de una persona y afectar a su rendimiento tanto en el trabajo como en casa. Por lo general, el quimiocerebro es un problema de corta duración, y la función cognitiva suele mejorar al finalizar el tratamiento. En la mayoría de los casos, la sensación de niebla mental desaparece entre seis y doce meses después de que haya desaparecido el cáncer. Sin embargo, en algunos casos, aunque el tratamiento haya finalizado, los síntomas pueden continuar durante meses, incluso años, y es muy importante reconocer y tratar estas dificultades cognitivas de larga duración.

Una vez más, no estoy sugiriendo que se deba rechazar o evitar el tratamiento. Ni mucho menos. Expongo esta información porque es fundamental saber lo que suponen estos procedimientos para el organismo entero y para el cerebro en particular. El propósito no es poner en peligro la vida de nadie sugiriéndole que abandone la medicación contra el cáncer, sino llamar la atención sobre estas cuestiones tan poco estudiadas.

¿Es el quimiocerebro una señal de demencia?

El que los bloqueadores de estrógenos y los inhibidores de la aromatasa supriman la función de los estrógenos ha suscitado preocupación por el posible riesgo de demencia. Lo que da lugar a confusión es que la terapia endocrina (hormonal) puede hacerse en conjunción o no con la quimioterapia, y los efectos de un tratamiento y otro son difíciles de separar. No obstante, varios estudios han demostrado que la quimioterapia es la principal responsable de la niebla mental y los lapsus de memoria,[10] mientras que la terapia endocrina tiene efectos más variables, que dependen de distintos factores, en especial de la edad de la paciente y el tipo de tratamiento utilizado. Por ejemplo, el tamoxifeno –como decíamos, el bloqueador de estrógenos más común, que normalmente se les prescribe a las mujeres que aún no han entrado en la menopausia– puede tener efectos negativos sobre la memoria y la expresión oral.[11] No hace falta decir que, si una mujer recibe quimioterapia y tamoxifeno a la vez, es muy posible que la niebla mental sea más densa que si solo recibe uno de los dos tratamientos. En cambio, los inhibidores de la aromatasa no parecen tener efectos negativos obvios sobre el rendimiento cognitivo,[12] al menos en las mujeres posmenopáusicas.

En lo que respecta específicamente a la enfermedad de Alzheimer, aunque la investigación sobre el tema es escasa, algunos estudios han revelado que el riesgo de demencia no era mayor en las pacientes a las que se trataba con tamoxifeno que en las que recibían otros tratamientos.[13] ¿Cómo es posible? La razón es que, aunque el tamoxifeno bloquea los receptores de estrógenos en el tejido mamario, tiene efectos neutros o positivos en otras partes del cuerpo. Cabe por tanto la posibilidad de que, tras un efecto negativo temporal sobre el rendimiento cognitivo, a largo plazo el medicamento tenga en general efectos leves o nulos. En cuanto a los inhibidores de la aromatasa, existen algunas diferencias entre las fórmulas esteroideas y no esteroideas. El exemestano, un inhibidor de la aromatasa esteroideo,[14] se ha asociado a un riesgo posiblemente menor de demencia que los fármacos no esteroideos anastrozol y letrozol. Aunque es necesario que nuevas investigaciones confirmen estos resultados, saber lo que se ha descubierto hasta la fecha puede ser de mucha utilidad en las conversaciones entre pacientes y profesionales de la salud. Dado que las actuales directrices permiten elegir entre diferentes regímenes de tratamiento, esa información ayudará a decidir qué medidas son las más adecuadas en cada caso para tratar el cáncer y preservar a la vez la salud cerebral. Personalmente, creo que también sería muy útil que el cáncer se enfocara desde una perspectiva más integradora, y que intervinieran en su diagnóstico y tratamiento especialistas del cerebro, además de en oncología y cirugía. Siempre que existan indicios de deterioro cognitivo grave o de una posible demencia incipiente, o si los problemas cognitivos y de reintegración funcional perduran entre seis y doce meses después de finalizado el tratamiento, una evaluación neurológica exhaustiva, que incluya pruebas neuropsicológicas y escáneres del cerebro, puede aportar información inestimable.

Me parece igual de importante dejar claro que el quimiocerebro y el declive de la capacidad cognitiva que puedas percibir no constituyen necesariamente un *deterioro* cognitivo, independientemente de las palabras que emplee tu oncóloga o tu médico de familia. Aunque es cierto que gran número de pacientes con cáncer experimentan un declive del rendimiento cognitivo durante el tratamiento o después de él, estos cambios casi nunca son lo bastante serios como para elevarlos a la categoría de «discapacidad», y mucho menos para que justifiquen un diagnóstico de «estado de discapacidad cognitiva» o demencia. Por desgracia, cantidad de profesionales de la salud no se dan cuenta de la diferencia tan grande que hay entre una cosa y otra, y utilizan el término *discapacidad* para describir cualquier declive del rendimiento cognitivo, evaluado o percibido. Debemos tener más cuidado con las palabras que usamos. Decirle a una paciente que sufre de discapacidad cognitiva, cuando no es así, puede tener efectos perjudiciales para su calidad de vida, provocarle un grado de estrés y ansiedad innecesario, por no hablar ya de cómo puede afectar a su autoestima. Quiero que entiendas esto con claridad: sufrir el síndrome del quimiocerebro *no es un indicio de demencia*. Por alarmantes y difíciles de sobrellevar que puedan ser los síntomas, nuestro cerebro es muy poderoso y tiene capacidad para superarlos y recuperarse. En caso de que la recuperación sea demasiado lenta, hablar con una persona experta en el cerebro puede proporcionarte un apoyo y perspectiva muy valiosos. Y si tienes motivos de peso

para estar preocupada, porque ves que el tiempo pasa y los síntomas del quimiocerebro no mejoran lo más mínimo, o porque tienes
antecedentes familiares de demencia, te recomiendo que consultes a una o un especialista en neurología o gerontología. Mediante
evaluaciones específicas, que incluyan análisis de sangre, evaluaciones cognitivas y escáneres cerebrales específicos, podrá orientarte sobre qué es lo más indicado.

Cómo tratar el quimiocerebro

Si sufres los síntomas del quimiocerebro y ves que interfieren
seriamente en tu vida diaria, pregúntale a tu médica o tu médico
si, en su opinión, sería beneficioso que buscaras ayuda especializada, por ejemplo de un psicólogo o psicoterapeuta, o una neu-
ropsicóloga, logopeda, terapeuta ocupacional o terapeuta voca-
cional, que pudieran hacerte pruebas y recomendarte formas de
sobrellevar mejor los problemas cotidianos que te causan los síntomas. He aquí algunas cosas que, en un sentido general, han demostrado ser de ayuda:

- Rehabilitación cognitiva, que incluye actividades para mejorar la función cerebral; por ejemplo, entender cómo funciona
  el cerebro y aprender formas de asimilar nueva información
  y hacer nuevas tareas; realizar repetidamente ciertas actividades que van volviéndose más difíciles con el paso de los años
  y utilizar herramientas que te ayuden a organizarte, como un
  planificador de pared o una agenda.
- Hacer ejercicio y, en general, mantenerte físicamente activa
  es bueno tanto para el cuerpo como para el cerebro, ya que
  mejora el estado de ánimo, te hace estar más despierta y disminuye la fatiga.

- La meditación puede aumentar la concentración y la percepción consciente, al tiempo que reduce el estrés.
- El descanso y el sueño ayudan al cuerpo y al cerebro a ajustarse y curarse.
- Evitar el alcohol, la cafeína y otros estimulantes que puedan alterar los estados emocionales y los patrones de sueño.
- Pedir ayuda. Hablarles a las personas de tu familia, a tus amigas y amigos y al equipo de atención oncológica sobre cualquier dificultad que tengas en este momento y lo que sientes. Su apoyo y comprensión te ayudarán a relajarte y a concentrarte en la curación.

HE TENIDO, O TENGO, CÁNCER DE MAMA Y/O DE OVARIOS: ¿PUEDO UTILIZAR LA THS?

Aunque las prácticas que se han descrito hasta ahora tienen el visto bueno de la comunidad médica, en cambio, el papel de la THS para el alivio del quimiocerebro, así como para tratar los efectos a largo plazo de la menopausia inducida en pacientes con cáncer, son objeto de un intenso debate. La mayoría de expertos y expertas opinan que las terapias no hormonales deberían ser la primera opción para tratar los síntomas menopáusicos en las supervivientes de cáncer de mama y de ovario. Ya hablamos de los medicamentos no hormonales en el capítulo 10, y repasaremos muchas opciones de estilo de vida en la parte 4 del libro. En lo que respecta a la THS, las sociedades profesionales opinan que no existen datos claros sobre los riesgos que puede conllevar el uso de la THS sistémica (oral o transdérmica) en mujeres que han padecido cáncer de mama o de ovario.[15] El riesgo de recidiva del cáncer de mama aumenta con el uso de la THS en las pacientes que tienen un cáncer con receptores hormonales positivos,[16] pero también las que tienen cáncer de mama con receptores hormonales negativos corren generalmente más riesgo de que el cáncer reaparezca. No obstante, se podría ofrecer la posibilidad de utilizar la THS (la Sociedad Norteamericana de la Menopausia añade que «en casos excepcionales»)[17] a pacientes con síntomas menopáusicos agudos si las opciones no hormonales o las modificaciones del estilo de vida no resultan eficaces.[18] Además, dice, «a la vista de los muchos beneficios que ha demostrado la terapia de estrógenos para la menopausia temprana,[19] puede considerarse una posibilidad en mujeres premenopáusicas a las que se les haya practicado una ooforectomía para extirpar completamente el cáncer». Como recordatorio, en la gran mayoría de las mujeres, las dosis bajas de estradiol vaginal y DHEA (una hormona que el cuerpo puede convertir en estrógenos y testosterona)[20] son seguras y eficaces para tratar, por ejemplo, la sequedad vaginal y síntomas de naturaleza genitourinaria sin provocar un aumento perceptible de los niveles de estrógenos en sangre.

Todo esto acentúa todavía más la necesidad de mantener conversaciones exhaustivas e individualizadas con el equipo sanitario para poder tomar decisiones con conocimiento, que den prioridad tanto a la atención médica que se recibe como al tratamiento de los síntomas, y que tengan en cuenta a la vez la tolerancia de cada mujer a los posibles riesgos. Estas conversaciones te permitirán informarte sobre lo que conlleva en la práctica cada uno de los posibles tratamientos y decidir cuál es el más adecuado para tus necesidades concretas en un sentido amplio. Espero también con impaciencia que la próxima generación de estrógenos cerebrales, o SERM, estén a disposición de todas. Como comentamos en el último capítulo, los SERM pueden diseñarse para que suministren estrógenos de forma selectiva al cerebro[21] y tengan a la vez efectos neutros o incluso protectores sobre los órganos del aparato reproductor. Una vez que este tipo de terapia esté totalmente probada, confiamos en que podrán utilizarla sin riesgo todas las mujeres, las pacientes de cáncer incluidas.

¿Qué pasa si tengo antecedentes familiares de cáncer de mama o de ovario?

En 2013, Angelina Jolie reveló que tenía una mutación genética vinculada a un fuerte riesgo de cáncer de mama y de ovario. El gen implicado es el BRCA-1. Sus mutaciones son responsables de alrededor del 12% de los casos de cáncer de mama y del 10-15% de los cánceres de ovario. Aunque no tenía cáncer, la señora Jolie decidió tomar medidas preventivas y pidió que se le extirparan los senos y los ovarios. De este modo, el riesgo de desarrollar uno y otro cáncer descendió a los niveles básicos. La decisión médica de la señora Jolie les tocó la fibra sensible a muchas mujeres del mundo. Su historia fue tan impactante que hizo que muchas mujeres llamaran a la consulta de su médica de familia o su ginecólogo y pidieran cita para recibir asesoramiento genético, someterse a una exploración mamaria y, en fin, preguntar qué medidas tomar en consecuencia.

Si has pasado por esto, ya sabes de lo que hablo. Y si te acaban extirpando los ovarios, y lógicamente esto te provoca una menopausia prematura o temprana, puede que te hagas estas preguntas: ¿estaría indicada la THS? y, en caso afirmativo, ¿sería extensiva a las mujeres con mutaciones genéticas o antecedentes familiares de cáncer de mama, o ambas cosas, la recomendación de iniciar la THS lo antes posible tras la ooforectomía?

En efecto, la THS es una opción. Varios estudios indican que la terapia hormonal es una posibilidad para las mujeres que tienen o bien mutaciones genéticas, o bien antecedentes familiares de cáncer de mama, pero que *personalmente* no tienen cáncer.[22] Lo mismo es aplicable a las portadoras de alguna mutación que se deciden por la cirugía preventiva.[23] Así que si tú o alguien que conoces se encuentra en esta situación y está planteándose posibles opciones, la THS podría ser una de ellas. Deben tenerse igualmente en cuenta los tratamientos no hormonales y ciertas modificaciones del estilo de vida, que pueden ser también maneras muy eficaces de controlar los síntomas de la menopausia y cuidar de la salud cerebral. Al final, la elección debe estar basada en una evaluación completa de las circunstancias de cada mujer y ser una decisión meditada y tomada conjuntamente entre cada paciente y su médica o su médico.

SUPEREMOS EL MIEDO, JUNTAS

El trabajo al que me dedico me hace darme cuenta a menudo de lo afortunada que soy por tener salud y, también, por tener un seguro médico y acceso a los hospitales, por no hablar ya de lo que significa tener una educación que me ayuda a hacer las preguntas adecuadas, a descifrar la información muchas veces compleja y confusa y a tomar decisiones fundamentadas en lo que respecta a mi salud y la de mi familia.

Hoy estoy aquí, decidida a poner mis privilegios al servicio de todas las mujeres. Soy intensamente consciente de que en cualquier otro lugar del mundo, quizá justo en la habitación de al lado, hay una mujer como yo, con capacidades similares e igual amor por su familia, que está a la espera de saber si tiene cáncer, o si es necesario operarla, o si el tratamiento ha surtido el efecto deseado. Puede que le preocupe no saber cómo va a pagar la visita o que la despidan por faltar al trabajo, o que se pregunte si vivirá lo suficiente para ver crecer a su bebé.

En Estados Unidos, una de cada ocho mujeres padecerá cáncer de mama a lo largo de su vida. A una de cada nueve le practicarán una ooforectomía, en muchos casos debido al cáncer. Una de cada cuatro tendrá una menopausia inducida.

Creo firmemente que las mujeres que viven alguna de estas realidades son auténticas guerreras. Tienen un enfoque diferente de la vida, una mirada diferente. Se han enfrentado a su propia humanidad de un modo muy profundo. Han plantado cara al peligro, y al estigma, y al miedo, y a toda la locura del estamento médico, que tan poco apoyo ofrece a las mujeres menopáusicas en general y a las supervivientes de cáncer en particular. Puede que muchas de vosotras hayáis vivido ya esta enfermedad tan temida y hayáis aprendido muchas cosas que podríais contarnos a las demás. Yo, por mi parte, voy a hacer todo lo que pueda con mi tiempo, mis conocimientos y mi voz para apoyar y valorar las experiencias de todas las mujeres y para asegurarme de que ninguna voz pierda sus matices y se disuelva en el ruido de una narración colectiva que no refleja ninguna de estas realidades. Con este propósito, puse en marcha todo un programa de investigación clínica dedicado a la salud de la mujer, y espero que este libro haga que más mujeres tomen conciencia de que sus problemas de salud merecen atención y les ayude a encontrar soluciones. Espero también que muchas otras sientan una compasión renovada, si no un sentido del deber y de la responsabilidad hacia mujeres menos afortunadas y que necesitan ayuda.

El objetivo último, por supuesto, es que se ofrezcan mejores soluciones y cuidados a todas las mujeres y a todas las personas del mundo. Hasta ahora, hemos analizado los riesgos y beneficios de los tratamientos hormonales contra el cáncer, los pros y los contras de la THS y la alternativa realista que ofrecen algunos medicamentos no hormonales. Además, en la parte 4, repasaremos varias opciones que tienen las supervivientes de cáncer para salvaguardar la salud mental y corporal a medida que avanzan en su proceso de curación. Son opciones que no conllevan una terapia hormonal ni farmacológica, y que consisten simplemente en optimizar el estilo de vida y el entorno de un modo que favorezca la salud cerebral. Entre las técnicas que han demostrado ser eficaces, tanto comportamentales como de estilo de vida, están una dieta acompañada de los suplementos adecuados y regímenes de ejercicio específicos, así como la terapia cognitivo-conductual, la hipnosis y las técnicas de relajación. Recuerda que tienen mucho poder las pequeñas decisiones que tomas a diario. Es muy importante que lo comprendas, y espero que también tú te lo tomes en serio.

Capítulo 12
TERAPIA DE AFIRMACIÓN DE GÉNERO

SEXO Y GÉNERO

EN LOS CAPÍTULOS ANTERIORES, hemos utilizado el término mujer para referirnos a las personas que nacieron con dos cromosomas X y características sexuales como senos y ovarios, y a las que comúnmente se denomina mujeres cisgénero. Esta combinación ha sido durante mucho tiempo la definición biológica del sexo femenino. Pero aunque la noción binaria de mujer u hombre, XX o XY, esté profundamente arraigada en nuestra sociedad, la concepción y definición de «género» han evolucionado con el tiempo. En la ciencia médica, reconocemos que poseer un aparato reproductor femenino no dicta la identidad de género de una persona. Hay quienes no se identifican con el sexo que se les asignó al nacer, sino que expresan su género dentro de un espectro, lo cual ha dado lugar a una expansión de la comunidad LGBTQ, que ha pasado a ser la comunidad LGBTQIA+ (lesbianas, gais, bisexuales, transgénero, *queer* o *questioning* (cuestionándose), intersexuales, asexuales) en las últimas décadas.

Las personas transgénero, que representan en torno al 0,5% de la población estadounidense, y las intersexuales, que constituyen aproximadamente el 2%, se enfrentan a menudo a importantes dificultades para acceder a una atención sanitaria adecuada.[1] Gran número de profesionales de la salud carecen de formación especializada en atención transgénero,[2] lo que deja al menos a la mitad de las personas transgénero en la situación de tener que informar a quienes les prestan atención médica sobre cuáles son sus necesidades específicas. Añadamos hormonas a la conversación, y las cosas se vuelven aún más complejas. Y quienes sí tienen formación especializada en terapias de reafirmación del género –que pueden incluir tratamientos hormonales y quirúrgicos– generalmente las enfocan en el cuerpo de sus pacientes; en pocos casos cuentan con la preparación necesaria para atender también a su bienestar cognitivo y mental.

Esta vez, al explorar los efectos que tienen las hormonas en la salud cerebral, nos centraremos en las experiencias de las personas transgénero que viven un proceso de transición hormonal durante la terapia de afirmación de género. El capítulo está dedicado en particular a los hombres transgénero, a quienes se asignó el sexo femenino al nacer, pero que han hecho la transición al género masculino, y que tal vez, sin saberlo, estén experimentando alteraciones cerebrales relacionadas tanto con el tratamiento como con los cambios hormonales debidos a la menopausia o equivalentes a ellos. No se tiene una comprensión precisa de estos cambios cerebro-cuerpo. Dado que se han investigado mucho menos que las transiciones hormonales que experimentan las mujeres cisgénero, resulta extremadamente difícil encontrar información fiable sobre el tema. Hablaremos asimismo de las mujeres transgénero, a quienes se asignó el sexo masculino al nacer y que han hecho la transición al género femenino, porque también ellas pueden encontrarse con dificultades similares.

Dado que no soy psicóloga ni socióloga, en lo referente a los aspectos emocionales y sociales de la transición de género debo remitirme a las tesis de especialistas en estos terrenos; pero tengo el firme propósito de comprender cómo afectan a la salud y el bienestar cognitivo de una persona los cambios hormonales que se producen durante esta transición. Más allá del deseo de asegurarme de que este libro sea inclusivo, otra razón para hablar de cómo afectan al cerebro las terapias de afirmación de género es que el tratamiento más habitual para los hombres transgénero suele incluir, además de testosterona, medicamentos que inhiben la producción de estrógenos, y que pueden provocar la menopausia en sí o algunos de sus síntomas. Conocer mejor el efecto de estos tratamientos no solo contribuirá a que sigamos avanzando en la atención a las personas transgénero, sino también a que comprendamos mejor las diversas experiencias de todas las personas que atraviesan esta etapa de transformaciones hormonales.

IDENTIDAD DE GÉNERO: INTRODUCCIÓN

Tal vez algunas no tengáis del todo claro qué es y qué no la identidad transgénero. Quizá otras la confundáis con la homosexualidad. Podemos empezar por aclarar lo siguiente: la sexualidad se refiere a quién te atrae; la identidad de género hace referencia a quién sientes que *eres* en cuanto a género. La identidad de género es independiente de las preferencias sexuales.

Ahondemos un poco más. Las mujeres cisgénero se identifican con el sexo que se les asignó al nacer. A la vista del aparato reproductor con el que nacieron, se les asignó el sexo femenino, y están a gusto con sus genitales y la identidad de género asociada. Lo mismo ocurre con los hombres cisgénero: nacieron con unos genitales por los que se les asignó el sexo masculino, y se sienten cómodos con esa identidad. Las personas transgénero, en cambio, se identifican con el género opuesto al sexo que se les asignó. En los manuales de medicina, la incongruencia entre el sentimiento de género que tiene una persona y el sexo que se le asignó al nacer, o su presentación social, se denomina *disforia de género*.[3] Este es un concepto que va mucho más allá de los atributos físicos. Las personas trans pueden tener disforia corporal y/o disforia social, y una u otra pueden presentarse con mayor intensidad. En general, el malestar por encontrarse en un cuerpo que no se siente como el propio[4] o que no coincide con la identidad sentida puede causar gran sufrimiento psicológico, que aumenta a su vez el riesgo de estrés, ansiedad y depresión.

Terapia de afirmación de género

Por lo general, las personas trans buscan distintas formas de afirmar su género: socialmente (por ejemplo, cambiándose de nombre y cambiando los pronombres con los que se refieren a sí mismas), legalmente (por ejemplo, marcando la casilla correspondiente al género sentido en los documentos gubernamentales), médicamente (por ejemplo, suprimiendo la pubertad o utilizando hormonas afirmadoras de género) y/o quirúrgicamente (por ejemplo, mediante una vaginoplastia, cirugía facial, aumento de mamas, reconstrucción del pecho masculino, etc.). Conviene señalar que no todas las personas trans utilizarán medidas de afirmación de género en todos los ámbitos; estas son decisiones individuales y muy personales.

Aquí, voy a centrarme en la terapia médica de afirmación de género (TAG) o de hormonación cruzada (con hormonas del sexo contrario), a la que recurren cada vez más personas transgénero y de género no binario para interceptar su transición a la pubertad o para armonizarse después de la pubertad con su identidad de género sentida. El tratamiento médico de afirmación de género tiene, por tanto, como objetivo una transición, y puede incluir hormonas o cirugía en algunos casos. Generalmente, la TAG se utiliza para reducir las características corporales del sexo natal de una persona e inducir las del género con el que se identifica. El tratamiento hormonal es la vía más utilizada. Cada vez son menos las personas transgénero que optan por la cirugía, ya sea debido a consideraciones de carácter social, médico o económico, o simplemente a una preferencia personal. Estos procedimientos y atención complementarios han demostrado mejorar la calidad de vida y la salud mental de muchas de ellas.[5]

Hay dos tipos principales de TAG, según el género al que se quiera hacer la transición:

TERAPIA HORMONAL MASCULINIZANTE
(O TRATAMIENTO HORMONAL TRANSMASCULINO: DE MUJER A HOMBRE)

El tratamiento hormonal masculinizante es la TAG que utilizan predominantemente los hombres transgénero, así como otros individuos transmasculinos e intersexuales. El propósito es cambiar los caracteres sexuales secundarios femeninos o andróginos por caracteres masculinos, y de este modo transformar el cuerpo para que sea más congruente con una identidad de género masculina. El tratamiento masculinizante suele provocar un engrosamiento de la voz y el desarrollo de un patrón masculino de distribución del cabello, la grasa y los músculos. Si se inicia antes de la pubertad, la TAG puede impedir el desarrollo de los senos y la vulva. Si se inicia después de la pubertad, no puede deshacer el desarrollo de mamas y vulva, a las que se podrá atender mediante cirugía y otros tratamientos.

La columna vertebral del tratamiento masculinizante es la testosterona. Hay diversas formas posibles de administrarla: inyecciones intramusculares, parches transdérmicos, geles, gránulos y píldoras. También se utilizan tratamientos antiestrógenos para reducir la producción de estrógenos y progesterona. Algunos de estos medicamentos se denominan antagonistas de la hormona liberadora de gonadotropina (GnRH). El término *antagonistas* hace referencia a que estos fármacos se oponen a la liberación de las hormonas LH y FSH, y esto, a su vez, detiene la producción de estrógenos y progesterona en los ovarios. También pueden emplearse algunos bloqueadores de estrógenos e inhibidores de la aromatasa, como los fármacos utilizados para el tratamiento del cáncer de los que hemos hablado en el último capítulo. Además, algunos hombres transgénero optan por someterse a una intervención quirúrgica de extirpación de senos, ovarios y/o útero, y quizá posteriormente a cirugías reconstructivas. Y todos estos cambios traen consigo una alteración añadida del ambiente hormonal.

En lo que a la cronología se refiere, por lo general, un año después de haberse iniciado el tratamiento masculinizante se ha intensificado el crecimiento del vello corporal, ha habido una pérdida de cabello y han aumentado la masa y la fuerza musculares.[6] El ciclo menstrual se detiene al cabo de entre dos y seis meses de tratamiento. Lo único que no necesariamente se detiene es la ovulación. Esta excepción significa que los hombres transgénero pueden quedarse embarazados (a menos que utilicen métodos anticonceptivos) y que tendrán la menopausia cuando llegue el

momento. Mientras encontramos nuevas formas de honrar la fluidez de género, nos topamos con el hecho de que nuestro sexo
fisiológico puede no ser tan flexible como nuestra identidad. Para
que quede claro, si una persona nace con ovarios y ha tenido un
ciclo menstrual en algún momento de su vida, es inevitable que
experimente la menopausia.

Así que estamos hablando de una *doble* transición: la de la
afirmación de género y la de menopausia, y estas transiciones
pueden entrelazarse y complicarse mutuamente. En el caso de
los hombres transgénero, la menopausia puede producirse o bien
espontáneamente a su debido tiempo, o bien como resultado de
una intervención quirúrgica. Aquellos que se sometan a una ooforectomía (la extirpación quirúrgica de los ovarios, posiblemente
junto con el útero) experimentarán la menopausia poco después
de la intervención y tendrán los mismos riesgos que una mujer
cisgénero que experimente una menopausia inducida. Como se
comenta a lo largo del libro, una ooforectomía practicada antes
de la menopausia puece aumentar el riesgo de padecer cardiopatías y osteoporosis, así como ansiedad, depresión e incluso deterioro cognitivo en la vejez. Desgraciadamente, a los hombres
transgénero rara vez se les ofrece la preparación adecuada para
lo que la menopausia trae consigo, da igual que sea espontánea
o inducida. Espero que este libro ayude a aclarar qué se puede
esperar y cómo mitigar los posibles síntomas y efectos secundarios.

TERAPIA HORMONAL FEMINIZANTE
(O TRATAMIENTO HORMONAL TRANSFEMENINO:
DE HOMBRE A MUJER)

El tratamiento hormonal feminizante es la TAG utilizada predominantemente por las mujeres transgénero, así como por otras

personas transfemeninas e intersexuales. En este caso, el objetivo de la TAG es feminizar su cuerpo. Suele consistir en preparados de estrógenos orales, transdérmicos o inyectables, a menudo en conjunción con análogos de la GnRH (la hormona liberadora de gonadotropina) que estimulan la producción de estrógenos y progesterona (a diferencia de los antagonistas de GnRH mencionados en la sección anterior). También pueden utilizarse medicamentos antiandrógenos, en este caso para suprimir la testosterona.

¿La terapia de afirmación de género cambia el cerebro?

Ahora que hemos visto los principales tipos de terapia de afirmación de género, volvamos a mi especialidad: la salud cerebral. ¿Tienen los tratamientos masculinizantes y feminizantes efectos notables en el cerebro?

Es indudable que introducir hormonas externas en el cuerpo y, al mismo tiempo, reducir drásticamente su propia producción hormonal afecta a todo el organismo, el cerebro incluido. Sin embargo, aunque el efecto de las hormonas en las características sexuales y la apariencia física es evidente, aún no se han recopilado datos clínicos precisos sobre cómo afecta la TAG al cerebro. La investigación sobre personas transgénero está aún en sus inicios, y los pocos estudios que se han llevado a cabo están enfocados, casi todos, en las mujeres transgénero. Apenas se ha investigado el cerebro de los hombres transgénero, lo que pone de relieve, una vez más, el estigma y marginación de que son objeto ciertos sectores de la población en el mundo de la medicina, como ya se ha comentado en capítulos anteriores. A esto se suma que la mayoría de los estudios realizados hasta la fecha se han limitado a personas transgénero jóvenes, de entre veinte y treinta años, si no más jóvenes todavía. Aun con todo, echemos un vistazo a lo que sabemos por ahora.

Como se exponía al principio del libro, la investigación sobre personas cisgénero ha revelado que el cerebro de los hombres y el de las mujeres tienen algunas diferencias. Las más citadas son que el cerebro del hombre tiende a ser en general más grande y que el de la mujer tienden a estar más interconectado. Es interesante reflexionar sobre estos hechos mientras examinamos el impacto que tiene la TAG en el cerebro.

Algunos estudios han utilizado resonancias magnéticas para observar el cerebro antes y después del tratamiento de afirmación de género en personas trans, en su mayoría mujeres transgénero. Los escáneres permitieron al equipo de investigación atisbar el interior del cerebro y mirar de cerca la materia gris para monitorizar si era más gruesa o más fina después de la TAG feminizante y medir simultáneamente cualquier cambio de conectividad entre regiones cerebrales próximas y lejanas. Los resultados son fascinantes. Entre seis meses y un año después de iniciado el tratamiento con medicamentos antiandrógenos (antitestosterona), algunas regiones cerebrales específicas de las mujeres transgénero habían disminuido de tamaño,[7,8] mientras que su conectividad había aumentado.[9] En otras palabras, la TAG hizo que el cerebro de las mujeres trans presentara algunas de las características estructurales de un cerebro femenino cisgénero,[10] típicamente más pequeño que el de hombres cisgénero, como decíamos, y más interconectado. Aunque hay menos estudios sobre esta transición en hombres transgénero, se ha observado en ellos también esta especie de mimetismo cruzado. En su caso, el tratamiento con testosterona y antiestrógenos tuvo exactamente el efecto contrario:[11] el cerebro aumentó de volumen en general y hubo un crecimiento específico de varias regiones que son típicamente más grandes en los hombres cisgénero que en las mujeres. En general, la TAG parece armonizar –al menos hasta cierto punto– el cerebro de una persona con aquellas características del género con el que se identifica que permiten establecer una comparación.[12] Estos resultados sugieren también que, efectivamente, la TAG cambia el cerebro lo mismo que cambia el cuerpo,[13] quizá de una forma que puede aliviar la sensación de incongruencia entre el cuerpo y la identidad de género. Sin embargo, lo que tal vez sea un poco inesperado es que estos cambios pueden afectar paralelamente al estado de ánimo, los niveles de energía, los patrones de sueño, el rendimiento cognitivo e incluso la salud a largo plazo, como se explica a continuación.

¿Cómo afectan estos cambios a la salud?

Desde un punto de vista clínico, además de los cambios de la apariencia corporal deseados, la TAG tiene algunos pros y contras adicionales. Por ejemplo, la gran mayoría de los hombres transgénero que reciben un tratamiento con testosterona dicen experimentar un aumento de la energía,[14] la concentración, el apetito y la libido, así como menor necesidad de dormir. Estas son las buenas noticias. La no tan buena es que el tratamiento puede provocar sofocos, niebla mental, episodios depresivos y otros síntomas cerebrales de la menopausia. Estos cambios suelen ser más agudos en caso de que se extirpen los ovarios, lo que significa que podrían producirse ya en la pubertad, si es entonces cuando se practica la ooforectomía. La TAG masculinizante puede causar además atrofia y sequedad vaginales. En este caso, las cremas tópicas y los lubricantes con base de estrógenos pueden ser una ayuda (recuerda lo que decíamos en el capítulo 9), pero, con el tiempo, este tipo de tratamiento puede aumentar el riesgo de osteoporosis y de síndrome del ovario poliquístico (SOP), que, si no se trata debidamente, podría afectar a la fertilidad e incluso aumentar el riesgo de cáncer de endometrio. Es importante saber que estos riesgos existen y tenerlos presentes a la hora de tomar cualquier decisión, al igual que los que se derivan de practicar una ooforectomía antes de la edad natural de la menopausia.

Las mujeres transgénero pueden experimentar cambios en cierto modo opuestos tras el tratamiento antitestosterona y/o estrogénica,[15] como disminución de la libido y alteraciones del estado de ánimo, de la calidad de sueño y de la sensibilidad a la temperatura. Tampoco esto se diferencia demasiado del cerebro de la menopausia. Según algunos estudios que analizan los efectos a largo plazo de esta terapia, las mujeres transgénero podrían tener, como consecuencia de la TAG, mayor riesgo de desarrollar enfermedades cardíacas y cáncer de mama que los hombres cisgénero.

Efectos de la terapia de afirmación de género en el rendimiento cognitivo

Teniendo en cuenta todo lo que hemos llegado a descubrir sobre cómo afectan los cambios hormonales a la salud cerebral, una no puede por menos que preguntarse si la TAG podría afectar también al funcionamiento cognitivo. Por el momento, necesitamos más información, ya que la investigación sobre sus riesgos y beneficios a largo plazo sigue siendo mínima, y los pocos estudios existentes sobre el tema se limitan, una vez más, a personas transgénero jóvenes, en su mayoría mujeres transgénero. No obstante, el más extenso que se ha realizado hasta la fecha, que combina datos de varios cientos de hombres y mujeres transgénero de entre dieciocho y veintiséis años aproximadamente, no indica efectos negativos claros a corto plazo,[16] sino más bien lo contrario: los hombres transgénero que recibían el tratamiento con testosterona mostraron un rendimiento visuoespacial algo superior,[17] mientras que las mujeres transgénero que recibían el tratamiento con estrógenos mostraron cierta mejora de la memoria verbal. Si recuerdas lo que hemos dicho en capítulos anteriores, aunque todavía no está claro si existen indiscutiblemente diferencias cognitivas entre los géneros, estos resultados coinciden con las habilidades cognitivas más ventajosas del género con el que se identifica la persona (las mujeres cisgénero tienden a tener mejor memoria verbal que los hombres cisgénero, mientras que los hombres cisgénero tienen a menudo mejores habilidades visuoespaciales que las mujeres cisgénero).

Dicho esto, es desconcertante que no se sepa prácticamente nada sobre los efectos de la TAG en personas transgénero de más de treinta años, sobre todo en los hombres trans. Necesitamos recopilar mucha más información fiable para saber cómo podrían afectar la TAG y la menopausia combinadas a la salud cognitiva y mental en sentido general, no digamos ya individual. Este dúo merece un examen riguroso, teniendo en cuenta sobre todo el alto grado de ansiedad y depresión que experimentan muchas personas transgénero ya antes de la menopausia. Mientras se diseñan los estudios necesarios para poder proteger y orientar con cuidado y conocimiento a las personas transgénero en su transición, seguimos a la espera de datos que nos ayuden a evaluar el impacto completo de la TAG en la cognición.

Este compás de espera hace que la atención preventiva sea aún más esencial. Hasta que los datos nos lleguen, mi consejo es el mismo para las personas transgénero que para las demás. Dado que hemos comprendido la importancia que tienen las hormonas para un sinfín de funciones cerebrales, y el impacto que puede tener a menopausia en esas funciones, debemos tener mucho cuidado a medida que avanzamos en el proceso. Mi consejo es que trates a tu cerebro como a tu mejor amigo y le muestres el máximo respeto en todas las edades y etapas de la vida. El propósito de este libro es que te asegures de que estás dando prioridad a tu cerebro y a tu salud mental, y utilizando técnicas que han demostrado científicamente su eficacia. A medida que nuestra cultura y el campo de la medicina van integrando los últimos descubrimientos de la ciencia más avanzada, está en nuestra mano fortalecer el cerebro y cuidar de su bienestar haciendo uso de las herramientas que se describen en estas páginas.

CUARTA PARTE
ESTILO DE VIDA Y SALUD INTEGRAL

Capítulo 13

EL EJERCICIO FÍSICO

EL PODER DEL ESTILO DE VIDA

HASTA AHORA HEMOS HABLADO de los medicamentos farmacológicos que pueden aliviar los síntomas de la menopausia y hacerte el camino un poco más fácil. Sin embargo, muchas mujeres prefieren que sus aliados en el viaje sean los remedios naturales, la dieta y el ejercicio. Afortunadamente, es una opción muy acertada, ya que hay toda una serie de cambios que una puede hacer en su estilo de vida, y de prácticas que puede incorporar y que sin duda repercutirán de manera favorable en su salud. Quiero que sepas que estas técnicas son igual de beneficiosas aun cuando la THS u otros medicamentos estén también incluidos en el plan.

En lo referente al estilo de vida, la menopausia es un momento estupendo para adquirir nuevos hábitos saludables y ser constante con los buenos hábitos que ya tienes. Con respecto a esto, me gustaría que consideraras tu cerebro simplemente como un músculo: si incorporas conductas que estimulen su actividad, se fortalecerá como cuando haces trabajar metódicamente los músculos de las piernas. Puedes ejercitar el cerebro, alimentarlo bien, cuidarlo con mimo..., y, entonces, él a su vez trabajará para ti con mucha más eficacia, a cualquier edad. Por ejemplo, consumir productos nutritivos, evitar las toxinas y mantener el estrés bajo control puede suponer una diferencia enorme, al igual que hacer ejercicio, dormir las horas necesarias y alimentar tu pensamiento con hechos y no con ficciones. Tu cuerpo y tu cerebro cuidarán de ti si tú cuidas de ellos.

El poder que emana de un estilo de vida saludable puede influir en cómo *responde* tu cerebro a la menopausia y, por consiguiente, hacer que te sientas mejor, más ligera y animada durante esta transición. Si lo estás pasando mal en la etapa previa a la menopausia, conviene que recuerdes que tienes autoridad sobre tu estilo de vida, tu entorno inmediato y tus opiniones y creencias. Estos factores pueden desempeñar un papel muy importante en cómo vaya definiéndose tu experiencia de la menopausia. Del mismo modo que los cambios hormonales pueden afectar a la calidad y los patrones de sueño, a la capacidad de concentración y a la composición corporal, también tus hábitos diarios pueden influir en los niveles de hormonas y, por tanto, en la intensidad de los síntomas corporales, que serán menos o más agudos dependiendo de que haya un mayor o menor equilibrio hormonal.

Quiero dejar claro que no he venido aquí a soltarte una lista de tácticas para «combatir» la menopausia, y mucho menos para «vencerla». Recuerda que la menopausia no es una enemiga. Y por encima de todo, no tengo ninguna intención de venderte un programa que haga que tu cerebro se vuelva impermeable a la menopausia o que te propulse mágicamente más allá de ella. Eso es ciencia ficción. Las prácticas y las modificaciones del estilo de vida que se sugieren a continuación han demostrado su eficacia en numerosas investigaciones. Solo requieren tiempo, constancia y persistencia para reportarte beneficios tangibles. ¡Vamos allá!

HACER EJERCICIO PARA TENER UNA MENOPAUSIA SALUDABLE

No te sorprenderá, probablemente, oírme decir que la mayoría no nos movemos tanto como deberíamos, ino estamos ni siquiera cerca! Según los Centros para el Control y la Prevención de las Enfermedades (CDC) de Estados Unidos, menos del 40% de las personas adultas ded can a alguna actividad física siquiera dos horas y media a la semana. Y adivina qué: las mujeres de más de cuarenta años son, con diferencia, el grupo demográfico que menos ejercicio hace. Muchas no hacen ningún tipo de ejercicio. Este descenso de la actividad física tiene un precio, y la fecha de cobro no podría ser más inoportuna.

No faltan buenas razones para que una se mantenga físicamente activa. Y si se acerca la menopausia, hay aún más razones. La actividad física puede estimular cambios hormonales positivos que reducen directamente la cantidad y gravedad de los sofocos, elevan el ánimo y mejoran la calidad de sueño. Además, refuerza la cognición, aumenta las reservas de energía corporales y mejora la calidad de vida. Solo esto, debería bastar para que te pusieras en pie de inmediato. Pero hay más. Las afecciones médicas que a menudo empeoran la menopausia o aparecen a la vez que ella, como por ejemplo los problemas metabólicos y la resistencia a la insulina, pueden reducirse o incluso revertirse haciendo ejercicio. La actividad física regular puede disminuir el riesgo de una lista muy larga de enfermedades crónicas, como cardiopatías, accidentes cerebrovasculares, hipertensión, diabetes tipo 2, osteoporosis, obesidad, cáncer de colon, cáncer de mama, ansiedad, depresión e incluso demencia. Si hubiera una pastilla para eso, nos la tomaríamos todas. ¿Qué te parece si, ya que dicha pastilla no existe, eliges una combinación de ejercicios que te guste?

Míralo así: en lo que respecta al cuerpo, todo está conectado, y cada pequeño movimiento tiene, innegablemente, un efecto dominó. Hacer ejercicio puede estabilizar los niveles de azúcar en la sangre, lo cual te dará más energía, y esto de por sí te pondrá de mejor humor. Tener más vitalidad y sentirte más optimista pueden animarte a hacer ejercicio con regularidad, lo que te ayudará a controlar el peso. Controlar el peso es una forma estupenda de mantener a raya los sofocos y sentirte más segura de ti misma. El que tengas menos sofocos hará que duermas mejor, y estar más descansada te hará más resistente al estrés. Y así sucesivamente. Con el tiempo, estas relaciones encadenadas crean un flujo positivo dentro de nuestro cuerpo y en nuestra vida, y convierten un círculo vicioso en uno victorioso. Hacer ejercicio puede ser una forma de tomar las riendas y disfrutar el paisaje de la menopausia a galope suave, sintiéndonos seguras, en lugar de sacudidas por los caprichos de un caballo salvaje.

No tiene vuelta de hoja. Hacer ejercicio con regularidad es un objetivo realista, que te ayudará a tener una menopausia más sana y con menos altibajos, y a la vez será la base para un bienestar de por vida. Es evidente la plétora de beneficios que el ejercicio reporta en diferentes aspectos, algunos de los cuales quiero subrayar a continuación.

Peso saludable y metabolismo

Al acercarse a la menopausia, muchas mujeres experimentan un aumento de la grasa corporal que no se explican. Ya tienes bastante con que unos sofocos comparables a la erupción del Vesubio te interrumpan el sueño cada noche y, como consecuencia, tengas el nivel de estrés por las nubes, como para que ahora los vaqueros con los que te sentías tan cómoda se hayan vuelto también contra ti. Es comprensible que te sientas frustrada y confusa. Pero no te rasques la cabeza: hemos descubierto al culpable.

Se trata de un ataque combinado (o de amenaza múltiple). Cuando la edad, la menopausia y una disminución de la actividad física se alían en tu contra, puede producirse un descenso de la tasa metabólica y de la masa muscular.[1] Las mujeres de mediana edad tienden a engorcar una media de entre 1,5 y 2,5 kilos en pocos años.[2] También la medida de cintura aumenta unos 2,2 centímetros. Sin embargo, contrariamente a lo que muchas mujeres creen, aunque la edad puede provocar un aumento de peso,[3] la menopausia en sí no tiene este poder. De lo que sí puede ser responsable la menopausia es de que aumente la grasa abdominal. ¿Por qué? Porque la fluctuación de los niveles de estrógenos puede hacer que se almacene grasa en el cuerpo, y el almacén es el vientre. Por fastidioso que resulte, este aparente desvarío corporal tiene una razón de ser: al ir disminuyendo la producción ovárica de estradiol, nuestro cuerpo empieza a recurrir al tejido adiposo abdominal para producir estrona, el estrógeno de reserva. La realidad es que necesitamos esa grasa abdominal para garantizar que la producción de estrógenos continúa a pesar de que vayamos cumpliendo años. Ahora bien, aunque tener suficiente grasa corporal puede contribuir a que el equilibrio hormonal se mantenga, un exceso de grasa puede causar otros problemas, como ya sabemos. Este cambio puede dar lugar a un cuerpo con forma de manzana, generalmente acompañado de una acumulación de grasa visceral, es decir, grasa oculta que se acumula alrededor de los órganos internos, y que aumenta el riesgo de enfermedades cardíacas y trastornos metabólicos. También es cierto que la reducción de estrógenos puede provocar fatiga, dolor articular y cierta desgana, por lo cual resulta mucho más tentador sentarse en el sofá que levantarse de él.

La buena noticia es que ese posible aumento de peso y de la medida de la cintura es *temporal* en la mayoría de las mujeres,[4] y se detiene prácticamente al cabo de unos años de posmenopausia. Pero lo más importante es que nada de esto es inevitable. De hecho, uno de los muchos beneficios derivados del ejercicio físico es que, al estimular el metabolismo, estabiliza el peso. Varios estudios han demostrado que las mujeres perimenopáusicas y posmenopáusicas que practican con regularidad alguna actividad física experimentan una mejora de la composición corporal,[5] con un índice de masa corporal (IMC) más bajo, menos grasa abdominal y un metabolismo más rápido, lo que les permite quemar calorías más fácilmente *a cualquier edad*.

Reducción del riesgo de cardiopatías y diabetes

Las cardiopatías siguen siendo la primera causa de muerte en mujeres mayores de cincuenta años. Esto puede estar relacionado con la pérdida de los efectos beneficiosos de los estrógenos en el sistema vascular,[6] combinada con un aumento del colesterol «malo» LDL (lipoproteína de baja densidad) en la mediana edad. La acumulación adicional de grasa abdominal durante la menopausia puede incrementar el riesgo de resistencia a la insulina y de diabetes tipo 2 (a su vez, factores de riesgo cardiovascular).

Pero atención: hacer ejercicio puede reducir o incluso revertir estos riesgos. Tan solo doce semanas de ejercicio físico metódico bastan para que mejore el peso,[7] se reduzca el perímetro de la cintura y desciendan los niveles de triglicéridos y colesterol total en las mujeres menopáusicas. Al mismo tiempo, la actividad física favorece que la tensión arterial mantenga unos valores normales a cualquier edad.[8] No es pura coincidencia que las mujeres menores de sesenta años que hacen ejercicio con regularidad

tengan un riesgo mucho menor de sufrir cardiopatías a los setenta y los ochenta años.[5] En resumen: la actividad física favorece la
salud del corazón, y lo que es bueno para el corazón es bueno
para el cerebro, ¡por no hablar del resto de ti!

Disminución de los sofocos

El poder que tiene el ejercicio físico para minimizar y, potencialmente, prevenir los síntomas relacionados con la menopausia es
noticia de actualidad en todo el mundo. Prestigiosas sociedades profesionales como la Sociedad Norteamericana de la Menopausia y el Real Colegio de Especialistas en Obstetricia y Ginecología del Reino Unido recomiendan el ejercicio regular como una
intervención probadamente eficaz para mantener a raya los sofocos. La razón de esto es muy simple: el ejercicio mejora la capacidad del cuerpo para regular su temperatura, y es probable
que nos ahorre tener que buscar en vano el botón del termostato
corporal para no ahogarnos en sudor. Como decíamos hace un
momento, el ejercicio ayuda también a regular la masa y la grasa
corporales, y este efecto combinado ¡puede reducir drásticamente el número y la intensidad de los sofocos! En varios ensayos clínicos, las mujeres que al principio tenían un exceso de grasa corporal y, gracias al ejercicio físico, fueron bajando de peso en el
transcurso del estudio informaron de una reducción significativa
de los sofocos, y a veces de una desaparición completa, en tan
solo un año.[10]

Además, en caso de producirse sofocos, la cantidad de sudoración y de molestias se reduce de manera significativa en las
mujeres que están físicamente activas. En un estudio de tres mil
quinientas mujeres latinoamericanas, las que hacían ejercicio
regular de intensidad moderada tenían un 28% menos de proba-

bilidades de sufrir sofocos intensos que las que se ejercitaban menos.[11] En una muestra de más de cuatrocientas mujeres australianas, las que hacían ejercicio a diario experimentaban un 49% menos de sofocos que las que llevaban una vida sedentaria.[12] Esto es impresionante, si se tiene en cuenta que la THS reduce los sofocos en un 75%. Y lo mejor de todo es que puedes disfrutar de estos beneficios si empiezas a ponerte en forma a partir de hoy, incluso aunque nunca hayas hecho ejercicio con regularidad. Según varios estudios, las mujeres sedentarias que inician una rutina de ejercicio físico por primera vez en su vida, y son constantes, pueden experimentar una reducción notable de los sofocos en tan solo tres meses.[13]

Dormir mejor

Lo cierto es que las mujeres que hacen ejercicio regular duermen mejor. Un nivel alto de sedentarismo se asocia sistemáticamente a una peor calidad de sueño, cuando no a un insomnio en toda regla, lo cual constituye una de las mayores preocupaciones de muchas mujeres durante la menopausia. Por otra parte, las mujeres perimenopáusicas y posmenopáusicas que están físicamente activas se despiertan menos por la noche,[14] tienen más calidad de sueño y sufren menos insomnio.[15,16]

Mejor humor y una sensación de bienestar

Cuando hacemos ejercicio, las *endorfinas* (los analgésicos naturales que produce el cuerpo) fluyen con libertad, y automáticamente nos elevan el ánimo. Se libera serotonina, que nos relaja y nos crea una profunda sensación de bienestar. Este efecto antidepresivo está relacionado con un descenso de las hormonas del estrés, ¿y a quién no le vendría bien un poco de esto? El resultado es que, atendiendo a sus declaraciones, las mujeres de mediana edad que más actividad física realizan tienen mejor calidad de vida,[17] y experimentan mayor bienestar psicológico y una disminución de los síntomas de depresión y ansiedad, tanto antes como después de la menopausia. En un análisis combinado de once ensayos clínicos en los que participaron un total de casi dos mil mujeres de mediana edad, el ejercicio metódico redujo significativamente los síntomas depresivos,[18] así como el estrés y el insomnio asociado, en solo doce semanas. Tanto los regímenes de ejercicio moderado como los de baja intensidad funcionaron a las mil maravillas. Dado que no a todo el mundo le gustan los entrenamientos intensivos (o no es capaz de hacerlos), esta es una noticia estupenda.

Mejor memoria y menor riesgo de demencia

El ejercicio físico no solo nos sirve para fortalecer los músculos, mantener a raya el estrés y disfrutar los beneficios de las endorfinas, sino también para mejorar la memoria. Por ejemplo, en un estudio hecho con miles de personas de edad avanzada, las que realizaban actividades físicas con regularidad tenían un 35% menos de riesgo de demencia que las sedentarias.[19] Y entiéndeme, muchas de estas actividades no se llevaban a cabo en un gimnasio, sino que eran tan sencillas como caminar, montar en bicicleta, subir escaleras y hacer tareas domésticas.

En relación con el tema que nos interesa, un estudio reciente hizo un seguimiento de unas doscientas mujeres de mediana edad durante nada menos que cuarenta y cuatro años. Los resultados muestran que las que estaban más en forma y gozaban, por tanto, de una salud cardiovascular del más alto nivel tenían un 30% menos de riesgo de desarrollar demencia a medida que envejecían,[20] en comparación con las que de principio a fin habían llevado una vida sedentaria. Como especialista en demencia, puedo asegurarte que una reducción del 30% en los índices de demencia es algo extraordinario; hasta el momento, ningún medicamento ha conseguido un efecto ni siquiera parecido. Y esto es coherente con lo que hemos descubierto en nuestros estudios, donde las imágenes cerebrales muestran que las mujeres de mediana edad que están físicamente activas presentan una actividad cerebral más vigorosa,[21] menor encogimiento del cerebro y menos placas amiloides (asociadas con el alzhéimer) que sus homólogas sedentarias, todo lo cual contribuye a mantener la cabeza despejada y una memoria de elefante durante muchos años.

Huesos más fuertes y menos lesiones

Uno de los beneficios más apreciados que reporta el ejercicio físico es el milagro que obra en la densidad ósea. Al tiempo que fortalecemos los músculos, se fortalecen también los huesos. La actividad física frena de hecho la pérdida de masa (o densidad) ósea después de la menopausia,[22] y reduce de este modo el riesgo de fracturas y osteoporosis. Durante la menopausia y después, el hecho de que sea menos probable que suframos caídas y lesiones nos anima a su vez a estar en movimiento, y reduce además la probabilidad de potenciales dolores.

Longevidad

Lo que sigue no es una hipérbole: mantenerte activa físicamente puede salvarte la vida. No es mi intención asustarte con las estadísticas que presento a continuación, pero no nos andemos con rodeos: cuanto más tiempo pasas sentada y tumbada sin apenas hacer ejercicio, mayor riesgo tienes, en fin, de morirte.

Por poner algunos ejemplos, en la Iniciativa para la Salud de la Mujer (WHI), entre más de noventa y dos mil mujeres posmenopáusicas de cincuenta a setenta y nueve años, se observó que las que tenían una vida menos sedentaria (es decir, las que menos tiempo pasaban sin moverse) mostraron un riesgo significativamente menor de mortalidad que sus homólogas menos dinámicas.[23] En concreto, aquellas que estaban físicamente activas durante más de cinco horas al día tenían un 27% menos de probabilidades de morir de enfermedades cardiovasculares,[24] y un 21% menos de probabilidades de morir de cáncer que las que pasaban ocho horas o más al día en modo sedentario (ino, esto no incluye el tiempo que pasaban durmiendo!). Y estas no son las únicas pruebas impactantes sobre el tema. En Estados Unidos, el Estudio de la Salud de las Enfermeras reveló resultados similares entre mujeres más jóvenes,[25] de treinta y cuatro a cincuenta y nueve años. Cuando estas mujeres llegaban a los setenta y a los ochenta años, las que habían estado físicamente activas tenían un 77% menos de riesgo de morir a causa de enfermedades del aparato respiratorio,[26] un 31% menos de riesgo de morir por enfermedades cardiovasculares y un 13% menos de riesgo de morir de cáncer que sus compañeras mayormente sedentarias. Así que está claro, es hora de ponerse en marcha.

¿QUÉ TIPO DE EJERCICIO ES EL MEJOR?

A todas las mujeres nos cuesta encontrar tiempo para nosotras. ¿Hay alguna forma de hacer ejercicio que sea *más inteligente* que *intensa*? ¿Hay algún tipo de ejercicio que favorezca especialmente a las mujeres en edad menopáusica? ¿Y a las mujeres de edad más avanzada? Las preguntas habituales cuando una mujer decide ponerse en movimiento son: con qué intensidad, con qué frecuencia, durante cuánto tiempo y qué tipo de ejercicio es el mejor.

Con qué frecuencia

- *Antes de la menopausia.* En este caso, el objetivo es hacer cuatro o cinco sesiones semanales de entre cuarenta y cinco minutos y una hora. Las investigaciones demuestran que esta fórmula es particularmente eficaz para favorecer la salud hormonal e incluso la fertilidad.[27] Recuerda que cuanto más tiempo seas fértil, más tardarás en encontrarte con la menopausia.
- *Durante la menopausia y hasta los sesenta y cinco años aproximadamente.* En este periodo, adaptamos la receta: lo ideal es hacer de tres a cinco sesiones a la semana, cada una de treinta minutos a una hora, y ajustar la duración y la intensidad del ejercicio en función de la edad, la seriedad de los síntomas y el estado de salud y forma física generales. Obviamente, si puedes hacer más, haz más.
- *Después de los setenta.* Hacer sesiones diarias de al menos quince minutos puede ser una buena norma, aunque muchas mujeres podrán (y querrán) hacer más que eso.

Con qué intensidad

Existe el mito de que, cuanto mayor eres, con más intensidad tienes que trabajar para ver algún resultado. Sin embargo, numerosos estudios rigurosos sobre el tema han demostrado justo lo contrario. Especialmente en el caso de las mujeres posmenopáusicas, el ejercicio de intensidad moderada es más beneficioso que un esfuerzo intenso. Recuerda que no estamos hablando aquí de hacer culturismo; lo que nos importa es tener buena salud.

En la mediana edad, la relación entre la intensidad del ejercicio físico y la salud tiene forma de U invertida. Como se ve en la figura 9, un ejercicio de baja intensidad produce algunos beneficios para la salud pero lo que surte verdadero efecto es el ejercicio de intensidad moderada. Hacer un mayor esfuerzo y trabajar con intensidad máxima no parece, en cambio, ser más beneficioso; por raro que parezca, los resultados son incluso menos favorables. En las mujeres, el ejercicio regular de intensidad moderada se ha asociado a un menor riesgo de cardiopatías, accidentes cerebrovasculares, diabetes y cáncer si empieza a practicarse a partir de la mediana edad.[28] Como incentivo adicional, también se ha asociado a una mejor calidad de sueño.[29]

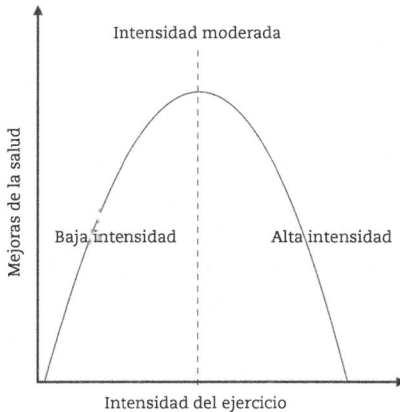

Figura 9. Intensidad del ejercicio y mejora de la salud en mujeres de mediana edad

Con todo el revuelo que causan actualmente los campamentos de entrenamiento, el boxeo, la bicicleta estática (*spinning*) y el entrenamiento de intervalos de alta intensidad, te preguntarás por qué es tan eficaz el ejercicio de intensidad moderada. En primer lugar, un dato importante es que ninguno de esos programas que acabo de mencionar se ha creado teniendo en cuenta la fisiología femenina, y mucho menos la menopausia. Están basados en las tendencias e intereses de un grupo demográfico muy específico, y luego se venden como si fueran beneficiosos para *todo el mundo*. La verdad es que no lo son. ¿Y adivina qué? En los estudios científicos se ha descubierto que el entrenamiento de alta intensidad beneficia claramente *a los hombres*, mientras que el cardio y el entrenamiento de resistencia de intensidad moderada tienen mejores resultados *en las mujeres*.[30] Esta diferencia podría deberse a que el ejercicio de alta intensidad aumenta el cortisol, la principal hormona del estrés, que la mayoría de las mujeres tienen ya en abundancia. Los entrenamientos de alta intensidad exigen, por otra parte, más horas de sueño y de descanso para recuperarse, un bien escaso en el mundo femenino.

Vamos a aclarar qué se entiende por *ejercicio de intensidad moderada*. No estamos hablando de dar un paseo tranquilo (aunque sin duda es mejor eso que nada, si no tienes tiempo o energía para más). Ejercicio de intensidad moderada es cualquier actividad física que aumente la frecuencia cardíaca y te haga sudar ligeramente. Para esto, tendrás que moverte lo bastante rápido como para que la sangre fluya y te suba a las mejillas. Aunque quizá notes que te falta un poco el aire si intentas hablar a la vez, no deberías tener que esforzarte para respirar. Ahora bien, si eres capaz de ponerte a cantar en voz alta al mismo tiempo, es que no has alcanzado un ritmo lo bastante rápido.

Dicho esto, quiero dejar claro que no estoy sugiriendo que te deshagas de las mancuernas más pesadas y te olvides para siempre de las flexiones. Muchas mujeres son capaces de hacer todo lo que incluyen los entrenamientos de alta intensidad y más. Solo digo que, para el propósito que nos ocupa aquí, lo ideal es hacer más a menudo ejercicio de intensidad media. Ese ritmo garantiza que lo harás con suficiente *constancia* y la intensidad *suficiente* como para obtener los beneficios que deseas y necesitas.

QUÉ TIPO DE EJERCICIO

Para obtener los máximos beneficios, las expertas y expertos en el tema recomiendan tres tipos de ejercicio principales: aeróbico, de fortalecimiento y de flexibilidad y equilibrio.

EJERCICIO AERÓBICO

Si quieres sacar el mayor provecho posible del tiempo y la energía que inviertes, empieza por el ejercicio aeróbico. Este tipo de ejercicio se considera desde hace mucho el más eficaz en todos los sentidos. Aumenta la frecuencia cardíaca, mejora el flujo sanguíneo y la circulación, y bombea oxígeno y nutrientes por todo el cuerpo. Esto, a su vez, protege el corazón contra las placas (acumulaciones de grasa, colesterol y otras sustancias en las paredes de las arterias), al tiempo que despeja la cabeza y agudiza la mente. Por si fuera poco, el ejercicio aeróbico es también la mejor actividad para detener los sofocos.[31]

Pero para beneficiarte de sus efectos, tampoco en este caso hace falta que te apuntes a CrossFit o empieces a prepararte para una maratón. Caminar ir de excursión o utilizar una máquina o bicicleta elíptica también sirven. Numerosos ensayos clínicos han demostrado que incluso una actividad tan sencilla como caminar a paso ligero puede mejorar significativamente la salud en tan solo tres meses.[32] (*A paso ligero* quiere decir caminar deprisa, como si llegaras tarde a una cita). En muchos estudios se ha visto que caminar rápido durante treinta minutos tres veces por semana reducía el insomnio,[33] la irritabilidad y la fatiga en mujeres de mediana edad. También mejoraba el peso y el perímetro de cintura, y reducía los niveles de triglicéridos y de colesterol total. Además, caminar ralentiza el encogimiento del cerebro,[34] y nos protege así contra la niebla mental y el declive de la memoria. Concretamente, caminar un mínimo de seis mil pasos al día se ha asociado a un menor riesgo de cardiopatías y diabetes en mujeres de más de cuarenta años.[35] Y si te pones como objetivo llegar a los nueve mil o diez mil pasos, podrás reducir además el riesgo de demencia.[36]

Otros ejemplos de ejercicio al ritmo adecuado son pedalear a una velocidad de entre once y quince kilómetros por hora, subirte a la máquina elíptica y andar a paso constante, saltar a la cuerda, nadar, hacer ejercicio en el agua, jugar al tenis, ir a clases de gimnasia en grupo, subir las escaleras o bailar. Recuerda que puedes combinar estas cosas y crear tu propia rutina personalizada. Cualquier ejercicio que te haga estar en pie te ayudará además a conservar la masa ósea y a prevenir la osteoporosis.

A las que no dispongáis de recursos para ir al gimnasio o de tiempo para dar largos paseos, os recuerdo que el efecto acumulado de actividades cotidianas como la jardinería, la limpieza de la casa y demás tareas del hogar, por no hablar de correr detrás de vuestras criaturas –ya seáis madres o abuelas– no es nada desdeñable. Puede que con estas actividades no se consigan los mismos efectos que con un ejercicio más intenso, pero hay quienes aseguran que realizar una hora al día de actividades físicas de baja intensidad tiene un efecto favorable sobre los síntomas de la menopausia y la ca idad de vida en general.[37]

FORTALECIMIENTO

Las pruebas más recientes apuntan a la importancia de que las mujeres combinen el ejercicio aeróbico de intensidad moderada con ejercicios de levantamiento de pesas para obtener los máximos beneficios. El ejercicio aeróbico se centra en la salud metabólica y reduce los sofocos, y los ejercicios de fortalecimiento son especialmente eficaces para disminuir la ansiedad y mejorar el estado de ánimo.[38]

El entrenamiento con pesas, máquinas de musculación o bandas de resistencia puede aumentar la masa muscular y, de este modo, estimular la formación de hueso e impulsar el metabolismo. Los ejercicios que utilizan el peso del cuerpo, como las flexiones de brazos y abdominales, así como las elevaciones de rodillas, las planchas, las estocadas y las sentadillas, también aumentan la masa muscular, favorecen la salud ósea, tonifican los músculos del tronco y mejoran el equilibrio. Elige el peso o nivel de resistencia que sea justo el necesario para que al cabo de quince repeticiones sientas el ardor de los músculos en movimiento. Aumenta gradualmente el peso o el nivel de resistencia a medida que te vayas poniendo más fuerte.

EJERCICIOS DE FLEXIBILIDAD Y EQUILIBRIO

Hay muchos tipos, entre otros el yoga, el taichí, el método pilates en colchoneta y los estiramientos. Todos ellos te ayudarán a mejorar la coordinación, a mantenerte firme en el suelo, y a evitar las caídas y la artritis en el futuro. El yoga y el pilates incluyen también ejercicios especializados de respiración, que favorecen la relajación y el equilibrio hormonal a la vez que tonifican el tronco. Los estudios demuestran que este tipo de ejercicio, en particular, puede liberar tensiones y favorecer un sueño de calidad.

Hablaremos más sobre las técnicas mente-cuerpo en el capítulo 16, pero para que veas lo importantes que son el equilibrio y la flexibilidad, es hora de que hagamos una prueba muy reveladora: ¿eres capaz de mantener el equilibrio sobre una pierna durante al menos diez segundos?

Resulta que un equilibrio deficiente está asociado a la fragilidad en la vejez,[39] y es también un indicador primordial de deterioro de la salud. Se da por sentado que las mujeres menores de setenta años deberían superar esta prueba sin pestañear. Si es tu caso, estupendo: ahora prueba a hacerlo durante un minuto. Si tienes más de setenta años y puedes hacerlo con facilidad, enhorabuena, estás en mejor forma que muchas de tus iguales. Si, por el contrario, no consigues mantener el equilibrio sobre un pie durante diez segundos, independientemente de cuál sea tu edad,[40] es posible que tengas casi el doble de probabilidades de experimentar un rápido declive de la salud en la próxima década. Si esto no es una motivación para apuntarte a esa clase de yoga, ¡ya me dirás tú!

MANTENER LA MOTIVACIÓN

La mayoría de los estudios, incluidos muchos ensayos clínicos, indican que, si sigues las pautas que se acaban de describir, deberías empezar a recoger los frutos de tu trabajo en tan solo doce semanas. Sin embargo, aunque la mayoría somos conscientes de que el esfuerzo vale realmente la pena, muchas personas se resisten a hacer ejercicio. Y las excusas más comunes suelen ser el dinero, el tiempo y la motivación.

Existe la idea de que hacer ejercicio con regularidad supone desembolsar una cantidad de dinero enorme, para apuntarse a un gimnasio o invertir en un equipo de *fitness* carísimo. Pero, créeme, no es así. Caminar, hacer senderismo, correr o, si tienes bicicleta, montar en bici son formas divertidas de hacer ejercicio que no cuestan nada. Los aparatos más pequeños, como la pelota estática, las mancuernas o las bandas de resistencia, se pueden utilizar para gran variedad de ejercicios y son muy eficaces (y baratos). También hay rutinas de entrenamiento que no requieren ni una sola pieza de equipamiento, y puedes encontrar muchas de ellas gratis en internet y en YouTube.

La falta de tiempo, que posiblemente sea el principal motivo por el que las mujeres no hacen ejercicio, es un tema peliagudo. Tenemos una agenda repleta: el trabajo, la familia, criaturas pequeñas y un sinfín de responsabilidades más, por separado o todas juntas, así que no es fácil encontrar un hueco. Pero aunque no cabe duda de que hay que hacer auténticos malabarismos para encajar el ejercicio en medio todo esto, no debes perder de vista que el premio será tener más energía, dormir mejor, estar de mejor humor, tener la cabeza más despejada, menos estrés y sofocos..., y la lista continúa. Así que la cuestión no debería ser si es factible, sino cómo conseguirlo. Tanto si la solución es darle prioridad sobre otras cosas, como si es encontrar formas ingeniosas de introducir el movimiento en tu rutina diaria, estos son algunos consejos que te pueden ayudar:

- Programa un momento al día para hacer ejercicio. Anótalo en el calendario y cumple el horario todo lo posible.
- Divide el tiempo. Si no tienes una hora seguida para hacer ejercicio, prueba a dividirlo en tres segmentos de veinte minutos que puedas encajar más fácilmente.

- Si solo dispones de veinte minutos en todo el día, haz ejercicio durante veinte minutos. Para tu salud, la diferencia es enorme entre que ejercites el cuerpo veinte minutos o no hagas nada. Y, además, ¡el ejercicio a ritmo rápido tiene sus particulares beneficios!

- Y si no puedes sacar ni veinte minutos al día, haz planchas abdominales. Ponte en posición de plancha y aguanta lo máximo posible. Diez minutos en esta posición pueden tener un efecto en el cuerpo entero comparable a una hora de sentadillas.

- Si te preocupa qué hacer con tu familia durante ese tiempo, busca la manera de incluirla en el ejercicio. Salid a pasear, jugad a la pelota en el parque o en el jardín, dad un paseo en bicicleta, saltad a la comba o compraos una pequeña cama elástica que podáis tener en casa. Cuando mi hija era pequeña, me ponía a hacer mi tabla de yoga mientras ella me trepaba por las piernas y se me colgaba del cuerpo. Se convirtió en mi peso libre favorito, y ella disfrutaba todavía más que trepando por la estructura de barras del parque.

- Busca clases gratuitas en internet. Si te lo puedes permitir, considera la posibilidad de buscar una entrenadora o entrenador personal que te ayude a organizar una rutina de ejercicio personalizada, adaptada a ti y tu horario. En algunos casos, ofrecen sesiones a través de Zoom o de Skype, lo que te evita tener que desplazarte y te lo pone todavía más fácil.

- Observa los progresos que vayas haciendo, porque esto te motivará y facilitará que seas constante. A pesar de lo útiles que pueden ser los diversos dispositivos que existen hoy en día, no necesitas un anillo Oura ni un Apple Watch. Hay infinitas formas de hacer un seguimiento preciso de tu actividad física. Basta con que anotes con qué frecuencia haces ejercicio y durante cuánto tiempo, qué ejercicios has hecho y cómo te has sentido. Si puedes conseguir un contador de pasos sencillo, podría ayudarte también a cumplir los objetivos que te pongas.

Por último, la persistencia es primordial. Mucha gente prueba a hacer un tipo de ejercicio que no es el adecuado y abandona antes de empezar. Nos puede pasar a todas, ya sea porque no vemos que se produzca ningún cambio corporal a la velocidad que nos gustaría o porque nos ponemos metas inalcanzables y nos desanimamos rápidamente. Esto es lo que pienso: olvídate de las celebridades que a los cincuenta años aparentan veinticinco, sobre todo de las que se fijan metas imposibles. Recuerda que estas mujeres tienen a su servicio a equipos enteros de entrenadores personales, cirujanos, estilistas y chefs para poder estar siempre fabulosas delante de las cámaras. En vez de tomarlas como referente, define lo que significa para ti estar en forma y tener buena salud.

Tampoco debemos olvidar que a algunas personas no les gusta hacer ejercicio. Si es tu caso, tengo que insistir en que es muy importante que busques formas de mantener el cuerpo en movimiento que te hagan disfrutar, porque es la única manera de que seas constante. A algunas mujeres les gusta el aspecto competitivo del ejercicio (deportes), a otras el del contacto social (clases), a otras la soledad (paseos en solitario) y a otras la diversión (baile). Puede que lo de ir todos los días al gimnasio no sea lo tuyo. Tal vez te gusten más las actividades al aire libre: caminar o montar en bici, o hacer yoga en el parque. O puede que sí te guste ir al gimnasio, pero te sientas rara yendo sola. Entonces, apúntate a una clase o a un grupo, o forma equipo con una compañera de entrenamiento. Y si lo que te gusta es hacer las cosas tú sola, sal a andar (con el objetivo de llegar a esos seis mil pasos o incluso de superarlos) o pon música y mueve el esqueleto a tus anchas. Hagas lo que hagas, recuerda que donde hay voluntad, hay un camino (o *querer es poder*). Decide cuáles son tus objetivos principales en lo que respecta a la salud, y ponte al mando de tu bienestar. Cuida de que sean objetivos realistas, alcanzables, y dirígete hacia ellos con amor a la mujer que eres, en lugar de criticándote a cada paso. Da rienda suelta a la creatividad, y sé tú misma.

Capítulo 14

DIETA Y NUTRICIÓN

ALIMENTO PARA EL PENSAMIENTO

EN NUESTRA SOCIEDAD, nos importa más hacer dieta para reducir la cintura que para estar *bien alimentadas*. Sin duda, itenemos trastocado el orden de prioridades! Ser selectivas con lo que nos llevamos a la boca es fundamental para nuestra salud y bienestar generales en cualquier etapa de la vida, y es igual de importante para la salud de nuestro cerebro.

La neuronutrición, o nutrición para el cerebro, constituye una parte sustancial de mi mundo. Como científica del cerebro, soy muy consciente de la importancia que tiene la alimentación para la salud cerebral; por tres razones principales. En primer lugar, nuestro cerebro necesita nutrientes muy concretos para funcionar correctamente. En segundo lugar, las células cerebrales están formadas, en gran parte, por los alimentos que ingerimos: comida tras comida, día tras día, esos alimentos -y más concretamente, los nutrientes que contienen- se convierten en el tejido mismo de nuestro cerebro. Y, por último, las células cerebrales (neuronas) están constituidas de manera diferente a las células que componen todos los demás órganos. A diferencia del resto del cuerpo, donde las células se reconstruyen y reubican constantemente, la mayoría de nuestras neuronas cerebrales son *irreemplazables*: nacen con nosotras y nos acompañan durante la mayor parte de nuestra vida.[2] Teniendo esto en cuenta, la próxima vez que dudes entre comerte un plato de verduras frescas y cereales integrales o una hamburguesa grasienta con queso, quizá te pares un momento y decidas de qué quieres llenarte la cabeza.

En el caso de las mujeres, se ha demostrado que una nutrición inteligente no solo influye en la composición corporal y los niveles de energía, sino que además puede ser una poderosa aliada contra el envejecimiento, las enfermedades y, como ya habrás adivinado, la menopausia. Comer de forma *inteligente* no tiene mayor misterio; consiste en llenarte el plato de alimentos ricos en nutrientes, es decir, ricos en vitaminas, minerales, fibra, hidratos de carbono complejos, proteínas magras y grasas saludables. Además de ser nutritivos y deliciosos, este tipo de alimentos pueden reducir la inflamación y hacerte más resistente al estrés; pueden elevarte el estado de ánimo y despejarte la cabeza. Te ayudarán a dormir mejor, a sentirte mejor y a rendir más. Y esto no es todo; hay pruebas de que ciertos alimentos selectos tienen un efecto muy favorable para la salud hormonal, y regulan los ciclos menstruales, retrasan la aparición de la menopausia y reducen la frecuencia e intensidad de los síntomas. Y a la inversa, claro; una dieta pobre en nutrientes puede empeorar esos síntomas, acelerar la llegada de la menopausia y hacer que te sientas irritable, desganada, agotada y embotada. Durante la perimenopausia en particular, podrías empezar a notar que ciertos alimentos te producen síntomas concretos. Por ejemplo, los alimentos que aumentan el nivel de glucosa en la sangre pueden dejarte de repente sin energía y con los nervios a flor de piel. El alcohol puede exagerar, prolongar o multiplicar los sofocos. Los alimentos refinados, procesados y con muchos conservantes tienen una habilidad especial para desanimarte y descentrarte, y matan así dos preciosos pájaros de un tiro.

Por lo tanto, es importante saber qué alimentos y nutrientes favorecen la salud de nuestro cerebro en general –y de nuestro cerebro de la menopausia en particular– y qué alimentos y nutrientes tienen justamente el efecto contrario y deben evitarse. Al mismo tiempo, *cómo* comemos es tan importante como qué comemos. A medida que la menopausia vaya despertando mayor interés general, irán apareciendo dietas a diestro y siniestro que se atribuirán el poder de controlarla. Ten cuidado con estas modas, pues tienen poco que ver con la menopausia y mucho con vaciarte el bolsillo. Las estrategias de *marketing* utilizan ese interés y se aprovechan de nuestra vulnerabilidad, porque soñamos con tener un vientre más plano sin invertir energía en conseguirlo. Habrá dietas que lleguen a recomendarte que no pases de las ochocientas calorías al día, una recomendación insostenible y, además, temeraria. Algo que hemos aprendido tras décadas de investigación es que las dietas basadas en medidas extremas acaban fracasando siempre. No solo no surten el efecto que se nos había prometido, sino que, mientras las probamos, alteran el delicado equilibrio del conjunto integral cuerpo-cerebro-hormonas. Así que espero que estés dispuesta a contemplar con cierto escepticismo los regímenes de diez días de limpieza a base de pepino, la última dieta de moda y cualquier estratagema para ponerte en forma a la velocidad del rayo, y a ver aquí conmigo qué dicen los estudios científicos sobre la alimentación idónea para la menopausia.

LA DIETA MEDITERRÁNEA... UN POCO MÁS VERDE

La mejor manera de saber cuáles son las dietas que realmente funcionan es tener en cuenta lo que dice la ciencia, por un lado, y lo que muestra la tradición, por otro. La ciencia explica por qué determinadas dietas son saludables, mientras que la tradición nos permite saber si han resistido el paso del tiempo. Cuando la ciencia se encuentra con la tradición y las dos asienten a la vez, vamos por buen camino.

Hablemos de la dieta mediterránea, puesto que hace mucho tiempo que se la considera una de las más saludables del mundo. Están bien documentados los efectos protectores de la dieta mediterránea tradicional,[3] sobre todo para el cerebro, el corazón, los intestinos y las hormonas, lo cual se traduce en una disminución del riesgo de cardiopatías, accidentes cerebrovasculares, obesidad, diabetes, cáncer, depresión y demencia hasta un grado que muy pocas dietas ofrecen. En lo que respecta concretamente a la salud de las mujeres, la dieta mediterránea es una gloria, ya que reduce la presión arterial y los niveles de colesterol y glucosa en sangre.[4,5] Como resultado, las mujeres que siguen la dieta mediterránea tienen un 25% menos de riesgo de sufrir un infarto cardíaco o un derrame cerebral que las que siguen una típica dieta occidental con abundantes alimentos procesados, carne, dulces y bebidas azucaradas.[6] Además, las que siguen la dieta mediterránea en la mediana edad tienen al menos un 40% menos de riesgo de experimentar depresión en la vejez que aquellas que se alimentan de un modo menos saludable.[7] También tienen la mitad de riesgo de padecer cáncer de mama.[8]

Otra buena noticia es que las mujeres que siguen una dieta mediterránea experimentan una menopausia generalmente más suave, con muchos menos sofocos. Por ejemplo, en un estudio de más de seis mil mujeres con síntomas menopáusicos, las que seguían esta dieta experimentaron una disminución de los sofocos y los sudores nocturnos de un 20%.[9] Además, este patrón dietético puede retrasar el comienzo de la menopausia.[10] Un extenso estudio que recogió datos dietéticos de catorce mil mujeres reveló que el consumo de pescado y legumbres, como guisantes o judías, está asociado a un retraso de hasta tres años. En cambio, el panorama de las mujeres que consumían menos productos frescos de este tipo y más alimentos procesados y carbohidratos refinados, como arroz blanco y pasta, era menos grato; en su caso, había un inicio acelerado de la menopausia. Estos datos son coherentes también con el hecho de que muchas mujeres que siguen una dieta típica occidental entran en la menopausia a edad precoz y sufren sus efectos con mayor intensidad.

¿Y cómo consigue aportar la dieta mediterránea unos beneficios tan impresionantes?

A primera vista, es una dieta baja en calorías y rica en fibra, grasas saludables y carbohidratos complejos –todos ellos componentes fundamentales de los alimentos ricos en nutrientes que antes mencionábamos–, y no contiene azúcares refinados ni alimentos procesados, lo cual –no podemos ignorarlo– es sello de una dieta saludable. Desde el punto de vista nutricional, la dieta mediterránea tiene una base vegetal, sin ser excesivamente restrictiva. Las hortalizas y frutas frescas, los cereales integrales, las legumbres y una variedad de frutos secos y semillas son los protagonistas. Pequeñas cantidades de pescado y marisco, huevos y aves de corral son otros alimentos típicos, mientras que los lácteos y la carne roja se consumen con moderación. Los aceites vegetales no refinados, como el aceite de oliva virgen extra y el aceite de lino, son el condimento preferido, combinado con vinagre local o un chorrito de zumo de limón. Se utilizan hierbas aromáticas y especias para condimentar los alimentos en lugar de sal de mesa. Las comidas suelen acompañarse de un vaso de vino tinto y terminarse con un delicioso café corto, ambos ricos en antioxidantes. Los postres, por ejemplo pasteles caseros y el helado artesanal (elaborado con ingredientes de alta calidad), no se toman a diario, pero sí los fines de semana o en ocasiones especiales. El plato combinado resultante es potente en antioxidantes, polifenoles, fibra y grasas insaturadas cardiosaludables; a la vez, hay suficiente flexibilidad como para que nadie tenga la sensación de estar privándose de nada.

A pesar de lo potente que es esta dieta, las personas expertas en nutrición creen que unos pequeños retoques pueden hacerla todavía más saludable. Esa dieta mediterránea mejorada es «un poco más verde»: reduce aún más la cantidad de carne, y la sustituye por proteínas de origen vegetal, e introduce además en el menú algunos productos ricos en nutrientes que no suelen encontrarse en la región mediterránea, como el té verde, los aguacates y la soja. Esta combinación parece amplificar los beneficios de la dieta,[11] lo que se traduce en una mayor pérdida de grasa alrededor de la sección media del cuerpo (la forma de manzana de la que hablamos en el último capítulo) y en mayores beneficios metabólicos, así como en una presión arterial más baja, menos colesterol del malo, más sensibilidad a la insulina y menos inflamación crónica. Además, aunque ambos patrones dietéticos ralentizan el encogimiento del hipocampo (esa región del cerebro que influye en nuestra capacidad de aprender y recordar), la «dieta mediterránea verde» parece ofrecer una protección potencialmente mayor contra el envejecimiento y las enfermedades.[12] Aunque no te pido que sigas esta dieta a rajatabla, te recomiendo que pruebes esa opción más verde que vas a conocer con detalle a continuación.

Un inciso antes de entrar en materia. Una de las muchas ideas erróneas que existen acerca de la dieta mediterránea es que puede ser cara o que está compuesta por productos exclusivos. Te aseguro que no es así. La clave está en saber lo que es una *verdadera* dieta mediterránea, y en no dejarte deslumbrar –y engañar– por todos esos menús sofisticados que aparecen en las revistas, llenos de ingredientes de lujo, y vinos y quesos carísimos. La auténtica dieta mediterránea no es cara, ni mucho menos. Incluye vinos locales y productos de temporada, y su principal fuente de proteínas son las legumbres y los cereales integrales. Como antes decía, los lácteos y la carne –que suelen ser más caros que los productos de origen vegetal– se consumen con menos frecuencia. Si te interesa leer algunos consejos generales sobre cómo comer sano sin arruinarte, quizá quieras echar un vistazo a mi primer libro, *Brain Food* [Comida para el cerebro]. En este, voy a centrarme en los alimentos y nutrientes que son beneficiosos para la salud hormonal y la menopausia. Dependiendo de dónde viváis, algunas de vosotras encontraréis la mayoría de estos productos en el supermercado. A otras quizá os resulte más difícil conseguirlos o, si los conseguís, el precio os parezca excesivo. En este caso, basta con sustituirlos por productos equivalentes, pues lo importante aquí es el enfoque dietético, no el cumplir al pie de la letra un plan de alimentación con una lista de productos estipulada. Con solo que des prioridad a los productos integrales y de origen vegetal, que vigiles el consumo de productos de origen animal, y te mantengas alejada de las comidas precocinadas y los alimentos procesados, habrás mejorado tu salud nutricional en muy poco tiempo.

SUBE DE NIVEL EN TU JUEGO DE BOTÁNICA

Quizá hayas oído la frase «Que el alimento sea tu medicina» y te haya sonado interesante y abstracta; pero la verdad es que las plantas *son* medicina. Los alimentos de origen vegetal tienen un alto contenido en vitaminas, minerales y gran cantidad de *fitonutrientes* que ayudan a combatir las enfermedades, reducen la inflamación y potencian la fortaleza y capacidad de recuperación de todo el organismo. Pero, además, hay algo igual de importante, y es que las plantas son la mayor fuente de fibra, y la fibra es un elemento clave en la salud de la mujer. De hecho, uno de los consejos nutricionales más valiosos que puedo darte es que *comas suficiente fibra*.

Aparte de favorecer la digestión y regular los niveles de insulina y de glucosa en la sangre, la fibra tiene una virtud menos conocida, que es la de equilibrar los niveles de estrógenos. Facilita la acción de una molécula llamada *globulina fijadora de las hormonas sexuales* (o SHBG por sus siglas en inglés) que regula los niveles de estrógenos y testosterona en la sangre,[13] y de este modo pone a las hormonas a nuestro favor. Por tanto, consumir una cantidad de fibra suficiente es una fantástica defensa de primera línea contra síntomas de la menopausia como los sofocos, que tienden a ser más leves y menos frecuentes cuando se tiene una dieta rica en fibra. El equilibrio que la fibra aporta al organismo es esencial para las mujeres en general, y para las supervivientes de cáncer de mama en particular. En el Women's Healthy Eating and Living Study (Estudio sobre la influencia de una alimentación y un estilo de vida sanos en las mujeres), aquellas que habían recibido tratamiento para el cáncer de mama en fase inicial y que tenían una dieta rica en fibra experimentaron una disminución significativa de los sofocos en tan solo un año.[14] Este estudio es uno de los muchos que han demostrado unos resultados inequívocos. ¿Qué entendemos por una cantidad *suficiente* de fibra? Como regla general, hablamos aproximadamente de 14 g de fibra por cada 1.000 cal que consumas al día. Por ejemplo, si consumes 2.000 cal diarias para mantener un peso saludable, deberías consumir 28 g de fibra.

Otra gran ventaja de comer más productos de origen vegetal es que esta es una de las fuentes más ricas en antioxidantes de que disponemos en este planeta. Los antioxidantes combaten los radicales libres, y por tanto reducen la inflamación y retrasan el envejecimiento celular. Dado que los radicales libres afectan negativamente a la maduración y posterior desprendimiento de los óvulos, además de causar estragos en las células cerebrales, una ingesta elevada de antioxidantes puede ralentizar estos efectos, y posponer la menopausia. Entre los antioxidantes más potentes están las vitaminas C y E, el betacaroteno y un raro mineral, el selenio, además de una variedad de fitonutrientes como el licopeno y las antocianinas, que dan a los arándanos, los tomates y las uvas sus bellos tonos rojos y azulados. Aunque creas que sabes cuál es el alimento que más antioxidantes contiene (déjame adivinar..., ¿los arándanos?), quizá te sorprenda saber que hay otros, como las moras, las bayas de Goji y las alcachofas, que son más potentes aún. Algunas especias y hierbas aromáticas, como la canela, el orégano y el romero, se colocan también a la cabeza de la lista, y los cítricos son célebres por su aportación de vitamina C. En cuanto al selenio, una de las principales fuentes de este mineral son las nueces de Brasil, pero también está presente en el arroz, la avena y las lentejas.

FRUTAS Y VERDURAS

¿Te acuerdas de cuando en los dibujos animados de la vieja escuela veíamos a Popeye engullir espinacas directamente de la lata para desarrollar los músculos a toda velocidad y, gracias a esa superfuerza, derrotar al villano? Aunque las espinacas no hacen milagros, comer más verduras y hortalizas sí supone una diferencia muy grande.

Las verduras, en particular, son los productos que menos se consumen en la dieta occidental típica, y sin embargo los más esenciales para la salud. En la actualidad, solo una de cada diez personas estadounidenses adultas consume el mínimo diario requerido de fruta o verdura. Por el contrario, una de cada dos come noventa kilos de carne roja y de ave al año,[15] además de todos los alimentos procesados que consume cada día. A juzgar por estas estadísticas y las referentes a la falta de ejercicio, casi la mitad de las personas estadounidenses adultas serán obesas en 2030. Las tasas de cardiopatías, accidentes cerebrovasculares y diabetes tipo 2 también han alcanzado máximos históricos en muchos países. ¿Y qué sector de la población va en cabeza? Lamentablemente, están ganando la carrera las mujeres,[16] lo que significa que debemos prestar más atención a lo que comemos.

La dieta tiene una influencia enorme en el desarrollo de muchas enfermedades crónicas comunes, por lo que resulta obvio lo importante que es alimentarnos de un modo que beneficie a nuestra salud. Para ello, la mayoría de las personas expertas en nutrición recomiendan «comerse el arcoíris»; es decir, en cada comida, llenar el plato de toda una diversidad de coloridas frutas y verduras. Como regla general, las verduras deberían ocupar la mitad del plato en cualquier comida o cena. Entre ellas, las de hoja verde oscura y las crucíferas favorecen excepcionalmente el equilibrio hormonal y la salud del sistema nervioso. Algunos ejemplos de ellas son:

- *Verduras de hoja verde:* col rizada (*kale*), berza, espinacas, repollo, hojas de remolacha, berros, lechuga romana, acelga, rúcula, endibia y escarola.
- *Verduras crucíferas:* coliflor, brócoli, repollo, col rizada (*kale*), berza, hojas de mostaza, berro de jardín, col china (*bok choy* o *pak choi*) y coles de Bruselas.

Las mujeres que comen estas superverduras en abundancia tienen menos tendencia al sobrepeso o la obesidad,[17] y muchos menos síntomas menopáusicos que las que prescinden de las verduras y las reemplazan por comida rápida, alimentos procesados y productos lácteos y cárnicos procedentes de granjas industriales. Por ejemplo, en un estudio de un año de duración en el que participaron más de diecisiete mil mujeres menopáusicas, las que comenzaron una dieta rica en fibra, con abundantes verduras, frutas y legumbres,[18] experimentaron una reducción de los sofocos de un 19% en comparación con las que comían menos alimentos de origen vegetal. Asimismo, un estudio de trescientas noventaitrés mujeres posmenopáusicas reveló que las que comían más verduras crucíferas y de hoja verde oscura tenían menos síntomas menopáusicos y más energía.[19] Además, el consumo regular de crucíferas puede evitar que los genes sufran daños, lo cual te protege a su vez contra el cáncer de mama. También se ha asociado con un 50% menos de probabilidades de que las pacientes con cáncer de mama experimenten síntomas menopáusicos agudos.[20]

Pero la cosa no acaba aquí. Las hortalizas cuyo índice glucémico es entre bajo y medio, como la cebolla, la remolacha, la calabaza y las zanahorias, son también excelentes para la salud, lo mismo que la fruta. Aunque algunas dietas recomiendan evitarla por su contenido en azúcares, muchas frutas han demostrado ser especialmente beneficiosas para la salud de la mujer y no deberíamos renunciar a ellas. En un estudio que hizo un seguimiento de seis mil mujeres a lo largo de unos nueve años, las que comían fruta con más regularidad –sobre todo fresas, piña, melón, albaricoques y mangos– tenían un 20% menos de sofocos y mucho mejor ánimo que las que no comían tanta fruta.[21] También los cítricos ricos en vitamina C –naranjas, limas, limones, pomelos y kumquats– demostraron reducir diversos síntomas gracias a su poder antioxidante. Y una razón más para comer fruta: un estudio de más de dieciséis mil mujeres realizado a lo largo de muchos años demostró que las que consumían bayas ricas en flavonoides, como arándanos y fresas, tenían un mejor rendimiento cognitivo que las que no.[22] Una o dos raciones de fruta fresca al día son suficiente. Sin embargo, si te preocupa la cuestión del azúcar, inclínate por las frutas de bajo índice glucémico, como bayas, manzanas, limones, naranjas, pomelos y sandía, y consume con más moderación las de alto índice glucémico, como uvas y mangos.

CEREALES INTEGRALES, ALMIDONES Y LEGUMBRES

Aunque la mayoría estamos de acuerdo en que la fruta y la verdura deben formar parte de una dieta sana, no hay una opinión unánime sobre si los cereales, las patatas y las legumbres son nuestros aliados o nuestros enemigos. Mucha gente ha oído decir que hay que tener cuidado con los hidratos de carbono, y no se da cuenta de que no todos tienen la misma composición. Los carbohidratos pueden ser simples o complejos, en función de la cantidad de fibra, almidón y azúcar que contengan. Los productos que contienen más fibra que azúcar suelen denominarse carbohidratos complejos, y tienen una carga glucémica más baja; esto significa que son más suaves para el organismo, ya que liberan lentamente sus azúcares naturales, que se metabolizan con facilidad en energía sin provocar picos en los niveles de insulina. Los cereales integrales (con cáscara), como el arroz integral, el trigo en grano y la avena cortada en acero, al igual que la mayoría de las legumbres, y tubérculos como los boniatos, entran en esta categoría de carbohidratos complejos, lo que explica por qué también se los conoce como carbohidratos «buenos». Desde el punto de vista de la salud de la mujer, el consumo de carbohidratos de bajo índice glucémico se ha asociado a diversos beneficios, como un riesgo considerablemente menor de cardiopatías,[23] de diabetes tipo 2,[24] de depresión y de demencia,[25,26] iy a una notable mejora de la calidad de sueño![27]

En el otro extremo del espectro están los carbohidratos de alto índice glucémico, que contienen una alta dosis de azúcar, casi con seguridad refinado, y poca o ninguna fibra. Estos alimentos, a los que se les suele l amar carbohidratos «malos», provocan picos en los niveles de glucosa en sangre, y la insulina tiene serias dificultades para metabolizar tal cantidad de azúcar de una sola vez. Con el tiempo, esto agota el páncreas y provoca resistencia a la insulina. Por su parte, esa resistencia inflama el organismo y los aparatos y sistemas que lo componen, lo cual constituye un factor de riesgo de trastornos metabólicos, diabetes y cardiopatías; y por si fuera poco, puede perjudicar la producción de estrógenos, que es lo último que nos hacía falta. Entre los carbohidratos de alto índice glucémico, además de los productos obvios, que son todos los diversos dulces comerciales –golosinas, galletas, pastas y magdalenas que sacamos de un paquete-, hay muchos otros menos reconocibles, como son los refrescos, las bebidas azucaradas y los cereales procesados, y por tanto el pan de molde, el pan blanco, el arroz blanco, la pasta comercial, los *bagels* y los bollos.

Amigas mías, tenemos que ser serias: si como mujeres queremos gozar de buena salud, es hora de abrir la puerta de par en par a los cereales integrales y las legumbres; los cereales refinados, ¡fuera! Los boniatos y las patatas con piel también son bienvenidos; los productos procesados a base de patata, y no digamos las patatas fritas de McDonald's, ¡fuera! Te haces una idea, ¿no?

Si quieres evitar el gluten, los cereales integrales sin gluten, como el arroz (integral, rojo, negro), el arroz salvaje (que técnicamente es una semilla), la quinoa (una semilla también), el amaranto, el trigo sarraceno, el mijo, el sorgo y el *teff* son fuentes legítimas de carbohidratos «buenos». Pero ten cuidado con todos esos productos «sin gluten» que se hacen pasar por alternativas saludables cuando no son más que otra comida basura procesada.

EDULCORANTES NATURALES

Haríamos bien en abandonar de una vez por todas el azúcar blanco y los edulcorantes artificiales. Los edulcorantes naturales sin refinar, como la miel cruda, el sirope de arce, la stevia y el azúcar de coco, son otra cosa. Tienen más vitaminas y minerales que el azúcar blanco en polvo o granulado, son más suaves para el organismo y afectan menos al nivel de azúcar en sangre.

Si, como me ocurre a mí, no consigues funcionar demasiado bien sin un poco de dulce de vez en cuando, te recomiendo firmemente el chocolate negro con un contenido de cacao del 80% o superior. O mejor aún, prueba el chocolate negro *crudo*. Es la forma de chocolate más pura, y constituye un potente superalimento con impresionantes propiedades beneficiosas para la salud. Tiene una carga glucémica baja, satisface la apetencia de dulce sin producir bajones de azúcar y es rico en teobromina, un antioxidante fabuloso. Contiene, además, potentes *flavonoles*, que combaten la inflamación, y *catequinas*, que favorecen la producción de estrógenos. Por si te sirve de inspiración, voy a contarte una de mis recetas favoritas de toda la vida: una deliciosa *ganache* de chocolate negro hecha de tres ingredientes. Empieza por derretir media taza de pepitas de chocolate negro sin endulzar y un cuarto de taza de aceite de coco sin refinar. A continuación, añade una cucharada colmada de cacao en polvo sin refinar y una cucharada de sirope de arce. Vierte la mezcla en un recipiente hermético y congélala durante unas tres horas. Este postre no solo es una inyección de energía, sino que aporta además una considerable dosis de antioxidantes, y es por tanto un capricho delicioso que puedes permitirte sin culpa.

ALIMENTA TU ESTROBOLOMA

He aquí otro impresionante beneficio de comer más productos vegetales, aunque la publicidad no hable mucho de él. Es bien sabido que nuestro cuerpo es huésped de billones de bacterias que juntas se denominan *microbioma*, y que residen principalmente en el tracto gastrointestinal. La investigación científica ha demostrado que estos microbios intestinales ayudan a regular muchos aspectos de nuestra fisiología, como la absorción de nutrientes, la fortaleza intestinal y la inmunidad. Sin embargo, poca gente sabe que esos mismos microbios tienen además una buena relación con nuestros preciados estrógenos.

Quiero presentarte al estroboloma, un conjunto de bacterias intestinales que tienen la singular capacidad de metabolizar los estrógenos.[28] Esto funciona de la siguiente manera: una vez que los estrógenos recorren todo el cuerpo y despliegan su magia, se dirigen a los intestinos, donde se reabsorben en la corriente sanguínea o se eliminan del mismo modo que los nutrientes. El encargado de este proceso es el estroboloma. Estas bacterias producen una enzima llamada *beta-glucuronidasa*,[29] que decide si expulsar los estrógenos o si «desconjugarlos» en sus formas activas (es decir, reactivarlos) y ponerlos de nuevo en circulación. Con esta decisión, el estroboloma consigue mantener el equilibrio general, pues se asegura de que la cantidad total de estrógenos que hay en el cuerpo sea la correcta. Además, el estroboloma es un experto en descomponer los carbohidratos complejos y poner a trabajar a los antioxidantes, lo que recalca aún más la conexión entre los estrógenos y los alimentos de origen vegetal.

Cuidar bien de estas bacterias amigas vale de verdad la pena, ya que su prioridad es que estemos sanas. Una salud intestinal óptima se asocia a un menor riesgo de obesidad,[30] cardiopatías, demencia, depresión, cáncer y a una menopausia más suave. Y a la inversa. Si ya eres un experta en el tema, habrás oído hablar de la *disbiosis*, un problema que aparece cuando las bacterias dañinas superan en número a los microbios intestinales y se rompe el equilibrio. La disbiosis da lugar a problemas digestivos e inflamación general, lo que hace que el estroboloma se... *estrobolotrastoque*, y, como consecuencia, los niveles hormonales se trastornen también debido a la liberación irregular de estrógenos a la corriente sanguínea.

¿Cuál es la causa de la disbiosis? Aunque el estrés crónico y un uso excesivo de los antibióticos ponen su granito de arena, la causa principal es una dieta pobre en nutrientes. A tu estroboloma, al igual que a todo tu microbioma, les entusiasman los vegetales; cuantos más, mejor. Cuando consumes una amplia variedad de alimentos de origen vegetal, el microbioma recibe en abundancia los nutrientes de los que depende. Evitar los alimentos procesados y reducir el consumo de carne y lácteos parece ayudar también, ya que quienes siguen dietas ricas en fibra y bajas en grasas animales tienen un microbioma mucho más sano.[31] Escucha esto: en tan solo *dos semanas*, comer alimentos procesados puede reducir la biodiversidad del microbioma en un 40%,[32] a la vez que pone en peligro las bacterias que equilibran los estrógenos y, con ello, tu salud. La tendencia de nuestra sociedad a seguir dietas con un bajo contenido en fibra y un alto contenido en nutrientes de poca calidad está causándonos trastornos a todas y a todos, nos guste o no. Afortunadamente, existe una forma infalible de restaurar nuestro microbioma. Sabía que la adivinarías: comer más plantas arregla el desaguisado. Para restaurar tus bacterias intestinales, empieza a consumir alimentos ricos en *prebióticos* y *probióticos* y, aunque menos conocidos por sus propiedades, alimentos *amargos*:

- Los *prebióticos* son carbohidratos no digeribles, el menú favorito de tus bacterias intestinales. El ajo, la cebolla, los espárragos, la remolacha, la col, los puerros y las alcachofas son fuentes fantásticas de estos nutrientes, al igual que legumbres como las judías, los guisantes y las lentejas.
- Los *probióticos* son bacterias vivas que repueblan el microbioma. Se encuentran en alimentos fermentados como el *chucrut*, el *kimchi*, el yogur sin azucarar y los encurtidos fermen-

tados en salmuera. También pueden ser útiles los suplementos probióticos, especialmente los que contienen al menos tres cepas diferentes: *lactobacillus*, *rhamnosus* y *bifidobacterium*.

• Los *amargos* son un grupo de plantas que se definen justamente por lo que su nombre indica: su amargor. Las plantas amargas, como el diente de león, la escarola, la endivia, la achicoria y la rúcula, son potentes estimulantes digestivos que enriquecen el microbioma. Añádeles un chorrito de zumo de limón o vinagre para obtener los máximos beneficios.

ARGUMENTOS A FAVOR DE LOS FITOESTRÓGENOS

Los estrógenos son hormonas que los seres humanos producimos desde tiempos remotos. Sin embargo, no son hormonas exclusivamente humanas; hay muchos otros animales y también plantas que las producen. Por ejemplo, la ciencia ha identificado alrededor de trescientas plantas que generan *fitoestrógenos*, o estrógenos de origen vegetal, similares en su composición química a los estrógenos producidos por nuestros ovarios y con funciones parecidas.[33] Ahora bien, existe cierta confusión sobre en qué pueden contribuir los fitoestrógenos a la salud de la mujer y en qué no. Hay quienes creen que los estrógenos vegetales aumentan los niveles de estrógenos femeninos, y por esa razón los llaman «héroes de la fertilidad», y hay quienes los consideran auténticos villanos que nos hacen potencialmente propensas a desarrollar ciertos tipos de cáncer (que es como la soja obtuvo una mala reputación). Por otro lado, hay quienes los consideran sencillamente ineficaces o inútiles. También internet se pronuncia al respecto, y algunos sitios web insisten en que no se deberían consumir en absoluto, para evitar que se produzca una dominancia de estrógenos. Fodría escribir un tratado sobre el tema, pero he pensado que quizá te interesen más una serie de preguntas y respuestas rápicas. Vamos allá.

¿Qué alimentos contienen fitoestrógenos?

Existen tres tipos principales de fitoestrógenos:

- Las *isoflavonas*, que se encuentran en la soja y sus derivados, el tofu y el *tempeh* así como en las habas, los garbanzos y las lentejas.
- Los *lignanos*, que están presentes en semillas como la linaza y el sésamo; en frutas secas como los orejones de albaricoque y de melocotón, los dátiles y las bayas, y en hortalizas como el ajo, la calabaza de invierno y las judías verdes. También se encuentran en cereales como el trigo y el centeno y en frutos secos como os pistachos y las almendras.
- Los *cumestanos*, contenidos en semillas germinadas como la alfalfa.

¿Qué efecto tienen los fitoestrógenos en el cuerpo humano?

La estructura molecular de los fitoestrógenos es similar a la de los estrógenos que producen nuestros ovarios, y se unen a los mismos receptores. Por estas razones, tienen un funcionamiento parecido al de nuestros propios estrógenos, solo que son más débiles: su capacidad para unirse a los receptores de estrógenos tiene mil veces menos fuerza que la del estradiol.[34] Como consecuencia, sus efectos son mucho más leves, a menos que se combinen en cantidades específicas. En este caso, su actividad se amplifica. No obstante, estos alimentos solo tienen efecto cuando se consumen de forma constante. (En caso de que te lo estés preguntando, no, los fitoestrógenos no impedirán que tu cuerpo produzca sus propios estrógenos).

¿Son peligrosos los fitoestrógenos?

Al contrario, estos compuestos tienen la virtud de proteger la salud hormonal. Los fitoestrógenos son compuestos peculiares; realizan actividades tanto estrogénicas como antiestrogénicas, y son selectivos en su aplicación. De hecho, son muy similares a los moduladores selectivos de los receptores de estrógenos,[35] o SERM, que se utilizan para tratar el cáncer. Aunque todavía se están investigando los mecanismos precisos de su acción, los fitoestrógenos tienden a adaptarse al nivel de estrógenos que haya en la corriente sanguínea,[36] y pueden actuar en connivencia con el estroboloma del intestino. Cuando los niveles de estrógenos son lo bastante altos, los fitoestrógenos pueden bloquear suavemente los receptores de estrógenos, y de este modo protegernos de una exposición excesiva a estas hormonas. Cuando los niveles de estrógenos son bajos, los fitoestrógenos pueden intervenir para elevarlos, aunque su acción es mucho más suave que la de nuestros propios estrógenos.

¿Pueden los fitoestrógenos, y la soja en particular, provocar cáncer?

La soja es uno de los alimentos más controvertidos del planeta. Un día se la promociona como un superalimento y, al siguiente, se la cataloga de veneno cancerígeno. La realidad, sin embargo, es que las mujeres asiáticas consumen soja con regularidad y su riesgo de desarrollar cáncer de mama es *cuatro veces menor* que el de sus homólogas occidentales.[37] Aunque los factores genéticos y culturales influyen sin duda, muchos estudios han demostrado una menor tasa de cáncer de mama en poblaciones que consumen soja como parte habitual de la dieta. Estas mujeres son asimismo menos propensas a sufrir sofocos, osteoporosis y afecciones cardíacas, lo cual indica, como poco, que es bastante improbable que la soja sea peligrosa.

Por encima de todo, no hay pruebas de que la soja o los fitoestrógenos que contiene provoquen cáncer. Aunque durante muchos años las sociedades profesionales recomendaron evitar la soja y otras plantas estrogénicas, una investigación más rigurosa hizo que tanto el Instituto Americano para la Investigación del Cáncer como la Sociedad Americana del Cáncer modificaran su postura en 2013. Hoy en día, se considera que el consumo de soja no presenta ningún riesgo para las mujeres,[38] incluidas aquellas que tienen cáncer de mama. Numerosos estudios han demostrado que la soja no aumenta las probabilidades de recurrencia del tumor de mama y, en algunos casos, puede incluso reducir la mortalidad de las pacientes.[39] Además, se ha visto que la soja no tiene ningún efecto adverso en el cáncer de endometrio y de ovario, ni en otros cánceres.

Una advertencia: las personas alérgicas a la soja deben evitar tanto la soja como sus derivados. También es importante el tipo de soja que consumamos. La soja que tradicionalmente se consume en Asia consiste en productos de agricultura ecológica, sin procesar y, por lo general, fermentados, y este no es el caso de la mayor parte de la soja que consumimos en el mundo occidental. Aquí, la mayoría de los productos de soja se elaboran con semillas de soja modificadas genéticamente,[40] repletas de pesticidas y conservantes. Y no solo eso, sino que los productos de soja

procesados –el aceite, la lecitina y el aislado de proteína de soja–
están presentes en todo, desde las conservas y los cereales para
el desayuno hasta los yogures y la leche para bebés, y no tienen
nada que ver con la buena salud. Ninguna de estas versiones
de la soja tiene el menor parecido con un superalimento. Si te
interesa comer soja para que te ayude a vivir una menopausia
saludable, busca productos de soja orgánica y fermentada, como
el *edamame* fresco (las vainas de soja sin madurar), el *miso* y el
tempeh.

¿Es beneficioso consumir fitoestrógenos?

Aunque los resultados no son concluyentes, los ensayos clínicos
indican que el consumo de soja y, en general, de isoflavonas puede reducir la cantidad de los sofocos.[41] En un estudio reciente publicado por la Sociedad Norteamericana de la Menopausia, una
dieta fundamentalmente vegetal, y rica en soja, redujo los sofocos (de intensidad entre moderada e intensa) hasta en un 84%;[42]
la frecuencia disminuyó de cinco sofocos al día a menos de uno.
En este estudio, de entre un grupo de mujeres posmenopáusicas
que experimentaban sofocos, se asignó de forma aleatoria a algunas de ellas una dieta de base vegetal, que incluía media taza
diaria de soja cocida añadida a la ensalada o a la sopa. Las demás
participantes formaban el grupo de control y no se hizo ningún
cambio en su dieta. Durante las doce semanas que duró el estudio, más de la mitad de las participantes que hicieron la dieta vegetal enriquecida con soja se *libraron por completo* de los sofocos. La mayoría de estas participantes comunicaron también una
mejora de la calidad de vida, el estado de ánimo, la libido y el nivel
de energía general. Aunque se trata de un estudio reducido, los
resultados son impresionantes y merecen tenerse en cuenta.

DA PREFERENCIA A LAS GRASAS ESENCIALES

Con las grasas ocurre lo mismo que con los carbohidratos: no todas son iguales. Aunque durante años se nos aconsejó que redujéramos la cantidad total de grasa en nuestra dieta, resulta que tiene más importancia qué tipo de grasa consumimos que la cantidad. Hay tres tipos principales de grasas, y cada uno tiene sus efectos particulares:

- *Las grasas insaturadas*, que pueden ser *monoinsaturadas*, como las del aceite de oliva y el aguacate, o *poliinsaturadas*, como las que se encuentran en el pescado, el marisco y diversos frutos secos y semillas, así como en algunas hortalizas, cereales y legumbres.
- *Las grasas saturadas* abundan en los lácteos, la carne y ciertos aceites (como el aceite de coco).
- *Las grasas trans-insaturadas*, o *grasas trans*, se producen cuando los aceites insaturados se procesan mediante un procedimiento llamado hidrogenación. Esta *trans*formación alarga su vida útil y las hace similares a las grasas saturadas. Las grasas trans suelen estar presentes en los alimentos procesados y son las peores con diferencia, hasta el punto de que están prohibidas en muchos países. Hablaremos de ellas más adelante en «Alimentos que se deben evitar».

Los ácidos grasos omega-3 son el verdadero portento

Numerosos estudios realizados con mujeres revelan que las grasas poliinsaturadas favorecen la salud femenina,[43] ya que reducen el riesgo de cardiopatías, obesidad, diabetes y demencia.[44] Estas aliadas nuestras pueden tener distintas presentaciones, pero las más comunes son los ácidos grasos omega-3 y omega-6. Los omega-3 son particularmente beneficiosos por sus efectos antiinflamatorios y antioxidantes. Las mujeres que no consumen suficientes ácidos grasos omega-3 pueden experimentar más dolores menstruales,[45] problemas de fertilidad y depresión posparto y menopáusica.[46]

Hay diferentes tipos de omega-3:

- *ALA*, o *ácido alfa-linolénico*, que se encuentra exclusivamente en alimentos de origen vegetal.
- *EPA*, o *ácido eicosapentaenoico*, y *DHA*, o *ácido docosahexaenoico*, que se encuentran principalmente en los pescados y mariscos, pero también en las algas.

El ALA, el EPA y el DHA se denominan grasas esenciales porque el organismo no puede producirlas por sí solo, y la única manera de obtenerlas es consumiendo alimentos que las contienen. Sin embargo, el ALA es el único ácido graso omega-3 que es *literalmente* esencial, ya que el cuerpo puede utilizarlo para fabricar los otros dos: el EPA y el DHA. No obstante, en el proceso de fabricación se pierde bastante ALA, así que conviene tener esto en cuenta.

La mayoría de las directrices dietéticas para las mujeres recomiendan un consumo de al menos 1.100 mg de omega-3 al día, dosis que puede conseguirse fácilmente utilizando, por ejemplo, aceite de lino (linaza). Este producto de hermoso color dorado se obtiene moliendo y prensando las semillas de lino para que liberen su aceite natural. Una sola cucharada (15 ml) de aceite de linaza contiene la impresionante cantidad de 7.200 mg de omega-3 ALA, así que con eso estamos servidas para todo el día. Otras alternativas excelentes son las semillas de lino molidas, las semillas de cáñamo, las nueces y las almendras. También son magníficas fuentes de este valioso ácido graso las aceitunas, el aceite de oliva, los aguacates y la soja, al igual que el brócoli, los guisantes dulces y muchas verduras de hoja. Las algas son una importante fuente de omega-3 para las personas que tengan una dieta vegana o vegetariana, o para cualquiera que no coma pescado, ya que son uno de los pocos alimentos vegetales que contienen DHA y EPA preensamblados.

Las grasas monoinsaturadas y un corazón contento

Las grasas monoinsaturadas son bien conocidas por sus efectos protectores de la salud cardíaca. Algunos frutos secos, como las almendras, los pistachos, las nueces de Brasil, los anacardos y las avellanas, tienen un alto contenido en ácidos grasos monoinsaturados, al igual que frutas grasas como los aguacates y las aceitunas, y semillas como las de sésamo y girasol. En un estudio de más de ochenta y seis mil mujeres, las que consumían con frecuencia frutos secos mostraron un riesgo mucho menor de sufrir cardiopatías e ictus.[47] Comer un puñado semanal (unos 30 g) de frutos secos o semillas crudos *con piel* tiene resultados muy concretos. En cambio, evita los frutos secos y semillas pelados, aromatizados, salados, azucarados o condimentados; a menudo se piensa que son un tentempié saludable, pero la verdad es que están procesados y cargados de productos químicos y azúcares.

Las grasas saturadas, mejor que sean de origen vegetal

Las grasas saturadas pueden proceder de fuentes animales, como la carne y los lácteos, o de fuentes vegetales, como los co-

cos, los aguacates y algunos frutos secos, por ejemplo los anacardos y las nueces de macadamia. Cada vez hay más pruebas de
que las grasas *vegetales* saturadas favorecen la salud de la mujer gracias a sus efectos beneficiosos sobre nuestras hormonas,
mientras que las de origen animal no muestran los mismos resultados. Una posible explicación es que la grasa vegetal parece tener un impacto más suave sobre los niveles de lípidos en sangre
que la grasa animal. Por ejemplo, en ensayos clínicos aleatorizados, se vio que la mantequilla de origen lácteo aumentaba significativamente el colesterol LDL («malo»),[48] mientras que el aceite
de oliva y el de coco no. Debe quedar claro que estamos hablando de grasa vegetal derivada de alimentos integrales, no de productos como la margarina o como las cremas para untar hechas de
vegetales procesados.

El exceso de grasas animales se ha asociado también a un
mayor riesgo de cánceres relacionados con las hormonas. En
el Estudio de la Salud de las Enfermeras, al que ya nos hemos
referido, se vio que las mujeres que más productos animales
consumían,[49] sobre todo carne roja y lácteos con alto contenido
en grasa, tenían tres veces más riesgo de desarrollar cáncer
de mama que las que consumían estos alimentos en menor cantidad. Esto podría deberse a que la grasa animal, al contrario
que la fibra, tiene efectos negativos sobre la molécula SHBG
(la globulina fijadora de las hormonas sexuales), que equilibra
los niveles de estrógenos. Posiblemente por ello, sustituir parte
de las grasas animales por grasas de origen vegetal,[50] especialmente por aceites ricos en antioxidantes como el aceite de oliva
virgen extra y el aceite de linaza, se ha asociado a un menor
riesgo de cáncer de mama, de cardiopatías y de diabetes en las
mujeres.

El colesterol es importante para la salud hormonal

El colesterol tiene mala fama generalmente, pero lo cierto es que este tipo de grasa desempeña un papel crucial en muchas funciones corporales: desde la formación de paredes celulares sanas, hasta la producción de una cantidad suficiente de estrógenos. Ahora bien, un exceso de ciertos tipos de colesterol puede causarnos problemas. Hay diferentes tipos de colesterol:

- HDL (lipoproteína de alta densidad), también conocido como colesterol «bueno».
- LDL (lipoproteína de baja densidad) y VLDL (lipoproteína de muy baja densidad), que se consideran colesterol «malo». Un nivel alto de colesterol malo se ha asociado a la acumulación de placa en las arterias y otros problemas cardíacos.

Medir los niveles de colesterol es una forma eficaz de determinar el riesgo de padecer cardiopatías e infartos. Hay dos formas de hacerlo. Una es medir el colesterol total, y lo ideal es que la cifra esté por debajo de 200. Pero hay una forma aún mejor, que es calcular la proporción o índice de colesteroles; hacer un desglose del colesterol bueno y el malo nos ofrece una imagen más precisa de nuestra salud. Si en tu caso el colesterol total es 200 y el colesterol HDL es 50, el índice es 4. Un índice inferior a 4,5 se considera bueno, pero uno de 2 o de 3 es todavía mejor.

Si tu índice de colesterol está por encima del límite, es importante que lo hagas descender. El colesterol procede de dos fuentes: alrededor del 80% lo produce el hígado, y el resto procede de los alimentos que consumimos. Tradicionalmente, los médicos aconsejaban reducir el consumo de alimentos ricos en colesterol, sobre todo huevos, para hacer descender los niveles. Sin embargo, las investigaciones más recientes han demostrado que el colesterol de los alimentos no eleva el nivel de colesterol en la sangre tanto como lo hacen otros tipos de grasas,[51] sobre todo las grasas trans y las grasas saturadas de origen animal. Comer más productos vegetales también ayuda, ya que, para empezar, las plantas no contienen colesterol. Algunos alimentos vegetales «multifunción» (es decir, con propiedades de diversa índole) pueden ayudar también a reducir el colesterol LDL (malo) y estimular, al mismo tiempo, la producción de colesterol HDL (bueno). Entre ellos, están los aguacates, los limones y naranjas, las judías y las legumbres, y cereales integrales como la avena y el arroz. Cocinar y marinar con aceites de frutos (como el de oliva y el de coco) en lugar de con mantequilla o grasas animales también es muy recomendable.

PROTEÍNA MAGRA

La palabra *proteína* suele evocarnos imágenes de culturistas y mancuernas, pero este macronutriente tiene muchas otras funciones. De hecho, es un elemento esencial que nuestro cuerpo utiliza de multitud de maneras: interviene tanto en la creación de nuevas células y en la reparación de células dañadas como en el funcionamiento de una diversidad de hormonas. Las proteínas cuidan asimismo de que los huesos estén fuertes mediante un proceso denominado remodelación ósea, que reduce el riesgo de osteoporosis. Además, una dieta que incluya la cantidad adecuada de proteínas, combinada con un régimen de ejercicio, contribuye a regenerar la masa muscular. Por tanto, ingerir la cantidad conveniente de proteínas durante la menopausia contribuirá al buen funcionamiento del metabolismo, y esto nos ayudará a mantener un peso saludable.

Como en el caso de los carbohidratos y las grasas, existen muchos tipos de proteínas. La que más nos interesa es la proteína magra de alta calidad, una proteína que suele tener menos grasas saturadas y, por consiguiente, menos calorías; de ahí la palabra *magra*. Se encuentra en una amplia variedad de alimentos de origen animal, como el pescado, las aves de corral y los cortes magros de carne, así como en una variedad de productos de origen vegetal, de los que hablaremos con más detalle a continuación. Pero, antes que nada, vamos a responder a una pregunta bastante frecuente, y es si las dietas fundamentalmente vegetales podrían tener un déficit de proteínas.

Las proteínas están formadas por cadenas de moléculas denominadas aminoácidos. En la naturaleza existen veinte aminoácidos que el cuerpo utiliza para producirlas. De ellos, nueve se consideran esenciales. Recuerda, *esencial* significa que tu cuerpo no puede producir esos nutrientes por sí solo, y necesitas ingerirlos en tu dieta. La proteína de origen animal contiene los nueve aminoácidos esenciales, normalmente en cantidades suficientes por ración; de ahí que se denomine proteína *completa*. Los vegetales contienen también estos aminoácidos esenciales, pero suelen tener una cantidad limitada de al menos uno de ellos. Por ejemplo, las verduras y las legumbres suelen contener cantidades bajas de cisteína y metionina, mientras que los cereales, los frutos secos y las semillas por lo general carecen de lisina; esta es la razón de que mucha gente se refiera a los productos vegetales como proteínas *incompletas*. Sin embargo, si incluyes en tu dieta una diversidad de productos de origen vegetal, puedes conseguir fácilmente la cantidad necesaria de aminoácidos esenciales con solo combinar distintos productos en la misma comida. La famosa combinación de arroz y alubias es un buen ejemplo. Es más, hay productos vegetales que contienen más proteínas por ración que algunos productos animales; por ejemplo, los guisantes verdes, que en realidad forman parte de la familia de las judías. Lo creas o no, una taza de estos deliciosos guisantes contiene más proteínas que una taza de leche. Otra mención honorífica es la espirulina (un tipo de alga verde azulada), que contiene 8 g de proteína completa por cada dos cucharadas de esta sustancia verde. La levadura nutricional, un sustituto vegano habitual del queso, también aporta 8 g de proteína completa en tan solo media cucharada. No estoy sugiriendo que consumas estos alimentos si no te gustan; quiero aclarar simplemente que los alimentos de origen vegetal son una fuente válida de proteínas.

Y ahora volvamos a las proteínas magras. Si consumes productos de origen animal, pescado, huevos y aves de corral, ahí las encuentras. Si no, entre los productos vegetales que contienen una buena dosis de proteínas magras por ración están los siguientes:

- Seitán (25 g de proteína por cada 100 g).
- Tofu, *tempeh* y edamame (12-20 g por cada 100 g).
- Lentejas (18 g por taza de producto cocinado, o 170 g).
- Alubias (15 g por taza de producto cocinado).
- Espelta y *teff* (10-11 g por taza de producto cocinado, o 250 g, lo que hace de estos cereales antiguos una mayor fuente de proteínas que la quinoa).
- Quinoa (8-9 g por taza de producto cocinado, o 185 g).
- Guisantes verdes (9 g por taza de producto cocinado, o 160 g).
- Espirulina (8 g de proteína completa por dos cucharadas).
- Semillas de cáñamo (9 g por tres cucharadas).
- Avena (5 g de proteína por media taza de avena seca).

EL HIERRO

El hierro suele ser otro motivo de preocupación para quienes se plantean comenzar una dieta de base vegetal. Los vegetales contienen un tipo de hierro llamado *hierro no hemo*, cuya biodisponibilidad (facilidad para que el organismo lo absorba) tiende a ser menor que la del hierro contenido en la carne, llamado *hierro hemo*. Por tanto, la cuestión no es solo qué cantidad de hierro contiene un alimento, sino qué capacidad de absorberlo tiene nuestro organismo. De hecho, muchos productos de origen vegetal son estupendas fuentes de hierro, como la avena, la soja, las legumbres y las verduras de hoja verde oscura. Algunos de estos alimentos contienen incluso más hierro que la carne. Por ejemplo, tres tazas de espinacas o una taza de lentejas tienen más hierro que un filete de 225 g; el problema es que ese hierro no se aprovecha con la misma rapidez. Una forma de facilitar la absorción del hierro de origen vegetal es combinar estos alimentos con otros productos ricos en vitamina C. Por ejemplo, basta con que eches unos arándanos u otras bayas al plato de avena o un chorrito de zumo de limón a las ensaladas y, *voilá!*, misión cumplida.

LA VITAMINA B_{12}

La vitamina B_{12} es la única que no podemos obtener de los vegetales. Hay dos soluciones posibles: una es ser un poco flexible con la dieta e incluir algún producto que contenga vitamina B_{12}, y la otra es tomar un suplemento. De todos modos, incluso teniendo una dieta adecuada, muchas personas de más de cincuenta años pueden necesitar algún suplemento de vitamina B_{12} para asegurarse de que ingieren la dosis recomendable. Según los Institutos

Nacionales de Salud de Estados Unidos (NIH), hasta el 43% de las personas de edad avanzada padecen una deficiencia de vitamina B_{12}. Hablaremos más del tema en el capítulo 15.

ALIMENTOS RICOS EN CALCIO

No es ningún secreto que, a medida que cumplimos años, necesitamos más calcio y vitamina D para tener una buena salud ósea. Pero, contrariamente a lo que se cree, no hace falta consumir productos lácteos para obtener un aporte de calcio; muchos productos de origen vegetal cumplen esta función de maravilla. Una diversidad de hortalizas, como las espinacas, los nabos, la col rizada, la col china y las hojas de mostaza, y de legumbres como la soja (y su derivado el tofu), las judías y los guisantes son excelentes fuentes de calcio. Y las semillas también. Ten en cuenta lo siguiente: un vaso de leche entera contiene unos 280 mg de calcio, lo mismo que una taza de espinacas hervidas o dos cucharadas de *tahini* (pasta de sésamo). Otra forma sencilla de sustituir el calcio de origen animal por el de origen vegetal es tomar leche vegetal; muchas de estas bebidas contienen aproximadamente la misma cantidad de calcio que la leche de vaca.

La vitamina D es difícil de obtener solo con la dieta, comas lo que comas. Por algo se la llama «la vitamina del sol». Nuestro cuerpo produce vitamina D a partir del colesterol cuando la piel se expone al sol. Hazte un chequeo, y si ves que tienes un poco bajo el nivel de vitamina D, quizá sea el momento de hacer una reserva para esas vacaciones en el Trópico con las que siempre has soñado, ¡por prescripción facultativa! Si no te decides, puedes abastecerte de alimentos enriquecidos con vitamina D o tomar un suplemento (hablaremos de ello en el capítulo siguiente).

Una última observación sobre los productos lácteos. Aunque es un tema que hay que investigar a fondo, se han hecho muchas conjeturas sobre si los residuos hormonales contenidos en los lácteos (residuos de las hormonas que se les administran a las vacas lecheras para acelerar su crecimiento) pueden provocar el desarrollo de tumores en los seres humanos. Por eso, mientras se sigue investigando qué papel desempeñan exactamente los lácteos en el cáncer de mama, es importante que, si decides consumirlos, elijas productos ecológicos libres de hormonas de crecimiento. Por otro lado, la leche de cabra y la de oveja son más fáciles de digerir que a de vaca.

LA MELATONINA Y EL SUEÑO

Aunque parezca mentira, algunos alimentos contienen melatonina, la hormona que nos ayuda a conciliar el sueño. De todos ellos, el producto que la contiene en mayor cantidad en nuestro planeta son los pistachos. Comerte un puñado de pistachos equivale a tomarte un suplemento de melatonina al irte a dormir. Este aperitivo es además una gran fuente de fibra, vitamina B_6 y algunos aminoácidos esenciales. También contienen melatonina algunas setas, sobre todo los champiñones de la variedad *portobello*, y las lentejas y diversas semillas germinadas. Otras fuentes de melatonina excelentes son el trigo, la cebada y la avena, al igual que las uvas, las cerezas y las fresas. Imagínate una ensalada aderezada con lentejas germinadas, champiñones a la plancha y pistachos; y de postre, un sorbete de fresa. Tu estroboloma te adorará, y quizá no tengas que contar ovejas esa noche.

ALIMENTOS QUE SE DEBEN EVITAR

Cada vez que alguien me pregunta cuál es mi principal consejo dietético para la salud cerebral, la respuesta es siempre, indefectiblemente, la misma: *no comas alimentos procesados*. En general, la población estadounidense, canadiense y británica obtiene casi el 50% de las calorías diarias de esta clase de alimentos; muchos de ellos, no solo procesados, sino *ultra*procesados. Esto significa que casi la mitad de los productos que se consumen a diario en estos países han sido modificados *considerablemente* respecto a lo que eran en origen, y en ese procesamiento se les han incorporado los tipos más perjudiciales de sal, azúcares, grasas, aditivos, conservantes, y colorantes y saborizantes artificiales. Los alimentos ultraprocesados se someten a múltiples procesos (extrusión, moldeado, molienda...), contienen largas listas de sustancias químicas añadidas y están altamente manipulados. Algunos ejemplos son los panes blancos comerciales, la bollería envasada, los aperitivos y todos los dulces y postres industriales; los alimentos fritos y los preparados comerciales; toda la comida rápida, en la que se incluyen los refrescos, las gaseosas y las bebidas azucaradas; los quesos, embutidos y carne procesados; la margarina y la manteca; los tallarines y sopas instantáneos; los productos congelados o de larga duración; la mayoría de los condimentos, cremas para untar y salsas embotelladas; las patatas fritas, el chocolate, los caramelos, los helados, los cereales azucarados para tomar en el desayuno, las sopas envasadas, los *nuggets* de pollo, las hamburguesas, las salchichas... Desgraciadamente, la lista podría llenar un libro entero. Dependiendo de en qué tienda o supermercado hagas la compra, es posible que el número de productos procesados y ultraprocesados supere con creces el de los mínimamente procesados o sin procesar. En el capítulo 17 explico algunos detalles que te ayudarán a reconocer los ingredientes tóxicos para que puedas evitar los productos que los contienen.

Por ahora, basta con que entiendas que, cuantos más alimentos ultraprocesados ingieras, peor será la calidad nutricional general de tu dieta y peor salud tendrás. El Fondo Mundial para la Investigación del Cáncer y el Instituto Americano para la Investigación del Cáncer aseguran que los alimentos ultraprocesados podrían ser la causa de hasta una tercera parte de los cánceres del mundo.[52] Los alimentos procesados –y los aperitivos salados y la carne procesada en particular–[53] se han identificado además como los responsables de aproximadamente el 45% de las muertes por cardiopatías, accidentes cerebrovasculares y diabetes. Tras evaluar más de ochocientos estudios, la Organización Mundial de la Salud (OMS) llegó a la conclusión de que la carne procesada es cancerígena,[54] tanto como lo son el tabaco y el amianto. Por «carne procesada», me refiero a carne curada, salada, fermentada, ahumada o sometida a cualquier otro procesamiento para potenciar su sabor y alargar su vida útil, como es el caso de la mayoría de los fiambres que se venden en las charcuterías, supermercados o tiendas de bocadillos. Entre ellos se incluyen las salchichas, el jamón cocido, el rosbif, el pavo, el pollo y la mortadela comerciales.

REDUCE EL CONSUMO DE ALCOHOL, CAFEÍNA Y ALIMENTOS PICANTES

Abrirse camino por el paisaje culinario de la menopausia puede ser una auténtica aventura. No es ningún secreto que ciertos alimentos y bebidas –principalmente, los platos picantes, el alcohol y la cafeína del café, del té o de las bebidas energéticas– tienen el don de agravar esos síntomas tan molestos. Como cada mujer es diferente, ha llegado el momento de que tus papilas gustativas hagan de detectives y averigüen si estos alimentos desencadenan o empeoran los síntomas que tienes, y de ver qué ocurre si reduces su consumo o los evitas del todo.

Generalmente, las comidas picantes tienden a aumentar en el cuerpo la sensación de calor o a hacer que los sofocos se repitan. También el alcohol es célebre por empeorar los sofocos. Aunque muchas mujeres piensan que quizá una copa las ayude a conciliar el sueño, en realidad esa copa puede ser la culpable de que se despierten a medianoche. Además, si bien el vino tinto puede tener efectos cardioprotectores cuando el consumo es de una copa (150 ml) al día, la moderación es clave para mantener a raya el riesgo de cáncer de mama.

Hablemos ahora de la cafeína. Aunque a muchas nos encanta el subidón matutino de café, hay que tener en cuenta que la cafeína puede ser doblemente perniciosa: suele empeorar los sofocos y tener, además, efectos negativos sobre el sueño. Dado que la cafeína puede tardar hasta doce horas en desaparecer del organismo, ¿por qué no limitarte a saborear una taza diaria antes del mediodía? Voy a contarte un detalle interesante: contrariamente a lo que se cree, una taza de café exprés (corto) recién hecho agudiza menos los síntomas menopáusicos que un café americano (largo). ¿Por qué? Porque al ser más corto el tiempo de extracción del café exprés, contiene menos cafeína que su homólogo diluido. Ya me darás las gracias más adelante.

EN SERIO, BEBE AGUA

Hay pocas dudas de qué bebida es la más saludable, así que el mejor consejo que puedo darte es que bebas *agua*. Dado que este extraordinario nutriente es tan fundamental para el cerebro, le dediqué un capítulo entero en mi libro *Brain Food*. Además, una buena hidratación es un factor igual de crucial para la salud hormonal y la menopausia. He aquí un breve resumen:

- Incluso una *leve* deshidratación puede provocar mareos, confusión, fatiga y una espesa niebla mental a cualquier edad.[55] Si te mantienes hidratada, reducirás el riesgo de que aparezca cualquiera de estos síntomas, que son todos ellos comunes en la menopausia.
- Mantenerte hidratada favorece la producción y el equilibrio hormonales.
- Una buena hidratación contribuye a regular la temperatura corporal, lo cual ayuda a su vez a reducir los sofocos.
- Una buena hidratación es crucial también para que se produzca la lubricación vaginal apropiada, lo cual puede ser muy de agradecer después de la menopausia.
- Beber agua favorece la digestión, la circulación y también la eliminación de los productos de desecho del organismo, lo cual combate la inflamación y sienta las bases para un funcionamiento corporal óptimo.
- Una buena hidratación es crucial para tener unas articulaciones sanas, y minimizar las molestias y la rigidez.
- Beber agua ayuda a mantener la piel y el cabello hidratados; es decir, favorece la elasticidad y reduce la sequedad.

Lo que voy a decir ahora quizá te suene raro, pero el tipo y la calidad del agua importan mucho. El agua no es simplemente un líquido neutro que el cuerpo, el cerebro y el sistema endocrino precisan para no secarse. Necesitan concretamente *agua*, y un agua que sea natural, completa, con sus minerales, sus sales y sus electrolitos. Beber agua de manantial, agua mineral o agua del grifo filtrada que conserve sus electrolitos es la mejor forma de hidratarnos. El agua purificada, carbonatada y el agua de Seltz no sirven, puesto que no contienen ninguno de los nutrientes hidratantes del agua *verdadera*. Los refrescos (la Coca-Cola u otras bebidas similares) no son agua, y pueden dañar los ovarios; de hecho, se asocian a un mayor riesgo de infertilidad ovulatoria.[56]

Otra forma inteligente de favorecer la hidratación es *comerte el agua*. Una porción de 50 g de frutas, verduras u hortalizas que tengan un alto contenido de agua son en realidad 50 ml de agua atrapada en una red de nutrientes: fibra, fitonutrientes y antioxidantes. Hablo, por ejemplo, de la sandía, los rábanos, los pepinos, el apio, las fresas, el melón, los tomates, los berros, la lechuga, las manzanas, los melocotones y la coliflor: ¡cualquiera de ellos te saciará la sed rápidamente!

COMAMOS CON ATENCIÓN Y SENSATEZ

La epidemia de obesidad ha dado lugar a toda una industria de programas de adelgazamiento. Uno de los que mayor interés ha despertado desde hace unos años es el ayuno intermitente, que consiste en alternar intervalos en los que se come con intervalos en los que se ayuna, o en ingerir menos calorías en determinados momentos. Lo cierto es que estas pautas de alimentación pueden ser más eficaces para perder kilos y estabilizar el peso que otros tipos de dietas,[57] además de reducir la inflamación y el riesgo de cardiopatías. Por todas estas razones, suele recomendárseles a menudo a las mujeres menopáusicas.

Voy a contarte mi opinión sobre el tema. En primer lugar, aunque la *alimentación con restricción horaria* se ha investigado ri-

gurosamente en estudios con animales de laboratorio, las pruebas científicas de que el ayuno intermitente sea beneficioso para
la salud humana son más escasas de lo que mucha gente cree.[58]
Los estudios que se han hecho con personas se han basado en
muestras muy restringidas y en poblaciones concretas, principalmente en individuos con sobrepeso, con o sin diabetes, y en atle-
tas que estaban en muy buena forma física. En segundo lugar, se
han puesto de moda varias versiones de este ayuno que no tienen
ninguna base científica, y que se fundamentan sobre todo en
opiniones personales sobre lo que se debe y no se debe comer para
romper el ayuno o a lo largo del resto del día. Muchos de estos
planes rozan el absurdo. Y otro aspecto importante: la investigación sobre el ayuno intermitente en las mujeres sigue siendo relativamente escasa, en comparación con el número de estudios
que se han hecho sobre sus efectos en los hombres. Y más escasas aún son las investigaciones sobre la práctica de este método
durante la menopausia, ni siquiera en animales de laboratorio, así
que mi recomendación es que no te creas del todo los titulares.

En muchas partes del mundo, existe una forma de «ayuno»
que ha existido durante siglos, si no milenios, y que es factible
y sensata. Se llama... dormir. Los patrones dietéticos más saludables del mundo incluyen todos una cena ligera al caer la tarde
y, luego, recomiendan abstenerse de ingerir nada una vez que se
hace de noche, que es un tiempo que deberíamos dedicar a relajarnos y a dormir, no a comer. Cuando te levantas a la mañana
siguiente, normalmente entre diez y doce horas después del último bocado, te preparas un desayuno en condiciones y ya estás
lista para continuar con el día.

Al final, las únicas dietas que de verdad funcionan –sea cual
sea el objetivo– son aquellas que conllevan un cambio sostenible
y duradero, que en este caso se traduce en adoptar hábitos ali-

mentarios que favorezcan nuestra salud. Yo diría que la actitud general que tenemos hacia la comida es igual de importante, o más, que atenernos a un determinado programa dietético. Es fundamental elegir bien los alimentos y comer de forma consciente a lo largo del día. La alimentación consciente es en realidad un aspecto de la filosofía del mindfulness, o atención plena, una práctica centenaria muy extendida en diversas culturas y religiones. Comer con atención significa utilizar los sentidos físicos y emocionales para establecer una relación sana con la comida y disfrutarla. Esta actitud consciente facilita que, de modo espontáneo, elijamos los alimentos que más nos satisfacen y más nos nutren. La mayoría tenemos tantas cosas en la cabeza, vivimos con tanta prisa, que acabamos engullendo lo que sea inclinadas sobre el teclado. ¿Y si bajáramos el ritmo y prestáramos más atención? Si vivimos más despacio, somos más conscientes y sabemos cuándo nuestro cuerpo tiene hambre, hambre *de verdad*, en lugar de tragar un bocado tras otro hasta que estamos llenas. Por eso, comer con atención evita, además, molestias digestivas como la hinchazón y el ardor de estómago, que son la forma que tiene el cuerpo de vengarse de ese *calzone* picante que te has zampado en diecisiete segundos. Dado que la mayor parte de la gente occidental tiende a comer en exceso, prestar más atención a la experiencia de comer contribuye además a mejorar la calidad de la dieta. No solo nos permite saborear cada bocado, sino que nos da más dominio sobre los antojos, evita que nos atraquemos de comida por estrés y nos ayuda a perder peso cuando es necesario.

En conclusión, a la hora de elegir cómo alimentarnos durante la menopausia, lo principal es que sea una dieta equilibrada, nutritiva y sostenible. En lugar de dejarte deslumbrar por las dietas de moda o por formas de alimentación restrictivas, haz que las prioridades sean estar bien hidratada y consumir productos integrales y vegetales en abundancia. Es fundamental incorporar a la dieta una diversidad de frutas, hortalizas y verduras, cereales integrales, proteínas magras y grasas saludables que te proporcionen los nutrientes necesarios para que goces de salud hormonal y en general te sientas bien. Aunque el tamaño de las porciones y la ingesta calórica tienen su importancia, es igual de importante que escuches las señales de hambre y saciedad que envía el cuerpo. Evita las dietas demasiado estrictas que te hagan sentir que estás privándote de cosas que te gustaría comer o que no te permitan tener una buena relación con la comida. Recuerda que no existe una única forma de alimentarte durante la menopausia para recibir los nutrientes que necesitas. Si eres sensata en lo referente a la alimentación, podrás nutrir el cuerpo, el cerebro y las hormonas durante la transición menopáusica y después, además de tener el termostato interior bajo control y un vibrante entusiasmo por la vida.

Capítulo 15

SUPLEMENTOS DE ORIGEN BOTÁNICO Y NO BOTÁNICO

EL PODER DE LAS PLANTAS

AUNQUE LA TERAPIA HORMONAL sustitutiva (THS) ha sido durante mucho tiempo el tratamiento más habitual para los síntomas de la menopausia. el temor a sus posibles riesgos ha sembrado de tropiezos su trayectoria. Esos tropiezos, combinados con el renacer del interés por los remedios y suplementos vegetales para la salud hormonal, han provocado un aumento espectacular de las llamadas soluciones naturales desde hace unas décadas. Como resultado, hasta la mitad de las mujeres de los países industrializados utilizan actualmente suplementos de origen vegetal para los síntomas de la menopausia.[1]

En general, los suplementos pueden dividirse en *botánicos*, como los extractos de soja, de cohosh negro (cimicífuga) o de ginseng, y *no botánicos*, como vitaminas y minerales. Los productos botánicos suelen dividirse en los que tienen efectos estrogénicos y los que no, y estos últimos serían por tanto más adecuados para las mujeres que tienen preocupación por el riesgo de cáncer de mama. Desde la antigüedad hasta nuestros días, todas las culturas del mundo han utilizado plantas diversas para atender a sus necesidades medicinales. Por ejemplo, para tratar los sofocos se han empleado el *cohosh* negro (o cimicífuga), el *dong quai*, la onagra, el ginseng, la linaza, el trébol rojo, el hipérico (o hierba de San Juan) y el ñame silvestre. Otros productos botánicos, como la maca y la hierba de la cabra córnea, se utilizan para aumentar el deseo sexual, mientras que la melisa, la valeriana y la pasiflora se recomiendan a menudo para el insomnio, la ansiedad y la fatiga que pueden acompañar a la transición menopáusica. Sin embargo, aunque algunos de estos preparados están respaldados por pruebas científicas, otros no. Por ejemplo, las cremas de ñame silvestre que se usan para calmar los sofocos no han demostrado ningún efecto en los estudios clínicos; en cambio, los suplementos de fitoestrógenos (una versión más concentrada y potente de los fitoestrógenos presentes en los alimentos vegetales) figuran a la cabeza de la lista,[2] por los efectos beneficiosos que han demostrado. Lo ideal sería evitar los primeros y probar estos últimos, así que echa un vistazo a las notas que he escrito sobre cada suplemento.

Una advertencia antes de empezar. Muchas personas intentan emplear los suplementos como un atajo, en lugar de esperar a que una forma sensata de alimentarse produzca lentamente sus efectos, y se sienten decepcionadas o enfadadas cuando los suplementos no tienen los resultados que esperaban. Por eso, recuerda siempre que los suplementos nutricionales son por naturaleza *complementarios* y no pueden sustituir a una dieta o un estilo de vida saludables.

También debes tener presente que los suplementos no están sujetos al escrutinio de organismos reguladores federales como (en Estados Unidos) la Administración de Alimentos y Medicamentos (FDA). A diferencia de los medicamentos aprobados por el gobierno, la eficacia y seguridad de los suplementos no están garantizadas. Además, el hecho de que no estén regulados significa que tampoco se ha hecho una comprobación de que el suplemento contiene la cantidad precisa de los ingredientes activos que aparecen en la lista. De modo que es fundamental elegir fórmulas *tipificadas*. Para saber que una fórmula está tipificada, mira qué *porcentaje* de ingredientes activos contiene. Por ejemplo, si estás buscando un suplemento de ginkgo biloba, asegúrate de que los extractos contienen el porcentaje debido (normalmente, el 25%) de glucósidos de flavona de ginkgo, los componentes activos de este árbol.

Otra forma de asegurarte de que un suplemento dietético es de alta calidad y pureza es buscar en los productos la indicación de que han sido probados por el Programa de Verificación de Suplementos Dietéticos, dependiente de la Convención de Farmacopea de Estados Unidos (comúnmente USP), o por la empresa estadounidense independiente ConsumerLab.com, editora de los resultados de pruebas sobre productos de salud, bienestar y nutrición. Por último, aunque la mayoría de los suplementos y remedios hechos a base de plantas presentan un bajo riesgo de efectos secundarios, algunos pueden interactuar con medicamentos farmacéuticos o tener contraindicaciones, como se explica a continuación.

Suplementos de origen botánico

COHOSH NEGRO O CIMICÍFUGA

El *cohosh* negro (*Actaea racemosa* o *Cimicifuga racemosa*) pertenece a la familia de los ranúnculos, crece en Norteamérica y es una de las plantas que más se ha investigado para su uso durante la menopausia. Las mujeres nativas americanas la han utilizado durante siglos para aliviar los dolores menstruales y los síntomas menopáusicos. Cuando se ha examinado esta planta en ensayos clínicos, aproximadamente la mitad de ellos han informado de una disminución de los sofocos,[3] lo cual no puede considerarse un resultado concluyente. No obstante, parece ser que la especialidad de este ranúnculo es atenuar la inestabilidad emocional y los sudores nocturnos de intensidad entre leve y moderada.[4] En Alemania, el *cohosh* negro está aprobado oficialmente para tratar las molestias premenstruales y algunos síntomas menopáusicos, como sofocos, palpitaciones, nerviosismo, irritabilidad, trastornos del sueño, vértigo y depresión.

Aunque es necesario estudiar más a fondo sus propiedades, no parece que la *Cimicifuga racemosa* tenga efectos estrogénicos.[5] Por lo tanto, podría ser un remedio adecuado para las pacientes con cáncer.

Indicaciones: sofocos.

Eficacia científicamente probada: media.

Posología: 40 mg al día de extracto tipificado. Debido a la falta de estudios sobre la seguridad de su uso a largo plazo, debe utilizarse durante un máximo de seis meses.

Precauciones: aunque generalmente el *cohosh* negro se tolera bien, puede provocar dolores de cabeza. En ocasiones excepcionales, se ha informado de daños hepáticos.

BAYA DEL ÁRBOL CASTO

Contrariamente a lo que sugiere su nombre, la baya del árbol casto (*Vitex agnus-castus*) suele recomendarse para potenciar la fertilidad y atenuar algunos síntomas de la menopausia. Sin embargo, aunque esta baya parece favorecer el equilibrio hormonal,[6] no ha habido hasta el momento resultados concluyentes en los ensayos clínicos en cuanto a su poder para aliviar los síntomas menopáusicos.

Indicaciones: molestias menopáusicas de origen diverso.

Eficacia científicamente probada: baja.

Posología: 200-250 mg al día.

Precauciones: aunque generalmente se tolera bien, puede interactuar con algunos medicamentos, como las píldoras anticonceptivas o los fármacos utilizados para tratar la enfermedad de Parkinson o la psicosis.

DONG QUAI

El *dong quai* (*Angelica sinensis*), conocido también como ginseng hembra, se usa en la medicina tradicional china desde hace más de mil doscientos años para tratar los dolores y la irregularidad menstruales, así como los sofocos durante la menopausia. Sin embargo, se han hecho muy pocas investigaciones para probar su eficacia, y los ensayos clínicos realizados hasta la fecha no han demostrado que tenga ningún efecto sobre los sofocos.[7] Advertencia: las personas expertas en medicina china subrayan que los preparados que se utilizaron en los ensayos no son los mismos que los que ellas emplean para tratar a sus pacientes.

Indicaciones: sofocos.

Eficacia científicamente probada: baja.

Posología: hasta 150 mg al día.

Precauciones: el *dong quai* puede interferir en medicamentos anticoagulantes como la warfarina, la heparina o la aspirina.

ONAGRA

El aceite de onagra procede de las semillas de la planta *Oenothera biennis*. Por ser un aceite rico en ácidos grasos omega-6, se recomienda a menudo para tratar los sofocos,[8] aunque los ensayos clínicos no han demostrado que sea más eficaz que el placebo. De todos modos, combinado con vitamina E, puede aliviar hasta cierto punto la sensibilidad mamaria.[9]

Indicaciones: sofocos.

Eficacia científicamente probada: baja.

Posología: 2-6 g al día.

Precauciones: generalmente, se tolera bien. Podría potenciar los efectos del lopinavir, medicamento utilizado para tratar la infección por virus de inmunodeficiencia humana (VIH).

RAÍZ DE GINSENG Y DE MACA

La raíz de ginseng se considera una hierba «adaptógena», es decir que favorece la resistencia a factores estresantes externos e internos, y protege de este modo la salud física y mental. En la medicina tradicional, se dice que el ginseng asiático (*Panax ginseng* o *Panax quinquefolius*) y la raíz de maca (*Lepidium meyenii*) mejoran la concentración y la función sexual y estimulan el deseo. Tras una revisión sistemática de varios ensayos controlados aleatorizados, todo indica que el ginseng puede aliviar los síntomas de la depresión menopáusica y elevar el estado de ánimo,[10] al tiempo que favorece la libido y el bienestar general. A pesar de su eficacia en estos aspectos, no hay pruebas concluyentes de que el ginseng mejore los síntomas de naturaleza vasomotora,[11] la memoria y la concentración.

Indicaciones: el estado de ánimo y la libido.

Eficacia científicamente probada: media.

Posología: 400 mg al día de extracto tipificado. Debido a la falta de estudios sobre la seguridad de su uso a largo plazo, la ingesta debe limitarse a un máximo de seis meses.

Precauciones: generalmente se tolera bien. El insomnio es el efecto secundario más común, por lo que es mejor tomar este suplemento a primera hora del día. Otros posibles efectos secundarios son irregularidades y molestias menstruales, dolor de mamas, elevación de la frecuencia cardíaca, subidas o bajadas de la tensión arterial, dolor de cabeza y problemas digestivos. El ginseng puede interferir en la acción de medicamentos anticoagulantes, como la warfarina, la heparina o la aspirina.

KAVA

El kava (*Piper methysticum*) es una planta estrechamente relacionada con el pimentero, y crece en las islas del Pacífico. Aunque es posible que los suplementos de *kava* reduzcan la ansiedad en cierta medida, no se ha demostrado que atenúen los sofocos.

Indicaciones: sofocos y ansiedad.

Eficacia científicamente probada: baja.

Posología: 50-250 mg al día.

Precauciones: la FDA ha emitido una advertencia sobre el *kava* debido a sus potenciales efectos dañinos para el hígado. También puede causar molestias digestivas, dolor de cabeza y mareos.

FITOESTRÓGENOS

Los fitoestrógenos son, como decíamos, sustancias similares a los estrógenos humanos; están presentes en los cereales, la soja, las verduras y algunas hierbas aromáticas y medicinales, y actúan en nuestro organismo como estrógenos de menor intensidad. Los suplementos de fitoestrógenos más comunes son las isoflavonas extraídas de la soja y el trébol rojo, aunque también se recomiendan a menudo las semillas de lino. Un análisis de hasta veintiún ensayos clínicos indica que los fitoestrógenos reducen el número y la frecuencia de los sofocos y,[12] además, combaten la sequedad vaginal. Sin embargo, los resultados difieren en función del tipo de fitoestrógeno que se utilice, como vamos a ver a continuación.

ISOFLAVONAS DE SOJA

Algunas isoflavonas de soja (como el aislado de proteína de soja, los extractos de soja ricos en isoflavonas o las cápsulas de isoflavonas) pueden ser eficaces para aliviar los sofocos perimenopáusicos entre leves y moderados.[13] Por ejemplo, un estudio realizado con sesenta mujeres posmenopáusicas comparó la eficacia de estos suplementos con los de la THS para tratar los sofocos. Al cabo de dieciséis semanas, las participantes que tomaban isoflavonas habían experimentado una reducción de los sofocos del 50%,[14] frente a una reducción del 46% en las que utilizaban la THS. Aunque es necesario hacer más estudios para confirmar estos resultados, las isoflavonas de soja podrían tener también efectos positivos sobre la densidad mineral ósea,[15] y reducir por tanto el riesgo de osteoporosis. Sin embargo, no son eficaces contra los sudores nocturnos, el insomnio ni la depresión. Hay que tener en cuenta que los efectos de la soja varían en función de nuestra herencia genética,[16] y que solo el 30-50% de las mujeres occidentales experimentan los beneficios mencionados. Las principales isoflavonas de la soja son la *genisteína*, la *daidzeína* y el *S-equol*.

Indicaciones: sofocos.

Eficacia científicamente probada: media.

Posología: 40-80 mg al día. Debido a la falta de estudios sobre su uso a largo plazo, la ingesta de isoflavonas debe limitarse a un máximo de seis meses.

Precauciones: generalmente se toleran bien. Los efectos secundarios más comunes son de naturaleza gastrointestinal. Las pruebas actuales indican que las mujeres que han tenido cáncer o corren particular riesgo de tenerlo pueden consumir con toda tranquilidad los productos derivados de la soja, pero aún no se sabe con certeza si los suplementos de isoflavonas de soja son igual de inocuos. Las sociedades profesionales no respaldan el uso de suplementos de isoflavonas de soja por temor a un consumo excesivo.

ISOFLAVONAS DE TRÉBOL ROJO

El trébol rojo (*Trifolium pratense*) es una de las plantas más investigadas para la salud menopáusica. Según revisiones sistemáticas recientes, no hay pruebas concluyentes de que las isoflavonas de trébol rojo sean eficaces para los sofocos diurnos, pero pueden aliviar los sudores nocturnos, especialmente entre las mujeres posmenopáusicas. Por ejemplo, un ensayo clínico en el que participaron ciento nueve mujeres posmenopáusicas demostró que 80 mg de isoflavonas de trébol rojo tomadas durante noventa días reducían los sudores nocturnos en un 73% de media.[17]

Indicaciones: sudores nocturnos.

Eficacia científicamente probada: media.

Posología: 80 mg al día. Se han hecho estudios clínicos en los que tres años de consumo ininterrumpido no tuvo aparentemente ningún efecto adverso.

Precauciones: no se ha establecido si el trébol rojo carece por completo de riesgos para pacientes con cáncer de mama o de endometrio.

SEMILLAS DE LINO

Las semillas de lino, o linaza, son buenas fuentes de lignanos, un polifenol precursor de la actividad fitoestrogénica. También contienen ácidos grasos omega-3 y fibra. Como los lignanos se encuentran en las paredes celulares de las semillas, es necesario consumirlas recién molidas para poder beneficiarnos de los lignanos que se liberan en ese proceso. No hay pruebas de que la linaza alivie los sofocos,[18] aunque sí favorece la digestión y puede tener efectos positivos sobre el colesterol.

Indicaciones: sofocos.

Eficacia científicamente probada: baja.

Posología: 25 g (dos cucharadas) de semillas molidas al día.

Precauciones: generalmente se toleran bien. Los efectos secundarios más frecuentes son los trastornos digestivos: hinchazón abdominal, náuseas y diarrea.

RODIOLA

La rodiola (*Rhodiola rosea*) es una planta herbácea adaptógena que crece en las regiones frías de gran altitud de Europa y Asia. Tradicionalmente, se utilizaba para aumentar la resistencia y evitar la fatiga y el agotamiento. Aunque las investigaciones sobre ella son escasas, existen algunas pruebas de que la rodiola puede ayudar a equilibrar el cortisol,[19] la hormona del estrés y a regular el nivel de azúcar en la sangre. Combinada con ejercicio regular, puede contribuir a estabilizar el metabolismo de las grasas durante la menopausia y, en algunas mujeres que quieren perder peso, acelerar los efectos del plan de adelgazamiento.

Indicaciones: estrés, fatiga, actividad metabólica.

Eficacia científicamente probada: baja.

Posología: 100 mg al día.

Precauciones: generalmente, se tolera bien durante un periodo de seis a doce semanas. Entre los posibles efectos secundarios están los mareos y la sequedad de boca o producción excesiva de saliva.

HIPÉRICO o HIERBA DE SAN JUAN

El hipérico o hierba de San Juan (*Hypericum perforatum*) es una planta de flores amarillas que se ha utilizado en la medicina tradicional europea desde los tiempos de la Grecia antigua. Es un buen remedio para tratar la ansiedad, la irritabilidad, el insomnio y la depresión y no afecta a las hormonas. Su eficacia contra la ansiedad y la depresión de intensidad entre leve y moderada se ha comprobado en estudios clínicos cuando se ha comparado con la del placebo;[20] de hecho, el hipérico ha demostrado ser igual de eficaz que los antidepresivos (ISRS). Basándose en estos resultados, algunas sociedades profesionales consideran que el *Hipericum perforatum* es válido como tratamiento de corta duración para los síntomas depresivos leves y las alteraciones del ánimo que puedan presentarse durante la perimenopausia y después de la menopausia.[21]

Indicaciones: ansiedad, estado de ánimo y síntomas depresivos durante la perimenopausia.

Eficacia científicamente probada: alta.

Posología: 900 mg al día durante un máximo de doce semanas.

Precauciones: el hipérico debe tomarse con cautela, ya que puede interactuar con diversos medicamentos. Entre ellos, principalmente anticoagulantes como la warfarina, la heparina y la aspirina; la digoxina (medicamento para las arritmias cardíacas); los medicamentos anticonvulsivos (utilizados para tratar las convulsiones y la epilepsia) y los antidepresivos (en especial los ISRS o IRSN); la ciclosporina (un medicamento inmunosupresor); algunos medicamentos utilizados para tratar el VIH; la metadona; los anticonceptivos orales, y algunos medicamentos para el tratamiento del cáncer.

TRÍBULO

Tradicionalmente, el tríbulo o abrojo (*Tribulus terrestris*), también conocido como la «viagra natural», se ha utilizado para energizar y mejorar la función sexual en los hombres,[22] pero también puede serles de utilidad a las mujeres posmenopáusicas. Esta planta herbácea contiene saponinas esteroidales, cuya estructura es similar a la de los estrógenos y que pueden convertirse igualmente en una versión suavizada de los andrógenos; por tanto, las saponinas esteroidales son similares a la hormona DHEA, ¿recuerdas?, que el cuerpo puede convertir tanto en estrógenos como en testosterona.

Indicaciones: baja libido.

Eficacia científicamente probada: baja.

Posología: 250-1.500 mg al día.

Precauciones: generalmente, no presenta riesgos a pequeñas dosis. Aún no tenemos información precisa sobre su posible interacción con fármacos, por tanto debe tomarse con cautela.

RAÍZ DE VALERIANA

La valeriana (*Valeriana officinalis*), en forma de tisana o de comprimidos, puede ser un remedio eficaz para el insomnio y la falta de sueño. Utilizada sola o en combinación con la melisa o la pasiflora, puede mejorar la calidad de sueño en mujeres posmenopáusicas.[23] Ayuda a conciliar el sueño y a no despertarse durante la noche. Puede tardar hasta cuatro semanas de uso regular en surtir efecto.

Indicaciones: regulación del sueño.

Eficacia científicamente probada: media.

Posología: la dosis inicial es de 400 mg, una hora antes de acostarse. Utilizada en tinturas, de dos a cinco cuentagotas llenos.

Precauciones: generalmente, se tolera bien. Puede causar dolores de cabeza, mareos, malestar de estómago o fatiga a la mañana siguiente de utilizarse.

Suplementos de origen no botánico

VITAMINAS B

Las vitaminas del grupo B, especialmente las vitaminas B_{12} (cobalamina), B_6 (piridoxina), B_9 (ácido fólico) y B_5 (ácido pantoténico), son de uso frecuente como refuerzo del metabolismo celular, la producción hormonal, la salud cardiovascular y la salud del sistema nervioso. Aunque no hay pruebas concluyentes de que ayuden a reducir los sofocos, las vitaminas del grupo B pueden disminuir el estrés, así como el riesgo de osteoporosis y de fracturas óseas.[24]

La vitamina B_{12} es muy importante para tener un cerebro sano, sobre todo a medida que envejecemos. Aunque nuestras bacterias intestinales producen una pequeña cantidad de vitamina B_{12}, la mayor parte debe proceder de nuestra dieta. Si sigues una dieta de base exclusivamente vegetal, que no incluya ningún alimento de origen animal, es esencial que tomes suplementos de vitamina B_{12}, independientemente de que estés o no en etapa menopaúsica. Si tienes cincuenta años o más, o si padeces gastritis, hipoclorhidria (acidez estomacal deficiente), celiaquía o la enfermedad de Crohn, o si tomas medicamentos para la diabetes, bloqueadores de ácidos o píldoras anticonceptivas, es importante que consultes a tu médico o tu médica sobre la conveniencia de comprobar tus niveles de vitaminas del grupo B, ya que cualquiera de esos fármacos puede influir negativamente en ellos. Si los niveles plasmáticos no mejoran después de tres o cuatro semanas de suplementación, puedes probar con vitaminas B metiladas (*metilcobalamina y metilfolato*).

Indicaciones: estrés y refuerzo cognitivo.

Eficacia científicamente probada: media-alta.

Posología: para apoyo cognitivo: 500 mcg de vitamina B_{12}, 600-800 mcg de ácido fólico y 10-50 mg de vitamina B_6 tomados diariamente con la comida. Para combatir el estrés, añadir 100 mg de vitamina B_5.

Precauciones: generalmente, se tolera bien. No se conocen interacciones con medicamentos.

CALCIO Y VITAMINA D

El calcio y la vitamina D se recomiendan con mucha frecuencia para mejorar la salud ósea después de la menopausia. Lo ideal es obtener el calcio de alimentos ricos en este mineral, como las espinacas, la coliflor, la col rizada (*kale*), el brócoli, el yogur, las almendras y el pescado enlatado con espinas. Es posible que necesites suplementos de calcio si solo con la dieta no puedes ingerirlo en cantidad suficiente. La vitamina D ayuda al organismo a absorber el calcio y puede atenuar la sequedad vaginal. Nuestra principal fuente de vitamina D es el sol; sin embargo, por razones diversas, muchas personas tienen deficiencia de vitamina D, y en este caso los suplementos pueden ayudar.

Indicaciones: salud ósea.

Eficacia científicamente probada: alta.

Posología: 1.200 mg de calcio de cualquier procedencia (alimentos solo o alimentos y suplementos) y 800-1.000 UI* de vitamina D al día.

Precauciones: generalmente, se toleran bien. El calcio puede disminuir la eficacia de la aspirina, de la levotiroxina (un medicamento para la tiroides) y de algunos antibióticos.

MAGNESIO

El magnesio es un mineral esencial que contribuye a la función nerviosa y muscular y desempeña un papel importante en la regulación del sueño. Aunque no hay resultados concluyentes sobre los efectos de los suplementos de magnesio sobre el sueño,[25]

---

* UI, o unidad internacional, es la cantidad de una sustancia que tiene cierto efecto biológico. Para cada sustancia, existe un acuerdo internacional sobre el efecto biológico que se espera de 1 UI. *(N. de la T.)*

muchas mujeres perimenopáusicas y posmenopáusicas dicen sufrir menos episodios de insomnio cuando los toman.

Indicaciones: regulación del sueño.

Eficacia científicamente probada: baja.

Posología: hasta 3 g de citrato de magnesio una hora antes de acostarse. También existen cremas de magnesio.

Precauciones: generalmente, se tolera bien. El magnesio puede provocar heces blandas y diarrea. Puede disminuir la eficacia de la aspirina y la levotiroxina (un medicamento para la tiroides).

MELATONINA

Esta es una hormona que produce el cerebro y que ayuda a controlar los ciclos de sueño. Los suplementos de melatonina pueden, por tanto, ayudarte a conciliar el sueño y son un remedio muy utilizado para combatir el insomnio. Si te despiertas repetidamente durante la noche, prueba el preparado de liberación prolongada.

Indicaciones: regulación del sueño.

Eficacia científicamente probada: alta.

Posología: píldoras de 1-3 mg al acostarte, durante no más de dos semanas. La dosis máxima es de 6 mg.

Precauciones: generalmente, no presenta riesgos cuando se utiliza durante un periodo de tiempo corto en las dosis recomendadas.

OMEGA-3

Los ácidos grasos omega-3 tienen propiedades antiinflamatorias que benefician al corazón y al cerebro. Existen pruebas cada vez más sólidas de que los suplementos de omega-3 pueden reducir los sudores nocturnos y los episodios depresivos asociados a la menopausia.[26,27] Aunque los resultados de los ensayos clínicos no son concluyentes, los suplementos de omega-3 se han asociado también a un menor encogimiento cerebral, mejor estado de ánimo, una memoria más aguda y, posiblemente, un menor riesgo de demencia.

Indicaciones: sudores nocturnos y refuerzo cognitivo.

Eficacia científicamente probada: baja para los sudores nocturnos; media-alta para el estado de ánimo y la cognición.

Posología: aceite de gran pureza, obtenido de pescado o de algas, rico en omega-3, con un contenido de 500-1.000 mg de DHA y 300-500 mg de EPA diarios.

Precauciones: interacciones moderadas con medicamentos anticoagulantes, como la warfarina y la heparina. Un exceso de omega-3 puede provocar hemorragias y hematomas.

VITAMINA E

La vitamina E (*tocoferol*) es una vitamina liposoluble que actúa como antioxidante en el organismo y refuerza el sistema inmunitario. Algunos ensayos clínicos informan de una disminución de los sofocos tras cuatro semanas de suplementación con vitamina E,[28] y también se ha asociado a una reducción de los sofocos del 35-40% en pacientes con cáncer de mama.[29]

Indicaciones: sofocos.

Eficacia científicamente probada: media-alta.

Posología: 800 UI de un complejo mixto de tocoferoles (que contenga tocoferoles alfa, beta, gamma y delta) al día.

Precauciones: interacciones moderadas con medicamentos anticoagulantes, como la warfarina y la heparina. Si tienes alguna cardiopatía o diabetes, no tomes más de 400 UI al día.

Capítulo 16
REDUCCIÓN DEL ESTRÉS E HIGIENE DEL SUEÑO

¿CÓMO DESPEJAR LA NIEBLA?: REDUCIENDO EL ESTRÉS Y DANDO PRIORIDAD AL SUEÑO

VIVIMOS EN UNA SOCIEDAD que nos induce al estrés, que valora la productividad hasta la exageración y le da prioridad indiscutible sobre el sueño y el descanso. En muchos casos, tiene tal poder el hechizo bajo el que nos encontramos que ambas cosas pueden parecernos hasta un obstáculo, y empezamos nuestra carrera profesional, o el ascenso por la escalera del éxito, intentando demostrarnos y demostrar al mundo *lo poco* que necesitamos dormir. No es de extrañar que millones de personas vivan en un estado casi constante de estrés y con falta de sueño crónica.

Las mujeres, particularmente, sufrimos los efectos de los tiempos que corren, atrapadas entre la fantasiosa expectativa de ser mujeres prodigio y nuestro papel muy real de compañeras, esposas, madres, cuidadoras y miembros activos de la sociedad. Como resultado, el nivel de estrés de las mujeres suele ser considerablemente más alto que el de los hombres,[1] una diferencia que alcanza su punto álgido cuando las mujeres llegan a los cuarenta y cinco años, más o menos, y muchas tienen que hacer malabarismos para ascender en su carrera profesional y asumir simultáneamente el grueso de las responsabilidades familiares, y descubren que lo del «Adelante, ¡puedes tenerlo todo!» no es al final tan deseable como parecía. Muchas de nosotras soportamos a diario el peso de tener que atender a nuestros múltiples roles, en muchos casos sin el reconocimiento, la compensación ni el apoyo que agradeceríamos. Este periodo de la mediana edad en que estamos sometidas a tal sobrecarga es precisamente cuando más deberíamos cuidarnos, y es cuando menos lo hacemos. En realidad, nos queda cero tiempo y energía para hacerlo por el sinfín de obligaciones y por el cansancio.

A menudo, no damos la importancia que debiéramos al sueño y el bienestar interior hasta que la vida nos lanza una bola inesperada, en forma de extenuación total o de una enfermedad de cualquier tipo, y nos obliga a reestablecer la relación con ellos. Es precisamente entonces cuando los recuperamos y reverenciamos como merecen, y admitimos que nos son imprescindibles. A muchas mujeres, esta lección de vida suele llegarles con la menopausia.

ESTRÉS, SUEÑO Y MENOPAUSIA

El estrés es un poco tramposo; sabe cómo engañarnos. Hay dos tipos de estrés: agudo y crónico. El estrés agudo es una respuesta rápida ante un peligro inminente o un acontecimiento que nos crea gran tensión; una respuesta instintiva del cerebro para protegernos: vas al volante, dos coches chocan a unos metros de ti, la adrenalina se dispara y frenas en seco para no chocar contra ellos. Y luego está el estrés crónico, tan frecuente en estos tiempos, de naturaleza más sigilosa, a veces casi imperceptible, pero incesante. Nace de las actividades comunes que se repiten día tras día en la vida moderna: los desplazamientos al trabajo, los atascos, las horas interminables delante de la pantalla del ordenador, los días programados al milímetro, el ir y venir constante de mensajes de texto, las noticias, el ritmo acelerado para cumplir con los plazos de entrega, las listas de cosas por hacer... Lenta, pero inexorablemente, este estrés *crónico* va absorbiéndonos las reservas de energía y agotando poco a poco el organismo.

En nuestra cultura sin darnos cuenta, ese drenaje sigiloso se ha convertido en la norma, y lo peor es que esta succión constante de la energía merma seriamente nuestra capacidad de recuperación. Someter al cuerpo durante años, si no décadas, a una presión que supera sus posibilidades provoca inevitablemente un desgaste físico, emocional y psicológico. Y algo muy importante que debes saber es que el estrés crónico está llevando a la quiebra a tus *hormonas*.

Voy a contarte cómo lo hace. Resulta que el cortisol, la hormona número uno del estrés, trabaja en tándem con nuestras hormonas sexuales. Esto se debe a que el cuerpo utiliza la misma molécula, llamada *pregnenolona*, para producir por un lado hormonas sexuales y, por otro, hormonas del estrés, y hay situaciones en las que tiene que elegir cuál de las dos clases de hormonas será la afortunada receptora. En un momento de estrés agudo pero temporal, el cuerpo roba un poco de la pregnenolona destinada a la producción de estrógenos y produce con ella más cortisol para hacer frente a la crisis. No pasa nada: una vez que las cosas se calman, el cuerpo reduce la producción de cortisol y reanuda la producción de estrógenos como de costumbre. Pero ¿qué pasa cuando vivimos sometidas a un estrés *crónico* y el nivel de cortisol se mantiene elevado durante mucho tiempo seguido? Pasa que el «robo» de pregnenolona se prolonga en el tiempo, lo cual afecta seriamente a la producción de hormonas sexuales. Y este juego de prestidigitación hormonal, a su vez, puede provocar sofocos, ansiedad e incluso depresión. A esto se suma que, para muchas mujeres, la menopausia en sí acaba convirtiéndose en un factor de estrés crónico, sobre todo si no le prestan la debida atención. Puede crearse así un círculo vicioso, de producción constante de cortisol y agotamiento progresivo de las hormonas sexuales, lo cual agrava aún más los síntomas de la menopausia; y ahora es cuando las cosas se ponen verdaderamente serias: nos irritamos por todo, o no tenemos fuerzas, o actuamos de forma irracional; nos sentimos vacías, desganadas e incapaces de ordenar los pensamientos; no encontramos las llaves, somos incapaces de retener ningún nombre y se nos olvida una cita importante. Y en medio de todo esto, justo cuando más lo necesitamos, el sueño también nos abandona.

Cuando esto empieza a durar ya demasiado, está claro que algo tiene que cambiar. Los datos científicos sobre el tema son cada vez más alarmantes, pues indican que el estrés crónico y la falta de sueño suponen un ataque formidable para el organismo. Este dúo constituye una de las principales causas de una amplia gama de enfermedades, leves y no tan leves. A veces todo queda en que nos cuesta más recuperarnos de un resfriado o una infección común,[2] pero a veces se traduce en un mayor riesgo de desarrollar enfermedades cardíacas, cáncer e incluso demencia. Un ejemplo: varios estudios que han utilizado técnicas de neuroimagen muestran que, sobre todo en el caso de las mujeres, una vida de mucho estrés puede dar lugar a una pérdida de memoria y al encogimiento del cerebro para la edad de cincuenta años.[3] No tener suficiente tiempo para recuperarnos intensifica además los dolores y la inflamación y da lugar a un deterioro general de la calidad de vida. Así que, aunque es del todo natural experimentar estrés puntualmente y que de vez en cuando nos cueste dormir, ni lo uno ni lo otro deben convertirse en la norma. Cuando las cosas se ponen feas, hay que *aguzar el ingenio*. Voy a subrayar esto: para poder pensar con claridad y sentirte plena, es imprescindible que reduzcas el estrés y des prioridad al sueño. Por suerte, existen recursos que han demostrado científicamente su eficacia, sobre todo en las mujeres, para mantener a raya el estrés y propiciar un sueño reparador.

PRÁCTICAS CUERPO-MENTE PARA LA MENOPAUSIA

Tenemos jabón para limpiarnos las manos, dentífrico para cepillarnos los dientes y champú para lavarnos el pelo. Sin embargo, no se nos dan herramientas para cultivar la salud mental. Yo diría que la mente es tan esencial y personal para cada individuo como cualquier parte de su cuerpo y, sin embargo, a la mayoría no nos enseñan formas de salvaguardarla. Lo mismo que cuidamos el cuerpo con la dieta, el ejercicio y medicamentos si es necesario, ya va siendo hora de que utilicemos medidas similares para cuidar de la mente y tener estabilidad interior.

Aunque hay muchos factores de estrés que no podemos eliminar de nuestra vida, sí podemos aprender a controlar el estrés, a reducir los efectos nocivos que tiene en la mente y el cuerpo, e incluso a modificar la forma en que respondemos a ellos. Estas estrategias de compensación son necesarias para poder hacer frente a las dificultades y que nazca en nosotras una sensación de renovada confianza, equilibrio y armonía. Además, algunas herramientas y prácticas mente-cuerpo favorecen el equilibrio hormonal, y alivian a su vez los síntomas de la menopausia; por tanto, os serán particularmente útiles a aquellas de vosotras que prefiráis no recurrir a los tratamientos farmacéuticos. Por encima de todo, recuerda que cuidarte *no* es ser egoísta. *Tú* también importas. Y, en cualquier caso, una jarra vacía no tiene nada que verter en ninguna taza.

El yoga

Desde sus orígenes remotos, la disciplina yóguica ha ido evolucionando a lo largo de los siglos y se han desarrollado muchas formas de yoga diferentes en todo el mundo. La mayoría de las prácticas incluyen posturas físicas o secuencias de movimiento, regulación consciente de la respiración y técnicas de atención plena para aumentar la consciencia del presente y la sensación de bienestar. En varios estudios y ensayos clínicos, se ha visto que la práctica regular del yoga durante al menos doce semanas tiene un efecto positivo en los síntomas psicológicos de la menopausia,[4] especialmente la fatiga. Las mujeres que hacen yoga suelen tener también menos estrés e insomnio,[5] así como una mayor calidad de vida física,[6] gracias a la disminución de los sofocos y de los problemas urinarios y vaginales.

Meditación y reducción del estrés basada en la atención plena

Durante milenios, ha habido culturas repartidas por todo el mundo que han utilizado la meditación para cultivar el bienestar físico, mental y espiritual. Hace tiempo que en el mundo occidental hemos empezado a comprender que esta práctica tiene el poder de protegernos de la sobrecarga de estrés[7] al modular la actividad de las regiones cerebrales que están a cargo de la preocupación, el pensamiento y el sentimiento.

Una de las técnicas de relajación que más se han investigado para su uso en la menopausia es la reducción del estrés basada en la atención plena o mindfulness (MBSR: *Mindfulness-based stress reduction*). La MBSR combina una serie de ejercicios como la meditación de atención plena, el yoga y la aceptación para desarrollar la consciencia del momento presente. En un ensayo clínico realizado con ciento diez mujeres perimenopáusicas y posmenopáusicas, la MBSR produjo mejoras significativas de la calidad de vida general y la calidad de sueño,[8] así como una reducción del estrés y la ansiedad. Sorprendentemente, en el caso de algunas mujeres, una combinación de MBSR y terapia cognitiva fue igual de eficaz para prevenir una recaída en la depresión que los medicamentos antidepresivos.[9] Como lo oyes: algo que tenemos capacidad de hacer dentro de nuestra mente puede tener un efecto tan potente como los fármacos.

Otra estupenda posibilidad es el *Kirtan Kriya*, una meditación de la tradición del *kundalini yoga* que conlleva la repetición de un mantra. Los sonidos específicos son *Saa Taa Naa Maa*, que deben ir acompañados de mudras (determinadas posiciones de las manos y los dedos). La meditación puede hacerse en solo doce minutos al día. Escucha esto: se ha demostrado que esta práctica reduce la inflamación y mejora la memoria, la calidad de sueño y la claridad mental en tan solo ocho semanas.[10] ¿Cómo se practica el *Kirtan Kriya*? En primer lugar, siéntate en el suelo con las piernas cruzadas, o en una silla o sofá. Mantén la nuca recta y la barbilla ligeramente hacia dentro. Imagina que una cuerda tirara suavemente hacia arriba desde la cúspide de la cabeza. Apoya las manos abiertas en las rodillas con las palmas hacia arriba. Cuando estés lista, empieza a entonar los sonidos *Saa Taa Naa Maa*. Toca con el pulgar el dedo índice (mientras entonas *Saa*), con el pulgar el dedo corazón (*Taa*), con el pulgar el dedo anular (*Naa*) y con el pulgar el dedo meñique (*Maa*). Para una práctica de doce minutos, esta es la secuencia:

- Entónalos en voz alta durante dos minutos.
- En susurro durante dos minutos.
- En silencio durante cuatro minutos.
- En un susurro durante dos minutos más.
- Entónalos en voz alta durante dos minutos más.

Cuando termines, inspira y estira los brazos hacia arriba. Espira, baja los brazos y relájate un momento. *Namaste*. Si prefieres practicar esta meditación con música, encontrarás varias listas de reproducción en Spotify, YouTube y otros canales. Si haces la práctica estando sola, prueba una aplicación como Insight Timer, que te permite programar los intervalos y te indica con un sonido en qué momento cambiar la forma de entonar los sonidos.

En resumen, la meditación y las prácticas de mindfulness pueden ayudarte a reducir el estrés, la ansiedad y los síntomas depresivos. Como en el caso del ejercicio físico, la forma de meditar es una preferencia personal. Existen muchas formas, técnicas e incluso aplicaciones de meditación (como Headspace o Calm), así que trata de encontrar la que a ti te siente mejor. Y luego trátala como si fuera un ejercicio: date la oportunidad de desarrollar un nuevo tipo de músculo, y celebra tu éxito.

Hipnosis

La hipnosis es una terapia mente-cuerpo que conlleva un estado de profunda relajación, atención focalizada, imágenes mentales y sugestión. La sugestión, en este caso, consiste en plantar semillas positivas para aliviar dificultades o molestias. Varias sociedades profesionales, entre ellas la Sociedad Norteamericana de la Menopausia, la han recomendado para tratar los síntomas menopáusicos, dado que ha demostrado reducir los sofocos y presenta pocos riesgos.[11] En ensayos clínicos aleatorizados con supervivientes de cáncer de mama, bastaron cinco sesiones de hipnosis para que disminuyeran en un 79% la gravedad y frecuencia de los sofocos.[12]

Entre las mujeres sin antecedentes de cáncer de mama, la hipnosis redujo igualmente los sofocos un 51-74%,[13] que es un porcentaje impresionante, además de mejorar la calidad de sueño y el deseo sexual.

¿Cómo encontrar especialistas en hipnoterapia? Te recomiendo que entres en la página web de la sociedad nacional de hipnosis clínica de tu país y busques hipnoterapeutas que se hayan especializado en el alivio de los síntomas menopáusicos o de síntomas inducidos por la quimioterapia, como la niebla mental. Si vives en Estados Unidos, el sitio web de la Sociedad Americana de Hipnosis Clínica es: https:// www.asch.net/aws/ASCH/pt/sp/home_page.

Terapia cognitivo-conductual (TCC)

La TCC es un modelo de tratamiento psicológico enfocado en objetivos concretos y dirigido a resolverlos en un plazo relativamente breve. Ayuda a la persona a probar nuevas formas de abordar los problemas y le ofrece técnicas de afrontamiento y estrategias que puedan surtir el efecto deseado. La terapia combina la entrevista terapéutica, cuyo propósito es motivar a la persona y ayudarla a asimilar nuevas perspectivas y actitudes potencialmente beneficiosas, con la relajación y la respiración acompasada. De ahí que este método de tratamiento pueda ser sumamente útil, ya que todas las habilidades que se aprendan podrán aplicarse a distintos problemas y aumentar el bienestar general. La Sociedad Norteamericana de la Menopausia recomienda la TCC para tratar los sofocos, así como la depresión y otros síntomas menopáusicos.[14] Aunque no se ha apreciado que esta terapia reduzca necesariamente la frecuencia de los sofocos, así puede disminuir su intensidad y la consecuente sensación de agobio. Para encontrar especialistas cerca de donde vives, puedes consultar los sitios web de las principales sociedades profesionales de tu país, donde habrá directorios de profesionales con la debida acreditación. En Estados Unidos, por ejemplo, puedes encontrar información sobre terapeutas de la TCC en el sitio web de la American Board of Cognitive and Behavioral Psychology: https://services.abct.org. Si estás en el Reino Unido, puedes utilizar el CBT Register UK: www.cbtregisteruk.com.

Respiración acompasada y prácticas de relajación

La biorretroalimentación, los masajes y otras técnicas de relajación se han utilizado, con relativa eficacia, para tratar los síntomas de la menopausia. En algunos ensayos clínicos, estas técnicas redujeron la frecuencia de los sofocos y disminuyeron el estrés y la fatiga. Aunque no eran estudios tan rigurosos como los referentes al yoga, la hipnosis y la TCC, la mejor manera de ver si estas prácticas surten efecto es probarla tú misma. La respiración acompasada c diafragmática, por ejemplo, es una respiración lenta y uniforme que puede utilizarse para calmar las reacciones corporales, a nivel físico y emocional. El diafragma está situado justo debajo de los pulmones y forma una barrera entre ellos y el estómago. Respirar desde el estómago, o desde debajo del diafragma, aumenta la capacidad pulmonar y, por tanto, recibimos más oxígeno, lo que a su vez tiene un importante efecto calmante. Si la practicas con regularidad, la respiración acompasada te ayudará a relajarte, y es posible que atenúe los sofocos. Para obtener de ella los máximos beneficios, conviene que la practiques tres veces al día durante veinte minutos cada vez. Si crees que no vas a tener tiempo para tanto, empieza por hacer una sola sesión de diez o quince minutos todos los días, y en cuanto notes que sobreviene un sofoco, inmediatamente respira de esta manera, y continúa haciéndolo durante cinco minutos.

Es muy fácil:

- Inspira desde el vientre mientras cuentas lentamente hasta cinco.
- Deja salir el aire poco a poco mientras cuentas lentamente hasta cinco.

Acupuntura

La acupuntura es uno de los pilares de la medicina tradicional china. Mediante presiones suaves o agujas finas como un cabello, se estimulan puntos específicos del cuerpo que marcan los meridianos o canales de energía para tratar enfermedades y dolores. Aunque hoy hay pocas pruebas de que la acupuntura alivie los síntomas de la menopausia, cuando la ejecuta una persona altamente cualificada constituye una prometedora alternativa para las mujeres que prefieren no usar ningún tipo de medicamentos.

Aromaterapia

La aromaterapia, o terapia con aceites esenciales, utiliza la esencia de distintas plantas aromáticas, extraída por procedimientos naturales, para tratar diversos desequilibrios fisiológicos y psicológicos. Se cree que algunos de estos aceites, como el de lavanda y el de verbena, reducen la ansiedad y aumentan la relajación. Por el momento, no hay pruebas suficientes de que la aromaterapia funcione como tratamiento independiente para los síntomas de la menopausia, aunque puede aliviar el estrés y la ansiedad.

OTRAS COSAS QUE REDUCEN EL ESTRÉS

Hablar

El cerebro desempeña un papel determinante en cómo respondemos al estrés. En esa respuesta intervienen dos hormonas, el cortisol y la adrenalina, y la producción de una y de otra está regulada por el cerebro. Cuando el estrés nos asalta, el cortisol y la adrenalina elevan la tensión arterial y la frecuencia cardíaca, y eso puede incitarnos a dar un puñetazo o a salir corriendo. Es la famosa respuesta de «lucha o huida» que experimentamos tanto hombres como mujeres ante un peligro (y por «peligro», se entienden también todos los factores cotidianos que percibimos, en sentido amplio, como una amenaza). Sin embargo, el cerebro de las mujeres actúa de forma distinta al de los hombres. Los estudios muestran que, cuando el cortisol y la adrenalina inundan la corriente sanguínea, el cerebro de las mujeres libera una inyección de oxitocina, la hormona del amor, que actúa como calmante en medio de la tormenta.

Todo parece indicar que la liberación de oxitocina puede ser la responsable de que, en una situación de estrés, el impulso femenino característico sea «cuidar y entablar amistad» en lugar de luchar o huir.[15] Esta respuesta probablemente fue desarrollándose hace muchos miles de años, cuando los seres humanos vivíamos en comunidades cazadoras-recolectoras. Dado que luchar o huir no es tan fácil cuando se está embarazada, o amamantando, o al cuidado de criaturas y personas mayores, las mujeres encontraron su particular manera de responder al peligro. En esos momentos, se volcaban aún más en proteger a sus criaturas (cuidar) y se unían a otras mujeres (entablar amistad) para garantizar la supervivencia del grupo. Esta respuesta refleja nuestro instinto de recurrir a otras personas para «asegurar el fuerte» cuando el estrés nos asedia, sobre todo el de unir fuerzas con otras cuidadoras para proteger a nuestra prole.

¿Cómo se manifiesta este instinto en la menopausia? Cuando los sofocos te hacen tener que quitarte varias capas de ropa a toda velocidad o no recuerdas a qué has ido al supermercado, es probable que sientas afinidad con cualquier mujer que sude tanto como tú o sea igual de desmemoriada. Puede que también te resulte reconfortante estar en compañía de aquellas que han atravesado la menopausia y han llegado sanas y salvas a la otra orilla. Hablar y bromear con otras mujeres sobre los síntomas que estás experimentando crea camaradería, y te da la tranquilidad de saber que no estás sola y que esos síntomas tan fastidiosos no durarán para siempre. Da igual que sea tu amiga, tu madre, tu mentora o esa mujer del supermercado que parece tan simpática: háblales de lo que estás viviendo. No solo te sentirás acompañada y tendrás una sensación de normalidad y hermandad, sino que probablemente esas mujeres puedan darte consejos la mar de prácticos, como «Vístete siempre por capas» y «Nunca lleves ropa interior sintética».

Forma tu equipo de apoyo

Contar con un círculo de personas por las que te sientas apoyada es una magnífica estrategia antiestrés, así que piensa en el tipo de apoyo que necesitas para que en esta etapa de la vida, como en cualquier otra, salga lo mejor de ti. Además de algunas amigas íntimas o mujeres de tu familia con las que puedas hablar con confianza, es fundamental que forme parte de esa red de apoyo una buena médica de familia o ginecóloga con la que te sientas cómoda hablando de todos los detalles escabrosos, y también una «mentora de la menopausia», papel que muchas mujeres pueden desempeñar con facilidad. Así que piensa en qué clase de apoyo necesitas, reúne a tu equipo, persevera y ¡lo lograrás! Confío en que este libro te ayude también a hacer con éxito la travesía.

Aquellas que tengáis acceso a redes de profesionales de la salud, podéis conseguir ayuda adicional de una serie de especialistas. No todas necesitaréis atención especializada, o de continuo, pero si en un momento dado queréis consultar un problema concreto, he aquí algunas ideas:

- Si te sientes deprimida o nerviosa o tienes episodios de ansiedad, considera la posibilidad de hablarle de ello a tu médica de familia o a una especialista en salud mental (psicóloga, terapeuta o psiquiatra).
- Una asesora o *coach* especializada en la menopausia, que pueda orientarte sobre las complejidades de la transición y, ade-

más, proporcionarte recursos, como, por ejemplo, referencias de especialistas, de clases de yoga, de practicantes de acupuntura...

- Una fisioterapeuta que te ayude con todo, desde los dolores articulares hasta el fortalecimiento del suelo pélvico.
- Un entrenadora que te dé ciertas pautas para mover el cuerpo con seguridad y eficacia, ya sea una entrenadora de boxeo, para que puedas descargar la rabia y la frustración, o un yoguini que te ayude a recuperar la calma.
- Una nutricionista o dietista que elabore para ti un plan de alimentación tan apetitoso como saludable (a la vez que echas un vistazo al capítulo 14 para recordar a qué alimentos debes dar prioridad).

A la hora de elegir entre los recursos que cada una tengáis a vuestra disposición, os recomiendo que invirtáis en técnicas y sistemas que cuenten con respaldo científico, ya sea para practicarlas vosotras solas o para que os las administre una persona especializada. Con demasiada frecuencia, se malgasta tiempo y dinero en programas, suplementos o terapias milagrosas que aseguran combatir la menopausia. Aunque no todas las mujeres necesitan la asistencia de una diversidad de profesionales de la salud, o pueden acceder a ella, a todas puede venirnos bien recibir orientación que tenga una base científica y provenga de una persona cualificada, que es a lo que trata de ofrecer este libro.

Necesito... dormir

Mientras la sociedad tiene la mirada puesta en lo que debemos comer, beber y hacer durante las horas de vigilia para tener salud, resulta que cuánto y cómo dormimos influye más en ella de lo que imaginamos. Aunque los estudios no se ponen de acuerdo sobre el tiempo exacto que necesitamos dormir, es fundamental que nos acerquemos cada noche lo máximo posible a esas ocho horas mágicas para que la mente y el cuerpo puedan desestresarse, recuperar la energía y podamos funcionar bien al día siguiente. Por desgracia, teniendo una vida tan ajetreada como la nuestra, relajarnos durante un rato antes de irnos a la cama puede ser una tarea imposible, casi tanto como dormir toda la noche de un tirón. Establecer una rutina nocturna que te resulte agradable y favorezca la relajación (en lugar de estimularte más) te ayudará a dormir mejor. Repetirla cada noche les indicará a tu cuerpo y a tu mente que es hora de *prepararse* para el sueño. He aquí algunas medidas que contribuyen a una buena higiene del sueño, es decir, hábitos saludables que te ayudarán a relajarte para que tengas un sueño más reparador.

ATENÚA LAS LUCES

La melatonina es una hormona que produce la hipófisis, esa pequeña glándula que está en la base del cerebro, llamada también glándula pituitaria. Cuando el nivel de melatonina aumenta, el cerebro recibe la señal de que es hora de descansar. Pero estar expuestas a la luz hace que el nivel de melatonina disminuya en lugar de aumentar, y el cuerpo recibe entonces señales contradictorias. A lo largo de nuestro proceso evolutivo, el cuerpo ha encontrado la manera óptima de funcionar, que consiste en dormir por la noche y despertarnos al salir el sol, por lo que atenuar las luces una hora antes de acostarnos puede inducir al cerebro a relajarse. Tener el dormitorio totalmente a oscuras o con una iluminación mínima contribuirá también a que duermas sin interrupciones. Si es inevitable que entre luz, prueba a usar un antifaz.

COMPRUEBA LA TEMPERATURA Y CREA AMBIENTE

Para que pueda iniciarse el sueño, la temperatura corporal debe descender un poco. Si la habitación está demasiado caliente, el cuerpo no puede librarse de ese grado de más (aproximadamente), y esto hace que sea difícil conciliar el sueño. Por eso, es importante que el dormitorio tenga un frescor agradable; lo ideal son unos veinte grados. Además, en buena medida, esta temperatura mantendrá a raya los sofocos. Un pijama ligero de algodón ayuda también a mantener la temperatura corporal adecuada.

También es importante crear un ambiente propicio para dormir. ¡No hagas que tu dormitorio invite a todo menos al descanso! Una iluminación suave, almohadas cómodas, una manta cálida, colores relajantes y un espacio despejado pueden transformar tu dormitorio en un santuario del sueño, un lugar dedicado a descansar y a desconectar del mundo exterior. Procura que la habitación sea silenciosa y, si no es posible, crea un fondo de ruido blanco que le resulte agradable al oído. Y si los resoplidos o ronquidos de tu pareja te interrumpen invariablemente el sueño ya de por sí frágil, los tapones para los oídos son una buena solución.

BUENAS NOCHES, TELÉFONO

Por mucho que nos cueste separarnos de los teléfonos, tabletas, ordenadores y televisores, la luz azul que emiten estos aparatos le indica a nuestro cuerpo que debe seguir despierto. Esta señal no es solo psicológica: es una realidad física. La luz azul frena la producción de melatonina, esa hormona que es como una canción de cuna para el cuerpo, y aumenta la producción de cortisol y adrenalina, que tienen la firme intención de espabilarte y que no te duermas. Además, invertir esos picos hormonales altera el equilibrio general, y, durante la menopausia, esto es jugar con fuego. Fijar una hora a la que desconectarte de todos los dispositivos le indicará al cerebro que puede empezar a relajarse. Despídete del teléfono, el ordenador y la televisión al menos una hora antes de irte a dormir. Ser seria con esta decisión es tu compromiso a volver a situar el sueño a la cabeza de la lista de cuidados de la salud, como le corresponde. Si crees que la tentación de leer un correo electrónico o un mensaje que oigas entrar será demasiado fuerte, pon el teléfono en modo nocturno o en modo avión, y dale al mundo un beso de buenas noches. Y si estás en proceso de rehabilitación tras haber sido una usuaria nocturna de pantallas, considera la posibilidad de tomar melatonina u otro suplemento del sueño para aclimatarte al cambio, como se explica en el capítulo 15.

MANTÉN EL RITMO PARA DORMIR A PIERNA SUELTA

En lo que respecta al sueño, tu cuerpo agradece un ritmo constante por el que poderse guiar. Acostarte y levantarte a la misma hora cada día le da lo que tanto anhela. Si te despiertas en mitad de la noche, sé amable contigo. A oscuras, o con una luz muy tenue, escucha una meditación guiada que te ayude a dormir, o música relajante, o un audiolibro leído con voz modulada y no demasiado ameno. Si prefieres que haya un poco de luz en la habitación, procura que sea una luz ámbar muy suave, y evita cualquier aparato que emita luz brillante.

PAPEL Y BOLI

Antes de irte a dormir, ¡descarga el cerebro! Escribir todo lo que te da vueltas en la cabeza te ayudará a relajarte. Antes de dirigirte al dormitorio, siéntate y haz una lista de lo que tienes que hacer mañana, o anota las cosas por las que sientes gratitud, o describe cómo ha sido tu día. Una vez mi marido, al volver de viaje, me trajo una cajita de «muñequitas quitapenas». Estas pequeñas muñecas hechas a mano están inspiradas en una leyenda maya y son originarias de Guatemala. Allí, por la noche al acostarse, los niños y niñas las colocan bajo la almohada después de haberles contado a cada una alguna preocupacón que tengan, y se echan a dormir con mucho menos peso. Se dice que las dejan ahí con la seguridad de que, al despertarse por la mañana, las muñequitas les habrán dado la sabiduría que necesitan para afrontar el día. Como nosotras somos adultas, un bonito bloc de notas nos sirve.

MOMENTOS CONSCIENTES

Otra forma de descargar el peso del día es probar alguna meditación para dormir. De entrada, puedes hacerla durante unos minutos antes de acostarte, e ir aumentando el tiempo hasta llegar a quince o veinte minutos, o más. ¿Qué es lo mejor de esto? Que no hace falta que vayas a ninguna clase ni que salgas de casa; solo necesitas un lugar tranquilo donde sentarte y relajarte. Si te gustaría tener un poco de ayuda para empezar, echa un vistazo a aplicaciones como Headspace y Calm, a las que puedes acceder en un abrir y cerrar de ojos y que ofrecen períodos de prueba gratuitos. Encontrarás más meditaciones guiadas en Spotify y YouTube, y por supuesto en numerosos audiolibros. Algunas de mis favoritas son *Journey into Stillness* (Viaje a la quietud), en el audiolibro del mimo título de Ramdesh Kaur; *Meditación para principiantes* de Jack Kornfield, y *Mindfulness en la vida cotidiana: donde quiera que vayas, ahí estás* de Jon Kabat-Zinn (ambos disponibles en varios formatos).

Si la meditación no es lo tuyo, quizá lo sea la música. Al igual que las canciones de cuna, la música relajante envuelve la mente en la melodía y la cadencia mientras tu cuerpo se desliza sigilosamente hacia el sueño. Algunos tipos de música incluso ayudan a reducir la frecuencia cardíaca y a ralentizar la respiración. Lo ideal son las melodías lentas; las que rondan las sesenta pulsaciones por minuto (o BPM: *beats per minute*) funcionan de maravilla. Crea una lista de reproducción con tus temas musicales favoritos para relajarte o escucha sonidos de la naturaleza, como las olas del mar o el canto de los grillos.

EVITA EN LO POSIBLE LOS SOMNÍFEROS

Los somníferos que se dispensan sin receta médica, las benzodiacepinas y antihistamínicos como la difenhidramina (Benadryl), que tanto les gusta a muchas mujeres, *no* son la solución para un sueño eficiente. Aunque durante un tiempo consigan hacerte dormir, no serán eficaces eternamente y te provocarán otros problemas. Antes de pensar siquiera en ellos, comprueba si estás haciendo todo cuanto está en tu mano para mejorar la higiene del sueño: pon en práctica las técnicas que has aprendido para reducir el estrés, haz ejercicio físico, ajusta la dieta y prueba algún suplemento botánico. Si el problema persiste, algunos tratamientos farmacológicos (de venta con receta) para los síntomas de la menopausia, como la THS o antidepresivos en dosis bajas, pueden ser más eficaces que los somníferos de prescripción médica. Considera también la posibilidad de consultar a un o una terapeuta del sueño, que podrá indicarte cuáles son las medidas más adecuadas para tu caso.

Capítulo 17
TOXINAS Y DISRUPTORES ENDOCRINOS

SUSTANCIAS QUÍMICAS QUE INTERFIEREN EN LA ACTIVIDAD HORMONAL

CUANDO OÍMOS HABLAR DE *toxicidad ambiental*, nos vienen a la mente imágenes de centrales nucleares, fábricas que echan nubes de humo o incluso incendios forestales. La realidad es más compleja. Los casos extremos de contaminación atmosférica, aunque graves, están localizados, se identifican fácilmente y se actúa en consecuencia para atajarlos con rapidez; pero la contaminación atmosférica de fondo, mucho más sutil, es una constante en nuestra vida y no se le presta demasiada atención, lo cual deja a millones de personas expuestas a los insidiosos daños que puede causar.

Las sustancias tóxicas llegan a la atmósfera –y, por consiguiente, al aire que respiramos– desde todo tipo de lugares. Aunque es bien sabido que las emisiones de gases procedentes de fuentes contaminantes de origen industrial, como los tubos de escape de los vehículos, las calefacciones, las máquinas industriales, las centrales eléctricas, los motores de combustión y los coches repre-

sentan un peligro para la salud, la mayoría de las toxinas nos llegan de fuentes mucho más cercanas; las absorbemos, sin darnos
cuenta, de los productos de limpieza, de los cosméticos e incluso
de los alimentos. Estas toxinas están por todas partes, probablemente en cosas que ni siquiera imaginas. Están en los plásticos
que se utilizan para envasar toda clase de productos que ingerimos o que nuestro cuerpo absorbe: desde los alimentos y el agua
hasta el gel de ducha. Están en los herbicidas, pesticidas y preparados hormonales con que se trata el terreno donde crecen los
vegetales que comemos. Están en el agua del grifo, debido a la
contaminación derivada de la agricultura y la industria. Y están
en los retardantes de llama que, por norma, se han aplicado a la
ropa, los coches, los juguetes y el mobiliario de nuestra casa.

En los últimos setenta años, casi cien mil nuevas sustancias
químicas se han incorporado al medio ambiente a través de los
alimentos y el suministro de agua.[1] Al menos el 85% de estas sustancias nunca se han sometido a pruebas de laboratorio para determinar sus posibles efectos sobre la salud humana, por lo cual
se desconoce su índice de inocuidad. Entre las que sí se han analizado, se sabe o se sospecha que al menos ochocientas son perjudiciales para la salud,[2] y en especial para las hormonas.

Estas sustancias se denominan disruptores endocrinos (EDC,
por sus siglas en inglés) o alteradores hormonales, y hacen precisamente lo que su nombre indica: alteran gravemente la actividad de las hormonas. Los EDC son contaminantes químicos que
imitan a las hormonas naturales; se cuelan en el cuerpo y embro-
llan los mensajes que las células tratan de comunicarse entre sí.
Muchos EDC imitan en particular a los estrógenos, y se conocen
como xenoestrógenos o estrógenos extraños. Imagínatelos como
el gemelo malvado del estrógeno. Al enviar mensajes contradic-
torios a los receptores de estrógenos, provocan desequilibrios

hormonales en todo el aparato reproductor,[3] lo cual se ha asociado a una pubertad prematura, abortos, infertilidad, endometriosis e incluso algunos cánceres. Y lo que es todavía peor, como se absorben muy fácilmente, los xenoestrógenos penetran en el organismo en concentraciones mucho más elevadas que nuestros propios estrógenos, y de este modo dañan la actividad del sistema endocrino y perjudican además al sistema nervioso. Me duele tener que decir esto, pero cientos de esas sustancias químicas son también perjudiciales para *el cerebro*.[4] En los últimos años, la contaminación atmosférica en sí ha pasado a ser un reconocido peligro para la salud y un nuevo factor de riesgo de ictus y demencia.[5] Y muchas otras toxinas químicas han suscitado una preocupación similar.

Aunque están en curso investigaciones rigurosas sobre el tema, esto es lo que sabemos hasta el momento:

- Basta una cantidad mínima de disruptores endocrinos para que nuestra salud se resienta. La exposición incluso a un nivel mínimo de xenoestrógenos puede causar daños significativos en niños y niñas y en mujeres, sobre todo embarazadas.[6] Gran número de bebés nacen ya con una carga tóxica de cientos de sustancias químicas ambientales en su organismo. La Academia Americana de Pediatría recomienda limitar la exposición a contaminantes y sustancias químicas ambientales –sobre todo plásticos– durante los primeros años de vida.[7]
- Los disruptores endocrinos se almacenan en la grasa corporal. Como las mujeres tenemos más tejido adiposo que los hombres, acumulamos estas sustancias químicas exógenas en una cantidad más alta. La mayor concentración se encuentra habitualmente en el tejido mamario, lo que se ha asociado a un mayor riesgo de cáncer de mama.

- El efecto acumulado de estas toxinas puede durar años, si no toda la vida.
- Muchos contaminantes químicos de origen industrial permanecen en el medio ambiente durante décadas. En algunos lugares de Estados Unidos, por ejemplo, todavía hoy se encuentran en la tierra trazas de DDT, un pesticida que se prohibió en 1972; y este pesticida se ha detectado también en la corriente sanguínea de personas nacidas mucho después de que se dejara de utilizar. Otro excelente ejemplo de sustancia química que puede tardar cientos de años en degradarse, como todo el mundo sabe, es el plástico.
- Los contaminantes se concentran en los organismos vivos por bioacumulación, es decir que, cada vez que nos exponemos a esas sustancias exógenas, el nivel contenido en nuestro cuerpo va en aumento.[8] No solo nos ocurre a los seres humanos. También se acumulan toxinas en el cuerpo de los animales, y esto es particularmente preocupante en el caso de los animales de granja, ya que las toxinas que almacenan acaban contaminando la carne y los productos lácteos que comemos.

En definitiva, vivimos constantemente expuestas a miles de sustancias que pueden trastornar por completo la actividad de nuestras hormonas. Los principales culpables son:

- *El humo de los cigarrillos.* No solo contiene nicotina, sino también arsénico, 1,3-butadieno y monóxido de carbono, así como nitrosaminas, aldehídos y otras sustancias químicas que aumentan el riesgo de diversos tipos de cáncer.
- *El bisfenol A (BPA).* Se encuentra en plásticos como el de las botellas de agua, los recipientes de plástico, los forros térmi-

cos, el revestimiento interior de los alimentos enlatados, y toda la diversidad de utensilios y vasos de plástico.

- *Los ftalatos.* Se hallan en los plásticos blandos –suelos de vinilo, cortinas de ducha, envases de alimentos, táperes para la comida del cole, mordedores y juguetes–, así como en las fragancias y productos de higiene corporal.
- *El PFOA y el PTFE.* Se encuentran en el revestimiento de muchos de los utensilios de cocina que utilizamos, y estos ácidos se liberan al calentarse.
- *Los retardantes de llama bromados y organofosforados.* Están en alfombras, muebles de espuma, moquetas, esmaltes de suelos, esmaltes de uñas, ropa y otros productos textiles.
- *Los insecticidas y pesticidas*: espráis antiinsectos, aerosoles antitermitas, tratamientos para el césped y el jardín, y tratamientos antipulgas y antigarrapatas para animales.

FORMAS DE REDUCIR EN TU VIDA LOS CONTAMINANTES AMBIENTALES

Como individuos, no siempre podemos controlar o eliminar toda exposición a las toxinas. Tampoco podemos cambiar por nuestra cuenta las normas para proteger la salud ambiental a gran escala. Pero, aun así, el cambio empieza por cada individuo: por cómo vives y por lo que tus hijos y tus hijas aprenden de ti. Aunque el peso de esta responsabilidad puede resultar intimidante, dividir en trozos una tarea tan ardua la aligera un poco. Si cada día nos detenemos un momento y tomamos pequeñas decisiones con conciencia ecológica y de la salud, quizá veamos que es posible progresar. Sé que algunas de las alternativas pueden ser caras, como comprarnos un coche eléctrico o instalar unas placas solares, pero otras no lo son.

Por lo que más quieras, ¡deja de fumar!

A pesar de los programas de concienciación sobre los peligros de fumar y su relación directa con el cáncer, con las enfermedades pulmonares y con las cardiopatías, el tabaco sigue siendo un problema de salud pública en todo el mundo. Solo en Estados Unidos, mueren más personas por fumar cigarrillos que por el VIH, el consumo de drogas ilegales, el abuso del alcohol, los accidentes de tráfico y las heridas por arma de fuego *juntos*.[9] Todavía hoy, casi sesenta millones de estadounidenses (aproximadamente el 20% de la población) fuman. Y cada año ochenta y ocho millones de estadounidenses que *no* fuman (esto incluye a niñas y niños) tienen que soportar la exposición al humo del tabaco dentro y fuera de casa.[10]

La lista de consecuencias negativas de fumar es muy larga. Sin embargo, la mayoría de la gente no se da cuenta de que, además de sus riesgos más conocidos, los cigarrillos tienen efectos seriamente adversos sobre las hormonas. De hecho, ningún factor del estilo de vida es tan perjudicial para los óvulos como el tabaco. Piensa en esto: las jóvenes que fuman tienen un riesgo significativamente mayor de acabar experimentando ciclos menstruales dolorosos e infertilidad que las no fumadoras.[11] Esto se debe, en parte, a que la nicotina inhibe la capacidad del cuerpo para convertir la testosterona en estrógenos, lo que dificulta que los ovarios te los puedan suministrar. Como resultado, fumar *empeora* todavía más los síntomas derivados de las alteraciones hormonales. Al entrar en la menopausia, el tabaco agudiza los síntomas que todas las mujeres tratan de evitar. Los sofocos, la ansiedad, la inestabilidad emocional y el insomnio son más intensos y frecuentes en las mujeres que fuman que en las que no.[12]

Además, al acelerar el descenso de los niveles de estrógenos, el tabaco adelanta la menopausia. Basta que una mujer haya fumado cien cigarrillos (cinco paquetes) *en toda su vida* para que el riesgo de entrar en la menopausia a los cuarenta y tantos años aumente en un 26%.[13] Es decir, estamos ante un hábito que puede provocar una menopausia prematura y, por si fuera poco, intensificar sus síntomas, al privarte de los efectos beneficiosos de los estrógenos. Es una apuesta con todas as de perder. A esto se suma que el tabaco aumenta el riesgo de cardiopatías en las mujeres que utilizan la THS.

Desgraciadamente, si no eres fumadora y estás expuesta con frecuencia al humo de los cigarrillos ajenos, todos los riesgos que se han mencionado hasta ahora se aplican también a ti. Así que mantente alejada del humo del tabaco, y anima a las personas con las que te relacionas a que dejen de fumar o, al menos, pídeles que por favor no fumen cuando estén contigo; es una medida doblemente importante, ya que estarás protegiendo tu salud y haciendo lo posible por proteger la suya. Algunos incentivos valiosos son que dejar de fumar o negarte a ser una fumadora pasiva mejora radicalmente la salud general, eleva el estado de ánimo, aumenta la energía y mejora la calidad de sueño. Los beneficios de esta decisión son difíciles de superar.

Gran número de profesionales de la salud opinan que, para dejar de fumar definitivamente, puede ser necesaria una combinación de terapias conductuales y farmacológicas. La terapia de sustitución de la nicotina (TSN), la terapia cognitivo-conductual (TCC), que hemos visto en el capítulo anterior, los antidepresivos con propiedades ansiolíticas, el ejercicio físico y la acupuntura pueden ser de gran ayuda. Tanto la Sociedad Americana del Cáncer y el Instituto Nacional del Cáncer como la Asociación Americana del Pulmón ofrecen recursos en línea y apoyo por chat. Recuerda también que tener una dieta sana y rica en antioxidantes (con algún suplemento de vitamina C y E si la situación lo requiere) es particularmente importante para las personas fumadoras, exfumadoras y aquellas que están expuestas al humo de los cigarrillos ajenos.

Filtra el aire de tu casa o de tu lugar de trabajo

Un purificador de aire para interiores es siempre una buena inversión, sobre todo si en casa estás expuesta al humo de tabaco o vives en una zona industrial o de mucho tráfico. Además, si tenemos en cuenta el volumen de toxinas que contienen los materiales con que se construyen las viviendas y se fabrican los muebles y los aparatos electrónicos, y a esto le sumamos los cientos de sustancias químicas contenidas en los limpiadores domésticos, los insecticidas, los productos corporales y los cosméticos, es posible que el aire que respiras *dentro* de casa esté tan contaminado como el aire *exterior*.

Poner unas cuantas macetas con plantas dentro de casa puede reducir también la contaminación interior. Hay varios tipos de plantas muy comunes que reducen los compuestos orgánicos volátiles (COV) –formaldehído, xileno, tolueno, benceno, cloroformo, amoníaco, acetona...– que están presentes en muchos hogares. Entre estas aliadas nuestras de origen vegetal, están la planta de la serpiente (*Sansevieria*), las cintas o planta araña (*Chlorophytum comosum*), el lirio de la paz o espatifilo (*Spathiphyllum*) y el potos dorado (*Epipremnum aureum*) por nombrar unas pocas.

Utiliza productos domésticos ecológicos

Los productos para la limpieza del hogar dejan residuos en todas las superficies, se depositan en la ropa de cama y en las tapicerías e impregnan el aire que respiramos: así que, a lo largo del día, ingerimos, inhalamos y absorbemos estas sustancias químicas. Aunque los productos de limpieza ecológicos suelen ser algo más caros, ahora están a la venta hasta en las cadenas de supermercados tradicionales. Los productos de la marca Meyer's y Seventh Generation tienen un precio asequible en sitios como Costco, Target y el supermercado de tu localidad. Otra posibilidad es mezclar unos cuantos ingredientes y prepararte tú misma los productos de limpieza, que te saldrá más barato que comprarlos. ¡Es impresionante lo que son capaces de hacer el vinagre y el bicarbonato!

Haz más ecológico tu hogar

Los protectores de tejidos y los retardantes de llama con que se tratan los sofás, las sillas, las alfombras y otros objetos de decoración constituyen dos tipos de disruptores endocrinos altamente nocivos. Reduce al mínimo la exposición a ellos, e inclínate por la madera, los metales, las fibras naturales no tratadas y otras tapicerías ecológicas. Lo mismo es aplicable al vestir: ponte ropa que favorezca la salud. Algunos retardantes de llama que se utilizan en muchas prendas y pijamas, sobre todo en las que contienen fibras sintéticas, son conocidos disruptores endocrinos. Así que, en la medida de lo posible, da preferencia al algodón y a las fibras naturales no tratadas. Esta es una recomendación particularmente importante si tienes sofocos, ya que los tejidos sintéticos te hacen sudar más.

Agua y alimentos no contaminados

Dado que la mayoría de la gente come al menos tres veces al día, todos los días, elegir bien los alimentos es una medida fundamental para evitar los contaminantes. Solo en la comida, pueden estar presentes más de catorce mil disruptores endocrinos. Los principales responsables de la sobrecarga química de nuestro cuerpo son, con mucha diferencia, los alimentos ultraprocesados, debido a su alto contenido en aditivos, espesantes, emulgentes y conservantes sintéticos con que se intenta mejorar el sabor, el aspecto o la textura del producto, o alargar su vida útil.

Además, se ha demostrado que el 25% de los pesticidas con que se rocían habitualmente las frutas, hortalizas y verduras disrumpen los niveles de estrógenos..., y quedan muchos pesticidas aún por analizar. También es probable que los productos lácteos y cárnicos procedentes de animales criados en granjas industriales contengan contaminantes, dado que lo habitual es añadir a los piensos todo tipo de sustancias químicas que aumenten y aceleren el crecimiento de los animales.

Cuando no estés segura de si un determinado producto es recomendable o no, he aquí dos reglas fundamentales:

BUSCA EN LA ETIQUETA LA LISTA DE INGREDIENTES

Los aditivos alimentarios más comunes y peores para la salud son el jarabe de maíz de alto contenido en fructosa, las grasas hidrogenadas y parcialmente hidrogenadas, el glutamato monosódico (GMS), los colorantes alimentarios artificiales (por ejemplo, azul 1, rojo 3, rojo 40, amarillo 5 y amarillo 6), el nitrato sódico, la goma de guar (guaran) y la goma xantana, los carragenanos y el benzoato sódico. Haz todo lo posible por no ingerirlos. Los conservantes cuyo consumo no presenta riesgos son el ácido ascórbico (vitamina C), el ácido cítrico, la vitamina E (tocoferol) y el fosfato cálcico.

CUANDO PUEDAS, COMPRA PRODUCTOS ECOLÓGICOS Y LOCALES

Consumir productos ecológicos locales es garantía de que la comida que sirves en el plato no ha estado expuesta a pesticidas, herbicidas, antibióticos y otras muchas sustancias químicas que se utilizan en tu país o en otros países, si se trata de vegetales y carnes importados. Los cultivos ecológicos suelen realizarse sin pesticidas sintéticos, fertilizantes artificiales ni irradiación (una forma de radiación utilizada para matar bacterias). Los animales alimentados con piensos ecológicos se crían sin antibióticos ni hormonas de crecimiento sintéticas.

Sé que no siempre es posible comprar alimentos ecológicos, por razones económicas y de accesibilidad. Hacemos lo que podemos, y llegamos hasta donde podemos llegar; y sí, es injusto que los alimentos sanos sean más caros que los menos saludables. Sin embargo, no es imprescindible que todo lo que consumimos sea ecológico. En Estados Unidos, el Grupo de Trabajo Medioambiental (EWG: Environmental Working Group), una ONG que realiza y publica estudios de investigación con el propósito de defender los intereses del público, ofrece constantemente información actualizada sobre qué alimentos contienen más pesticidas, y esto podrá ayudarte a decidir cuándo comprar alimentos ecológicos y cuándo convenciona es. En la actualidad, la lista de «Los doce sucios» (*The Dirty Dozen*) publicada por el EWG, incluye entre los alimentos con mayor presencia de pesticidas: las manzanas, el apio, las bayas, los melocotones, las espinacas y la col rizada (*kale*); por lo tanto, estos son los productos en los que te conviene gastar un poco más para que sean ecológicos. Entre «Los quince limpios» (*The Clean Fifteen*), están los aguacates, la col, el maíz y la piña, y como estos son los productos menos afectados, no tienes necesidad de comprarlos en versión ecológica. Por lo demás, enjuagar las verduras, hortalizas y frutas diluirá los pesticidas que contengan. También es mejor pelarlas.

Si consumes alimentos de origen animal, conviene que los lácteos y la carne sean también ecológicos. Los productos más contaminados proceden de la ternera y el cordero, así como de la leche de vaca. Es más seguro consumir pollo, pavo y pato. Si comes pescado y marisco, cuida de que sean de bajo contenido en mercurio, como, por ejemplo, las anchoas y boquerones, la caballa del Atlántico, el siluro, las almejas, el cangrejo, la platija o el lenguado, el eglefino, el salmonete, el abadejo y el salmón. Aunque en Estados Unidos no exista una normativa gubernamental de los estándares ecológicos aplicables al marisco, el pescado salvaje es más sano y presenta menos riesgos que el de piscifactoría. Y el pescado salvaje congelado o en conserva es más barato que el fresco e igual de nutritivo.

En vez de plástico, cristal

Es de vital importancia para el equilibrio hormonal que reduzcas el número de disruptores endocrinos que absorbes del plástico cada día. Te recomiendo que destierres de tu vida el plástico, especialmente el que está en contacto con los alimentos, y no soy la única en hacer esta recomendación; todas las asociaciones relacionadas con temas de salud coinciden con ella. Bastarán unos cuantos cambios sencillos para que hayas eliminado gran parte del plástico que hay en tu frigorífico y tu despensa:

- Utiliza recipientes de vidrio o acero inoxidable y tarros de cristal. Ser selectiva será además una buena inversión, porque reutilizarás sin fin esos recipientes. Los encontrarás a un precio asequible en Walmart, Target o Amazon.
- Sustituye también las botellas de agua. En lugar de beber de una botella de plástico o de espuma de poliestireno, utiliza el vidrio o el acero inoxidable. Como en el caso anterior, el que puedas reutilizar las botellas de vidrio hace que sea una forma barata de sustituir el plástico. ¡Y cada vez habrá más cafeterías que estén encantadas de servirte en tu propio contenedor ecológico!

- Deshazte de las ollas y sartenes antiadherentes y utiliza en su lugar unas de hierro fundido, acero inoxidable, vidrio templado o esmalte.

- Evita comprar productos que vengan envueltos en plástico blando (por ejemplo, quesos y embutidos) o en envases de plástico.

- *Jamás calientes los alimentos en recipientes de plástico* (ni siquiera en los que se venden expresamente para este uso). El bisfenol A (BPA) y otros microplásticos (partículas de plástico diminutas) se filtran directamente en la comida cada vez que la recalientas, o la calientas en el microondas, en un recipiente de plástico.

- En los establecimientos de comida para llevar (o si pides comida por teléfono o por internet), evita encargar comida caliente si van a servírtela en envases de plástico. Una solución es pedir comida fría, como *sushi*. Si encargas comida caliente, sácala de esos recipientes de inmediato.

- Siempre que te sea posible, encarga o compra productos a granel, y utiliza tus propias bolsas de tela tanto para comprarlos como para conservarlos.

- Inclínate por los productos de uso doméstico (desde el detergente para los platos hasta las cremas para el cuidado de la piel) que vengan en envases reciclados o de vidrio, reutilizables o rellenables. Luego puedes utilizar esos envases de vidrio como dispensadores y rellenarlos con un producto menos caro que el original.

Sé exigente con los productos que usas para tu cuidado personal

La mayoría de los cosméticos y productos de higiene personal comerciales están cargados de ingredientes tóxicos. Lo mismo ocurre con los productos corporales, desde champús y desodorantes hasta cremas hidratantes y protectores solares. Aprende a leer las etiquetas y evita los ingredientes particularmente nocivos. Si no estás segura de cuáles son, puedes consultar los sitios web EWG Skin Deep (www.ewg.org/skindeep) o Campaign for Safe Cosmetics (www.safecosmetics.org) para obtener más información sobre empresas que utilizan ingredientes «limpios» y tienen políticas de empresas ecológicas. También existen muchas aplicaciones que facilitan la búsqueda, en las que encontrarás puntuaciones de seguridad basadas en lo que dice la letra pequeña de algunos productos.

Si la idea de renovar todos tus productos de cuidado personal te resulta abrumadora, empieza por sustituir los que utilices para grandes superficies de piel, como el gel de ducha y la crema hidratante. La piel absorbe hasta el 60% de lo que le aplicas, que acaba pasando a la corriente sanguínea, por lo cual tiene lógica que te ocupes de estos productos en primer lugar. El movimiento de «belleza limpia» está cada día más extendido, y ofrece opciones infinitas. Y, por supuesto, también tienes la posibilidad de elaborar tus propios productos. Por ejemplo, prueba a utilizar aceite de coco por la noche para eliminar el maquillaje. Aplícate unas gotas sobre los párpados, la cara y los labios, frota con una toallita suave y ¡lista! Es mágico, te lo aseguro.

Al final, eliminar de tu vida un montón de contaminantes no es tan difícil como parece de entrada. Si prestas más atención a los productos que eliges a diario, no solo descontaminarás drásticamente tu entorno y el de tus seres queridos, sino que también contribuirás a reducir la huella de carbono de nuestro hermoso planeta. Es cierto que queda mucho por hacer, pero recuerda que «*piano, piano, si va lontano*» (o, poco a poco, se llega lejos).

Capítulo 18
EL PODER DE UNA ACTITUD MENTAL POSITIVA

REFORMULEMOS LA MENOPAUSIA

EL DÍA QUE MI MARIDO CUMPLIÓ cuarenta años, recibió una felicitación de Facebook acompañada de un anuncio que lo invitaba a comprarse un coche deslumbrante. Cuando me tocó a mí, encontré en mi mensaje de felicitación un anuncio de bótox.

En esta sociedad, se nos enseña a pensar que, cuando los hombres envejecen, lo hacen como el buen vino. Lo mismo que si se tratara de una preciada cosecha, cuantos más años cumplen, más se revalorizan. Qué maravilloso estímulo para aceptar el envejecimiento, ¿verdad? Pero, cuidado, ¿ocurre lo mismo con las mujeres? La respuesta es no. Cuando las mujeres envejecemos, no se nos ve de esa manera. La edad no aumenta nuestro atractivo; la percepción general es, más bien, que nuestro vino se ha pasado de maduro y se ha convertido... en vinagre. Los usos y costumbres sociales de Occidente, actuales y clásicos, revelan un doble rasero en lo referente al género y la edad. Las mujeres, parece que tengamos una fecha de caducidad cultural a partir de la cual nuestro valor decae. Se nos ha hecho creer que, una vez que llegamos a la mediana edad, ya hemos remontado la cima. Si se mira objetivamente esta directriz, resulta difícil tomársela en serio, sobre todo cuando la comparamos con el destellante semáforo en verde que los hombres se encuentran a la misma edad; sin embargo, es un mensaje omnipresente, que está entretejido en las campañas de *marketing* y tiñe nuestra retórica cultural de formas sutiles y no tan sutiles.

Si hay algo que pone particularmente en evidencia este doble rasero es el mito de la menopausia. Históricamente, se ha tratado la menopausia como la antesala de la muerte, un pivote que hace a las mujeres girar hacia el estatus de ancianas. Atendiendo a unos criterios miopes y a menudo misóginos, nuestra valía y feminidad se han vinculado selectivamente a la capacidad de procrear. Hasta no hace mucho, el mensaje de esta sociedad dominada por los hombres ha sido un lacónico «cambio y corto» cuando las mujeres llegaban a esta pasarela. Se nos ha hecho sentir que nadie tiene interés en oír nuestra historia; algunas podríamos estar incluso convencidas de que es una historia demasiado vergonzosa para contarla. Al mismo tiempo, la menopausia se entiende como una deficiencia, un síndrome, una etapa de la vida limitada a síntomas, sus curas y la pérdida general de bienestar. El lenguaje médico de la menopausia es un reflejo de esos prejuicios. Como bien dice la doctora Jen Gunter, ferviente defensora de la salud de la mujer, en su libro *Manifiesto por la menopausia*, «Es habitual decir que el suministro ovárico de óvulos se ha *agotado*, pero esa idea de fracaso o fatiga nunca se aplica al pene».

A las mujeres, a menudo se nos mide por cosas sobre las que no tenemos ningún poder, ya sea nuestra edad, cada centímetro de nuestra silueta o nuestra menstruación. La realidad es que ninguna de esas medidas reflejará nunca quién eres o de qué estás hecha. Tus experiencias, pensamientos, acciones y logros son los únicos indicadores fidedignos de lo que hay dentro de tu mente y tu corazón. Y en relación con la mediana edad, la única medición que vale la pena recordar es precisamente la que su nombre indica: que estás en la *mitad*. Si empiezas esta fase de la vida sintiendo un profundo respeto por lo que tu cerebro y tu cuerpo pueden lograr *y han logrado*, entonces estás lista para dar comienzo a tiempos aún más enriquecedores y satisfactorios.

Espero que los capítulos anteriores te hayan servido para comprender cómo cambian tu cuerpo y tu cerebro en la mediana edad y durante la menopausia, y para apreciar las adaptaciones tan inteligentes que realizan en ese proceso. Entender lo que es y lo que no es la menopausia y saber que existen muchas soluciones puede hacer que la transición sea menos incómoda, cuando no una valiosa ocasión para fortalecerte y renovarte. De hecho, la menopausia es un momento excelente para que des forma a un nuevo capítulo de tu vida y crees tu *marca personal*: sana, plena, genuina y vibrante. ¿Y qué es lo que inclina la balanza hacia un lado o hacia el otro? Tu actitud mental.

Konenki

En cuanto llegamos a la menopausia, a las mujeres occidentales se nos aplican, en tono reprobador, una ensordecedora retahíla de adjetivos descalificadores: infelices, inútiles, no sexis, envejecidas... El mensaje no podría estar más claro, y nos llega de todas partes: la televisión, la publicidad, las compañeras y compañeros de trabajo, incluso de amigas nuestras que se encuentran en la misma situación. Y el mensaje dice: *¡Oíd, mujeres menopáusicas! Habéis cumplido vuestro propósito. Ahora, por favor, despejad la cubierta.*

El impulso de resolver rápidamente la cuestión se manifiesta incluso en el lenguaje que utilizamos. El propio término *menopausia* (del griego *men, menos*, «mes», y *pausis* «cesación», y que en este caso se refiere a la cesación del período menstrual) se utiliza en nuestro idioma para nombrar una etapa entera de la vida de una mujer, y reducirla exclusivamente a eso: al cese de la menstruación. Aparentemente, ese es el único significado de esta etapa: se acaba la regla, ¡y ahí te quedas tú sola!

Lo que más anonadada me deja es que en nuestra cultura no se considere que una mujer que entra en la menopausia merezca ningún reconocimiento a sus logros, ningún estatus especial. En cambio, muchas sociedades, tanto orientales como occidentales, entienden esta transición como el inicio de una nueva etapa en la vida de la mujer, un momento señalado que puede incluso elevarla a un lugar de honor. Curiosamente, en las sociedades en que se venera la edad y se considera que la mujer mayor es más sabia y merecedora de reverencia,[1] las mujeres manifiestan muchos menos síntomas molestos.* En algunas sociedades de distintos sitios del mundo, se ha visto también que ese elevado estatus facilita la transición.

Por ejemplo, el término japonés con que se alude a la menopausia es *konenki. Ko* significa «renovación» y «regeneración», *nen* significa «año» o «años», y *ki* significa «estación» o «energía». En Japón, la definición que se hace del mismo acontecimiento que nosotras tememos es la de una transición mucho más larga y espiritual, en la que el final de la menstruación es solo un elemento más. Quizá no sea una casualidad, por tanto, que ape-

---

* Advertencia: estos resultados pueden no ser aplicables a todas las mujeres de las culturas mencionadas; existe, por supuesto, una considerable diversidad dentro de estas poblaciones.

nas el 25% de las mujeres japonesas tengan sofocos durante la menopausia,[2] un índice mucho más bajo que el de Estados Unidos. Irónicamente, uno de los síntomas que suelen experimentar las mujeres japonesas son los escalofríos, aunque los síntomas que más molestias les causan son, con diferencia, el dolor y rigidez de hombros.[3]

También algunas comunidades de la India asocian la experiencia de la menopausia con la libertad y la liberación; en ellas, el síntoma del que las mujeres se quejan con mayor frecuencia no son los sofocos, sino una disminución de la agudeza visual.[4] En algunas sociedades islámicas, africanas e indígenas, la menopausia se celebra también como una gozosa transición; las mujeres dejan de estar sujetas a estrictos roles de género y disfrutan de mayor libertad social. De hecho, en algunas de estas sociedades, las mujeres posmenopáusicas adquieren un estatus más elevado y actúan en muchos casos como líderes de la comunidad. Otro ejemplo son las mujeres mayas de las zonas rurales, que también ascienden de estatus social tras la menopausia, y que no manifiestan *ningún* síntoma, y eso a pesar de que suelen tener la menopausia a edad temprana (en torno a los cuarenta y cuatro años) y de que sus niveles de estrógenos decaen como los de cualquier otra mujer del mundo. Por último, las comunidades nativas norteamericanas no tienen una palabra precisa para referirse a la menopausia, y consideran esta transición como una experiencia neutra o positiva. Describen la menopausia con el símil más elocuente que me he encontrado hasta la fecha; dicen que es «un nuevo anillo de crecimiento en el tronco del árbol».

Es posible que, en otras culturas, las mujeres no acostumbren a expresar su malestar como hacemos en los países occidentales, o que su estilo de vida la dieta y el clima las protejan de los síntomas menopáusicos; o también es posible que nuestra actitud mental tenga mucho más poder sobre nuestro cuerpo de lo que imaginamos. Probablemente, sea una suma de todo ello, y más. Pero lo que estas diferencias revelan es que, a pesar de que las explicaciones biológicas de los síntomas de la menopausia sean válidas sin ninguna duda, el cese de la menstruación es mucho más que la acción de nuestras hormonas. Saber que no es ineludible experimentar sofocos y otros síntomas menopáusicos nos dice que tenemos mucho más control sobre cómo experimentamos la menopausia de lo que posiblemente suponemos. Quizá lo mejor de todo es que, si queremos, podemos beneficiarnos de la medicina moderna cuando sea necesario y, al mismo tiempo, contemplar la menopausia como lo hacen otras culturas: como una etapa profundamente provechosa y espiritual.

Más mente que menopausia

Numerosos estudios han demostrado que tener una actitud positiva ante la vida en general,[5] y hacia el proceso de envejecimiento en particular, está fuertemente asociado a gozar de salud física y bienestar emocional en la vejez. Esto subraya el papel tan decisivo que desempeñan nuestras expectativas y creencias en cómo experimentamos en la práctica esta transición, independientemente de la genética y biología concretas que nos hayan tocado en suerte. Desafiar los estereotipos, resistiéndonos a aceptar el mensaje patético de la menopausia que la sociedad nos envía, puede tener un efecto similar, y darnos la oportunidad de descubrir el poder transformador de esta etapa de la vida. Nuestra experiencia particular de la menopausia no depende solo de lo que ocurre en nuestro cuerpo; la actitud que tengamos ante ella, así como la perspectiva que tengan de ella las personas cercanas y la sociedad en la que vivimos son factores determinantes.

Y también lo es el lenguaje interior. Muchas mujeres no temen la menopausia en sí; temen todo lo que significa. Nosotras no escribimos esta historia, pero se espera que la vivamos. ¡Y vaya si la vivimos!

Los estudios revelan que existe una relación de reciprocidad entre los síntomas físicos que manifieste una mujer, la actitud que tenga ante la menopausia y cómo experimenta en la práctica esta transición.[6] Por ejemplo, las mujeres que sufren síntomas desestabilizadores, como sofocos frecuentes e intensos, suelen tener una actitud más negativa hacia la menopausia, lo cual es fácil de entender. Y a la inversa: aquellas que miran la menopausia con aprensión desde antes de que les llegue suelen experimentar síntomas de mayor intensidad durante la transición.[7] Cuando concebimos la menopausia como una enfermedad, vivimos esta etapa de nuestra vida como si estuviéramos enfermas, es decir, esperando con impaciencia que todo acabe y llegue la fase de recuperación.

Por el contrario, las mujeres que tienen una actitud positiva hacia la menopausia suelen manifestar síntomas menos intensos y vivir una transición más suave. También es cierto que, según indican los estudios, dos mujeres que tengan exactamente el mismo número de sofocos pueden experimentar un grado de malestar muy diferente a causa de ellos. Es posible que para una sean muy estresantes, mientras que otra simplemente los ignore. Esta discrepancia podría deberse a diferencias del estado emocional o psicológico.[8] Por ejemplo, las mujeres que gozan de mejor salud general, o que han desarrollado estrategias de afrontamiento eficaces o se sienten más apoyadas suelen mostrar mayor capacidad de adaptación frente a los síntomas menopáusicos. Esto es una prueba más de que la actitud interior y el apoyo exterior son muy importantes. De hecho, las mujeres que acogen con agrado la menopausia –y el proceso global de envejecimiento– suelen sentirse en esta etapa más a gusto y más seguras de sí mismas que nunca.

Eres lo que piensas

Cada cual ve la vida a través de su propia lente. Ese lente se va formando con lo que cada persona cree, piensa y espera de sí misma, de la vida y de las situaciones en que se encuentra. Nuestras perspectivas configuran la percepción que tenemos de la realidad, influyen en nuestra forma de pensar y de sentir, y hasta determinan cómo reaccionamos a nivel fisiológico. Un ejemplo interesante es el fenómeno científico conocido como efecto placebo: si una persona está convencida de que se sentirá mejor después de tomar determinado medicamento, efectivamente es así, aunque el medicamento estuviera inactivo. Este es un hecho que se ha demostrado en toda clase de estudios. La realidad es que un 30-50% de las personas que participan en este tipo de ensayos clínicos experimentan una significativa mejoría de los síntomas tras administrárseles un placebo (una pastilla de azúcar) si creían de verdad que el medicamento las ayudaría.

Hasta aquí, todo en orden. Pero hablemos ahora del *efecto nocebo*. Es lo contrario del efecto placebo, es decir, lo que ocurre cuando se tiene una idea negativa sobre un medicamento o sus posibles efectos secundarios. En los ensayos clínicos, cuando los sujetos no saben que están recibiendo un placebo y creen que el medicamento en cuestión puede causarles algún daño, es posible que tengan efectos secundarios adversos en respuesta a esa inocua píldora de azúcar. Todo esto es un excelente barómetro de lo poderosa que es nuestra mente: lo que imaginamos que puede suceder afecta a nuestra experiencia.

¿Cómo aplicamos esto a la menopausia? Muy sencillo: si temes que la experiencia vaya a ser catastrófica o a discapacitarte, probablemente notes más los síntomas, te parezcan más intensos o incluso te alivie menos cualquier remedio que utilices. Por el contrario, si crees que la menopausia es una fase más y que todo irá bien, o más probable es que, a pesar de que no todo será de color de rosa, tengas una menopausia mucho más llevadera. La actitud mental importa. Vale la pena que estés atenta a las creencias que tienes sobre la menopausia. Detéctalas y ponlas bajo el microscopio. Ten curiosidad por saber cuál es su origen; averigua si el mensaje que te transmiten es válido; observa el efecto que tienen en ti. Puede ser decisivo que descubras si te sirven de ayuda o te abocan al fracaso. Porque lo importante es que podemos cambiar toda la filosofía de la menopausia que nos han inculcado;[9] basta con que nos demos cuenta de que muchas de las creencias que imperan en nuestra sociedad no son verdades universales. Estate muy atenta, y párate en seco cuando veas que estás a punto de caer en algún hábito mental negativo. Puedes concebir la menopausia como una clausura o como una apertura. Según lo que elijas, así será tu experiencia.

CÓMO DESARROLLAR UNA ACTITUD MENTAL POSITIVA

La terapia cognitiva en toda su magnitud se fundamenta en la idea de que los pensamientos influyen en los sentimientos, y de que podemos modificar los pensamientos y creencias negativos con práctica y persistencia. Cada pensamiento tuyo afecta a cómo te sientes y a cómo percibes tu realidad; y eres tú quien tiene la última palabra sobre lo que piensas. Independientemente de lo que la sociedad quiera hacerte creer, y de lo que aprendieras en tu familia o de lo que parezca sugerir la historia humana, tú y solo tú tienes en última instancia el poder de elegir tus pensamientos y, con ello, cambiar tu realidad.

Cada cual nos encontramos cada día con dificultades de uno u otro tipo, y es posible que en algunos casos no esté en nuestra mano cambiar las cosas. Pero *cómo* las afrontamos y cómo salimos adelante en las situaciones que nos toca vivir puede cambiarlo todo. Aunque tener la presencia de ánimo para hacerlo no sea necesariamente fácil, es fundamental que ensanchemos nuestras perspectivas e imprimamos intención a nuestros actos. Comprender, adaptarnos y cambiar de actitud mental puede mejorar nuestra salud, ayudarnos a vivir con menos estrés, y hacernos más resistentes a las dificultades de la vida... y de la menopausia.

Cuidado con lo que te dices

El día entero, la mente mantiene un continuo diálogo consigo misma. Si te paras un momento a escuchar esa conversación interior, puede que te dejen boquiabierta las cosas que dice la mente y el tono en el que las dice. ¿Alguna vez te has sorprendido preparándote para el desenlace más catastrófico que podría tener una situación dada, dictándote lo que no puedes o no debes hacer, o angustiándote por algo que ya no tiene vuelta atrás? Añade todo eso a las sensaciones que te provoca estar en medio de un sofoco, o tratar de funcionar sin haber dormido, y esa vocecita de la cabeza se vuelve *muy* estridente. ¿Qué te dice? ¿Te anima o te regaña? ¿Te anima en los momentos difíciles o te critica por no tener más entereza, por no saber hacerlo mejor o por no ser capaz de estar por encima de todo?

Para muchas de nosotras, tomar las riendas del diálogo interior será de las cosas más difíciles que nos hayamos propuesto en nuestra vida, y sin embargo es una de las más importantes. El diálogo interior positivo tiene efectos terapéuticos tan demostrados sobre la atención y la regulación de las emociones que desarrollar esta habilidad no solo forma parte esencial de los programas orientados a mejorar el rendimiento deportivo,[10] sino que es también el núcleo de la mayoría de las terapias psicológicas y basadas en la atención plena.[11] La terapia cognitivo-conductual, la psicología narrativa y la neurociencia coinciden en que podemos dar un giro a las conversaciones que mantenemos inconscientemente con nosotras mismas si tomamos conciencia de las actitudes mentales y creencias que nos perjudican. Una vez identificadas, encontrar pruebas en que pueda sustentarse un relato mental más positivo (y a veces más acertado) nos permite reorientar el diálogo interior en una dirección más provechosa. Estos son algunos de los pasos más importantes para desarrollar un diálogo interior positivo:

- *Elige un mantra o una afirmación.* En el deporte, una forma de crear un diálogo interior más positivo es elegir un mantra que podamos utilizar en situaciones difíciles. Ese mantra podría ser una simple afirmación, como «Puedo hacerlo», o un recordatorio, como «Inspira, espira». Cualquier frase breve y positiva que puedas hacer tuya y memorizar con facilidad te servirá para fijar un nuevo rumbo, especialmente en circunstancias difíciles.
- *Prepárate para múltiples situaciones posibles.* Una vez que hayas desarrollado el hábito de repetir esa frase hasta el punto de que se haya vuelto automática, empieza a expandir el diálogo para que tengas registradas afirmaciones que surjan en ti espontáneamente ante situaciones diversas. Por ejemplo, si estás teniendo un sofoco, la frase podría ser: «Conozco el pro-

cedimiento; lo tengo controlado», o «¡Venga, esto también pasará!». O en lugar de una frase, podría ser el impulso de hacer la respiración abdominal profunda que explicábamos en el capítulo 16.

- *Háblate en tercera persona.* A veces, todas necesitamos unas palabras de ánimo, y ¿quién mejor para dártelas que tú misma? Imagina, por ejemplo, un entrenamiento de tenis individual, en el habrá veces que la tenista se sienta igual de sola que tú durante tu transición hacia la menopausia. Cuando atravieses un momento difícil, da un paso atrás y háblate como si fueras tu entrenadora de tenis. «Vamos, confío plenamente en ti» o «Respira hondo, estoy contigo».

- *Quiérete de verdad. Trátate con amor.* Todas nos impacientamos con nuestro cuerpo de vez en cuando y le echamos la culpa de nuestras adversidades: de habernos puesto enfermas, de sentirnos mal o de que un tratamiento no surta efecto de inmediato. Cuando te sientas frustrada o nerviosa, imagina que tu cuerpo es una niñita pequeña o una amiga muy querida que necesita ayuda. Deja que se exprese en ti el impulso de reconfortarla, y hazle llegar tu amor. Recuerda que, a ti, *tu cuerpo te quiere mucho.* Cada una de sus células trabaja día y noche sin descanso para que todo funcione como debe y puedas disfrutar de estar viva. Agradécele todo lo que ha hecho por ti a lo largo de los años, y trátalo con el mismo cariño ahora que tanto te necesita.

Relájate, no hay nada que arreglar

A pesar de todo lo que puedas oír, interpretar y pensar, no estás *averiada*; la menopausia es una faceta inevitable de la vida de una mujer. Aunque los síntomas no sean lo que se dice apetecibles, el viaje será menos accicentado ahora que conoces posibles tratamientos y algunos cambios que puedes hacer en tu estilo de vida para aliviarlos. Si te gustaría probar un tratamiento farmacológico o alguna terapia conductual, habla con tu médica o médico de familia para decidir qué sería lo más adecuado en tu caso. Pero algo que debes tener presente es que también puedes no hacer nada. Estás en tu derecho de confiar en la biología, de descansar en ella como si fuera una hamaca y dejar que el cuerpo resuelva las cosas él solo, contando plenamente con que sabrá lo que tiene que hacer.

Ríete

Se ha dicho siempre que la risa es la mejor medicina. Aunque parezca una expresión humana tan simple, lo cierto es que el acto físico de reír, incluso aunque no haya motivos para la risa, está asociado a complejas reacciones químicas corporales que pueden reducir el estrés y aumentar la tolerancia al dolor.[12] La risa es un potente liberador de endorfinas, que activan la serotonina, ese maravilloso neurotransmisor que es el antidepresivo natural del cuerpo. Además, tiene efectos antiinflamatorios que pueden proteger la salud cardíaca.

Toma notas de lo que sientes

Escribe tu propio manual de instrucciones. La mayor experta en ti eres *tú*. Si tienes un síntoma que te molesta, considera la posibilidad de seguirle el rastro para detectar un posible patrón. Puede que descubras, por ejemplo, que cuando bebes café duermes peor o que cada vez que ves las noticias te asalta un sofoco. Empieza a conocer los ritmos y reacciones naturales de su cuerpo, observando con objetividad lo que aparece y tomando nota sin juzgarlo. Sigue las pistas, y utiliza lo que descubras para encontrar el mejor remedio a los síntomas.

Utiliza tus emociones como herramientas

Lo mismo que la pubertad, la menopausia es una época de intensos cambios hormonales, acompañados de sus correspondientes cambios emocionales y físicos. Pero a diferencia de cuando tenías quince años, ahora eres una mujer adulta capaz de metabolizar las emociones que surgen (en lugar de que ellas te «metabolicen» a ti). Cuando aparece la tristeza, puede que vislumbres en ella una oportunidad para admitir algo de ti o soltarte de algo. Si surge la ira, tal vez contenga algún indicio de una parte de ti que necesita que la protejas o la defiendas. Si aflora el miedo, descubre en qué aspectos concretos te sientes insegura y agradecerías que alguien te tranquilizara y apoyara. Utiliza tus emociones para conocerte mejor y orientar de manera más acertada tus decisiones.

Cultiva la gratitud

Aunque hagamos lo posible por ver el vaso medio lleno en lugar de medio vacío, no olvidemos que el vaso también se puede *rellenar*. Un modo estupendo de cultivar una actitud mental a prueba de balas es tomar nota de todo lo bueno que nos rodea, eso a lo que a veces se llama un «diario de gratitud». Yo propuse que hiciéramos uno en familia, y cada día, a la hora de cenar, íbamos diciendo por turno algo que nos despertara una sensación de agradecimiento. A veces era una sola cosa y a veces eran dos o tres. Se trata de citar algo bueno que nos ha pasado, o lo que alguien ha hecho por nosotras o una experiencia personal y sentir las emociones positivas que lo acompañan. A mí personalmente, hacerlo me llena el vaso. Voy a darte algunas pistas para que hagas la prueba:

- *Sé concreta.* «Agradezco que mi marido me trajera ayer una taza de caldo cuando me sentía fatal» será más efectivo que decir «Estoy agradecida por el caldo».
- *Más profundidad que extensión.* Dar detalles sobre el gesto que una persona ha tenido contigo o sobre un hecho concreto por el que estés agradecida tiene más peso que hacer un inventario superficial de distintas cosas.
- *La persona, más que la cosa.* Poner el acento en las personas por las que estás agradecida tiene más efecto que contar las cosas que agradeces.
- *Prueba a restar, no solo a sumar.* Piensa en cómo sería tu vida *sin* determinadas personas o cosas, en lugar de limitarte a contar las cosas buenas. Da gracias por los resultados desfavorables que has conseguido evitar o convertir en algo positivo; procura no dar por sentada la buena fortuna.
- *Considera las cosas buenas como un regalo.* Sentir que las cosas buenas de la vida son un regalo evita que nos parezcan lo natural y no las valoremos. Disfruta y saborea los regalos que has recibido.
- *Valora las sorpresas.* Procura registrar sucesos inesperados o sorprendentes, ya que suelen suscitar un brote de gratitud aún más puro.

¿PERENNE O ANUAL?

La *mediana edad* es una expresión que ha quedado obsoleta; ha llegado la hora de jubilarla, y por sobrados motivos. Tradicionalmente, ser una mujer de mediana edad o, peor aún, menopáusica venía a decir que habías alcanzado la fecha de caducidad, a partir de la cual te esperaba un rápido declive. La sociedad occidental te asegura que ya no tienes de qué preocuparte: nadie te vigila. Es más, te promete invisibilidad absoluta a partir de ahora. Como eres una mujer irrelevante, a los ojos de esa sociedad que valora la juventud por encima de la sabiduría o la experiencia, es de suponer que te desvanecerás en el ocaso. En pocas palabras, durante muchas generaciones, a la mujer menopáusica se le ha enseñado dónde está la puerta.

Así que nos corresponde a nosotras desterrar esta retórica patética y anacrónica. No tenemos por qué seguir acatando normas sociales arcaicas que pretenden dictar cuándo se ha acabado nuestra vida en sociedad y cuánto valemos. Cumplir años ya no es lo que era. Aunque es un hecho inevitable de la vida que, a medida que pasa el tiempo, nos vamos haciendo mayores, la forma en que lo hacemos está cambiando a toda velocidad, y nuestra edad ya no es la que decide quiénes somos y cómo debemos comportarnos. Ser mayor ya no equivale a sentirse vieja, ni frágil ni débil. La mayoría de las mujeres tenemos claro que cumplir los cuarenta, los cincuenta o cualquier decena posterior no tiene nada que ver con desaparecer de escena. No todas estamos en crisis, ni todas anhelamos retirarnos del mundanal ruido y, a partir de ahora, vivir entre bastidores, tricotando o haciendo pasteles. Hay muchas cosas que nos apasionan, y tenemos el coraje y la seguridad en nosotras mismas para dejarnos guiar por ellas y emprender con valentía nuevos proyectos y aventuras, independientemente de la edad que se nos asigne. Lo que decidamos hacer es asunto *nuestro* y de nadie más.

La primera vez que oí utilizar el término *perenne* como alternativa a la expresión *mediana edad* o *persona mayor*, asentí rotundamente. *Perenne* significa «incesante» o «imperecedero», «sin fecha límite», y por tanto es muy adecuado para describir a la nueva generación de personas que, independientemente de sus marcadores de edad, continúan floreciendo, funcionando y siendo muy muy relevantes. Las personas perennes viven en el presente, están al tanto de lo que ocurre en el mundo y se relacionan con gente diversa, de su edad y de otras edades. Ser perenne significa seguir asumiendo riesgos, seguir siendo curiosa, creativa y pasional, diga lo que diga el mundo.

A una mujer perenne, nada ni nadie la va a obligar a quedarse quietecita en un rincón.

No sé tú, pero yo, sin ninguna duda, me quedo con las ventajas de ser perenne, y digo adiós desde lejos a la idea arcaica de ser anual. Lo que logremos en nuestros años perennes tiene tanta importancia como cualquier logro anterior..., y es mucho decir esto, teniendo en cuenta todas las situaciones por las que hemos pasado y lo que hemos conseguido. Renovar nuestra actitud mental para disfrutar la vida lo máximo posible a cualquier edad, no solo repercutirá en nuestra propia felicidad y plenitud, sino que además les servirá de modelo a nuestras hijas y a las personas que haya en su mundo.

Para ello, debemos decir no a la discriminación por razón de sexo y edad y, con ese rechazo, liberar la menopausia del concepto de resignación asociado a ella. Gracias, de verdad, muchas gracias, pero no tenemos intención de desvanecernos fatigadamente en la vejez. Es fundamental que acabemos de una vez por todas con el estigma de inutilidad e irrelevancia que ha marcado esta etapa de la vida, con ese intento de anular a media humanidad.

Imaginemos una sociedad en la que no se te relegue o se te ignore por ser una mujer menopáusica, sino que se cuente contigo, se te valore y se te alabe. Imaginemos una cultura que permita a las mujeres vivir sus diversas metamorfosis en paz y con respeto. A pesar de los consabidos edictos en contra, somos una fuerza colectiva y comunitaria con la que hay que contar. Al cerrar este capítulo, lo hacemos con la mirada puesta en un mañana mejor, un tiempo en el que haya cada vez más información fiable y una atención sanitaria a la medida de cada mujer, para todas las mujeres de todas las edades. Espero que el debate sobre la menopausia continúe, tanto en las torres de marfil de la ciencia como entre las mujeres que se reúnen a tomar un café, y que las mujeres de todas las culturas encuentren la manera de aceptar esta transición, y de descubrir su sentido y su propósito mientras añadimos, cada una, un merecido anillo más a nuestro árbol de la vida.

Para terminar, volvamos a la pregunta que marcaba el principio del libro. ¿Estás perdiendo la cabeza en la menopausia? No, *la vida te está regalando una nueva.*

AGRADECIMIENTOS

A TODAS LAS PERSONAS Y COLECTIVOS cuyas aportaciones y apoyo han dado vida a este libro, quiero expresarles mi más profunda gratitud.

A Caroline Sutton, mi editora de Avery/Penguin Random House, y a su excepcional equipo de asistencia, corrección, diseño y publicidad, en particular a Anne Kosmoski y Farin Schlussel, gracias por vuestra orientación y por poner a mi disposición vuestra maestría. Han sido inestimables.

Una vez más, le estoy enormemente agradecida a Katinka Matson, mi agente literaria, por respaldar mi visión y guiarla hasta que se ha hecho realidad.

Mi más sincero agradecimiento a mi equipo de la Iniciativa para la Salud Cerebral de la Mujer y del Programa de Prevención del Alzhéimer en el Centro Médico Weill Cornell, en colaboración con el Hospital Presbiteriano de Nueva York. Sin vuestra ayuda, la investigación que forma parte de este libro no habría sido posible. Un agradecimiento especial a nuestro presidente, el doctor Matthew E. Fink, por darme la oportunidad de iniciar el programa, y a todas las personas que desde dentro y desde fuera han colaborado con él. Entre ellas, quiero destacar la labor de Schantel Williams, las doctoras Susan Loeb-Zeitlin y Yelena Havryulik, el departamento de ginecología y obstetricia, el Centro de Imágenes

Biomédicas y el departamento de bioestadística de Weill Cornell, y del doctor Alberto Pupi y la doctora Valentina Berti del departamento de medicina nuclear de la Universidad de Florencia. Por otro lado, la investigación no se habría podido llevar a cabo sin la generosa financiación de los Institutos Nacionales de la Salud (NIH) y concretamente del Instituto Nacional sobre el Envejecimiento (NIA), así como del Movimiento de las Mujeres Contra el Alzhéimer, de la organización sin ánimo de lucro Cure Alzheimer's Fund y del gran número de benefactores y benefactoras que nos han brindado su filantrópico apoyo para poner en marcha el programa.

Mi más sincera gratitud a mi amiga y mentora la doctora Roberta Diaz Brinton, una verdadera pionera en el campo de la menopausia. Sus conocimientos, inteligencia y apoyo me han acompañado a lo largo de toda mi carrera académica y profesional.

Le estoy profundamente agradecida a Maria Shriver, cuya brillantez e inquebrantable compromiso han sido inestimables para nuestros estudios y siguen motivándonos para trabajar más y mejor. Su prólogo para este libro vuelve a ser un verdadero regalo. También quiero expresarle mi más honda gratitud por su apoyo a Sandy Gleysteen, del equipo de Maria, cuyo entusiasmo y eficacia son testimonio de su carácter excepcional.

Un inmenso gracias a los innumerables colegas, amigos y amigas de todo el mundo que me inspiran continuamente con sus conocimientos, su experiencia y su apoyo apasionado a la salud de la mujer. Vuestros puntos de vista han sido muy valiosos para dar forma a las ideas del libro. A todas las mujeres y personas que defienden a sus iguales, que desafían las normas sociales y ayudan a desmantelar los tabúes que se nos han impuesto sobre la menopausia y la salud cerebral de la mujer: vuestros esfuerzos y valentía están creando un mundo en el que se celebren y comprendan todas las etapas de la vida de la mujer.

Gracias a Veronica Wasson, Jessi Hempel, Evan Hempel y Kyle por sus comentarios y opiniones. Con su sensibilidad y atención al detalle, se aseguraron de que el libro reflejaba la diversidad de experiencias y perspectivas de la comunidad. Meghan Howson, mi asistente personal, me ayudó a organizarme durante el proceso de redacción y fue un auténtico salvavidas. Mi hermana de corazón americana, Susan Verrilli Dutilh, aportó su pericia para dar calidez, estilo y coherencia al manuscrito.

Para terminar, quiero agradecer profundamente a mi familia el amor y el apoyo inquebrantables que me han dado. A mi madre y mi padre, Angela y Bruno, que me enseñasteis a valorar el trabajo serio y la dedicación; a mi marido, Kevin, mi mayor animador, caja de resonancia y fuente de motivación constante, y a nuestra hija, Lily, que espero que tenga un futuro en el que reinen el respeto, el apoyo y la franca admiración por todas las mujeres.

Gracias de todo corazón.

NOTAS

1. NO ESTÁS LOCA

1. Oficina del Censo de Estados Unidos. «QuickFacts: United States», https://www.census.gov/ quickfacts/fact/table/US/LFE046219.
2. Mindy S. Christianson, Jennifer A. Ducie, Kristiina Altman, et al. «Menopause Education: Needs Assessment of American Obstetrics and Gynecology Residents», *Menopause* 20, n. 11 (2013): 1120-25.
3. Lisa Mosconi, Valentina Berti, Crystal Quinn, et al. «Sex Differences in Alzheimer Risk: Brain Imaging of Endocrine vs Chronologic Aging», *Neurology* 89, n. 13 (2017): 1382-90.
4. Lisa Mosconi, Valentina Berti, Jonathan Dyke, et al. «Menopause Impacts Human Brain Structure, Connectivity, Energy Metabolism y Amyloid-Beta Deposition», *Scientific Reports* 11 (2021), artículo 10867.

2. CÓMO ACABAR CON LOS PREJUICIOS CONTRA LAS MUJERES Y LA MENOPAUSIA

1. Charles Darwin. *El origen del hombre, la selección natural y la sexual.* Primera traducción al castellano: Barcelona: Trilla y Serra, 1880. (En las traducciones más actuales, el título es: *El origen del hombre, y la selección en relación al sexo*).
2. George J. Romanes. «Mental Differences of Men and Women», *Popular Science Monthly* 31 (1887).
3. Larry Cahill. «Why Sex Matters for Neuroscience», *Nature Reviews Neuroscience* 7 (2006): 477-84.
4. Grace E. Kohn, Katherine M. Rodriguez y Alexander W. Pastuszak. «The History of Estrogen Therapy», *Sexual Medicine Reviews* 7, n. 3 (2019): 416-21.
5. Susan Mattern. *The Slow Moon Climbs: The Science, History, and Meaning of Menopause.* (Princeton, Nueva Jersey: Princeton University Press, 2019.
6. Rodney J. Baber y J. Wright. «A Brief History of the International Menopause Society», *Climacteric* 20, n. 2 (2017): 85-90.
7. Kohn, Rodriguez y Pastuszak. «The History of Estrogen Therapy».

8. Robert A. Wilson. *Siempre femenina*. Barcelona: Editorial Diana, 1967.
9. Bruce S. McEwen, Stephen E. Alves, Karen Bulloch y Nancy Weiland. «Ovarian Steroids and the Brain: Implications for Cognition and Aging», *Neurology 48*, supl. 7 (1997): 8S-15S.
10. E.L. Kinney, J. Trautmann, J.A. Gold, et al. «Underrepresentation of Women in New Drug Trials», *Annals of Internal Medicine* 95, n. 4 (1981): 495-99.
11. Ellen Pinnow, Pellavi Sharma, Ameeta Parekh, et al. «Increasing Participation of Women in Early Phase Clinical Trials Approved by the FDA», *Women's Health Issues* 19, n. 2 (2009): 89-93.
12. Tracey J. Shors. «A Trip Down Memory Lane About Sex Differences in the Brain», *Philosophical Transactions of the Royal Society B: Biological Sciences* 371, n. 1688 (2016): 20150124.
13. Aneela Rahman, Hande Jackson, Hollie Hristov, et al. «Sex and Gender Driven Modifiers of Alzheimer's: The Role for Estrogenic Control Across Age, Race, Medical, and Lifestyle Risks», *Frontiers in Aging Neuroscience* 11 (2019): 315.
14. Lisa Mosconi, *El cerebro XX: una guía para mejorar la salud cerebral y prevenir el alzhéimer en la mujer*. México: Océano, 2022.
15. J. Hector Pope, Tom P. Aufderheide, Robin Ruthazer, et al. «Missed Diagnoses of Acute Cardiac Ischemia in the Emergency Department», *New England Journal of Medicine* 342, n. 16 (2000): 1163-70.
16. Lanlan Zhang, Elizabeth A. Reynolds Losin, Yoni K. Ashar, et al. «Gender Biases in Estimation of Others' Pain», *Journal of Pain 22*, n. 9 (2021): 1048-59.

3. EL CAMBIO PARA EL QUE NADIE TE HA PREPARADO

1. Soibán D. Harlow, Margery Gass, Janet E. Hall, et al. «Executive Summary of the Stages of Reproductive Aging Workshop + 10: Addressing the Unfinished Agenda of Staging Reproductive Aging», *Journal of Clinical Endocrinology and Metabolism* 97, n. 4 (2012): 1159-68
2. Patrizia Monteleone, Giulia Mascagni, Andrea Giannini, Andrea Genazzani, et al. «Symptoms of Menopause: Global Prevalence, Physiology and Implications», *Nature Reviews Endocrinology* 14, n. 4 (2018): 199-215.
3. Monteleone, Mascagni, Giannini, Genazzani, et al. «Symptoms of Menopause: Global Prevalence, Physiology and Implications».
4. Monteleone, Mascagni, Giannini, Genazzani, et al. «Symptoms of Menopause: Global Prevalence, Physiology and Implications».
5. Margaret Lock. «Menopause in Cultural Context», *Experimental Gerontology* 29 (1994): 307-317.
6. Elizabeth Casiano Evans, Kristen A. Matteson, Francisco J. Orejuela, et al. «Salpingo-Oophorectomy at the Time of Benign Hysterectomy: A Systematic Review», *Obstetrics and Gynecology* 128, n. 3 (2016): 476-85.
7. Evans, Matteson, Orejuela, et al. «Salpingo-Oophorectomy at the Time of Benign Hysterectomy: A Systematic Review».

8. Colegio Estadounidense de Practicantes de Obstetricia y Ginecología (American College of Obstetricians and Gynecologists): ACOG Committee Opinion n. 701 (Opinión del Comité), «Choosing the Route of Hysterectomy for Benign Disease», *Obstetrics and Gynecology* 129, n. 6 (2017): e155-e159.

9. ACOG Committee Opinion n. 701, «Choosing the Route of Hysterectomy for Benign Disease».

10. William H. Parker, Michael S. Broder, Eunice Chang, et al. «Ovarian Conservation at the Time of Hysterectomy and Long-Term Health Outcomes in the Nurses' Health Study», *Obstetrics & Gynecology* 113, n. 5 (2009): 1027-37.

11. ACOG Committee Opinion n. 701, «Choosing the Route of Hysterectomy for Benign Disease».

12. Parker, Broder, Chang, et al. «Ovarian Conservation at the Time of Hysterectomy and Long-Term Health Outcomes in the Nurses' Health Study».

13. Stephanie S. Faubion, Julia A. Files y Walter A. Rocca. «Elective Oophorectomy: Primum Non Nocere», *Journal of Women's Health* (Larchmont) 25, n. 2 (2016): 200-202.

4. EL CEREBRO DE LA MENOPAUSIA NO ES SOLO IMAGINACIÓN TUYA

1. Patrizia Monteleone, Giulia Mascagni, Andrea Giannini, et al. «Symptoms of Menopause: Global Prevalence, Physiology and Implications», *Nature Reviews Endocrinology* 14, n. 4 (2018): 199-215.

2. Monteleone, Mascagn, Giannini, Genazzani, et al. «Symptoms of Menopause: Global Prevalence, Physiology and Implications».

3. Monteleone, Mascagni, Giannini, Genazzani, et al. «Symptoms of Menopause: Global Prevalence, Physiology and Implications».

4. Ping G. Tepper, Maria M. Brooks, John F. Randolph Jr., et al. «Characterizing the Trajectories of Vasomotor Symptoms Across the Menopausal Transition», *Menopause* 23, n. 10 (2016): 1067-74.

5. Monteleone, Mascagn, Giannini, Genazzani, et al. «Symptoms of Menopause: Global Prevalence, Physiology and Implications».

6. Rebecca C. Thurston, Yuefang Chang, Emma Barinas-Mitchell, et al. «Physiologically Assessed Hot Flashes and Endothelial Function Among Midlife Women», *Menopause* 25, n. 11 (2018): 1354-61.

7. Rebecca C. Thurston, Howard J. Aizenstein, Carol A. Derby, et al. «Menopausal Hot Flashes and White Matter Hyperintensities», *Menopause* 23, n. 1 (2016): 27-32.

8. Katherine M. Reding, Peter J. Schmidt y David R. Rubinow. «Perimenopausal Depression and Early Menopause: Cause or Consequence?», *Menopause* 24, n. 12 (2017): 1333-35

9. Adam J. Krause, Eti Ben Simon, Bryce A. Mander, et al. «The Sleep-Deprived Human Brain», *Nature Reviews Neuroscience* 18, n. 7 (2017): 404-18.

10. Informe del «Simposio sobre el estado de la ciencia» organizado por los Institutos Nacionales de Salud de Estados Unidos (NIH). «National Institutes of Health State-of-the-Science Conference Statement: Management of Menopause-Related Symptoms», *Annals of Internal Medicine* 142 (2005): 1003-13.

11. Eric Suni y Nilong Vyas. «How Is Sleep Different for Men and Women?». National Sleep Foundation (Fundación Nacional del Sueño), actualizado el 7 de marzo, 2023, https://www.sleepfoundation.org /how-sleep-works/ how-is-sleep-different-for-men-and-women.

12. Anjel Vahratian. «Sleep Duration and Quality Among Women Aged 40-59, by Menopausal Status», publicado en el resumen de datos estadísticos del Centro Nacional de Investigación de Temas de Salud de Estados Unidos (organización independiente): National Center for Health Statistics Data Brief, n. 286, septiembre de 2017, https://www.cdc.gov/nchs/products/ databriefs /db286.htm.

13. Martin R. Cowie. «Sleep Apnea: State of the Art», *Trends in Cardiovascular Medicine* 27, n. 4 (2017): 280-89.

14. Cowie. «Sleep Apnea: State of the Art».

15. Gail A. Greendale, Arun S. Karlamangla y Pauline M. Maki. «The Menopause Transition and Cognition», *JAMA (Journal of the American Medical Association)* 323, n. 15 (2020): 1495-96.

16. Ellen B. Gold, Barbara Sternfeld, Jennifer L. Kelsey, et al. «Relation of Demographic and Lifestyle Factors to Symptoms in a Multi-Racial/Ethnic Population of Women 40-55 Years of Age», *American Journal of Epidemiology* 152, n. 5 (2000): 463-73.

17. Pauline M. Maki y Victor W. Henderson. «Cognition and the Menopause Transition», *Menopause* 23, n. 7 (2016): 803-805.

18. Gail A. Greendale, M-H. Huang, R. G. Wight, et al. «Effects of the Menopause Transition and Hormone Use on Cognitive Performance in Midlife Women», *Neurology* 72, n. 21 (2009): 1850-57.

19. Dorene M. Rentz, Blair K. Weiss, Emily G. Jacobs, et al. «Sex Differences in Episodic Memory in Early Midlife: Impact of Reproductive Aging», *Menopause* 24, n. 4 (2017): 400-408.

20. Jan L. Shifren, Brigitta U. Monz, Patricia A. Russo, et al. «Sexual Problems and Distress in United States Women: Prevalence and Correlates», *Obstetrics & Gynecology* 112, n. 5 (2008): 970-78.

21. Shifren, Monz, Russo, et al. «Sexual Problems and Distress in United States Women: Prevalence and Correlates».

22. Nancy E. Avis, Sarah Brockwell, John F. Randolph, et al. «Longitudinal Changes in Sexual Functioning as Women Transition Through Menopause: Results from the Study of Women's Health Across the Nation», *Menopause* 16, n. 3 (2009): 442-52.

5. LOS OVARIOS Y EL CEREBRO: COMPAÑEROS SINCRONIZADOS

1. Lisa Yang, Alexander N. Comninos y Waljit S. Dhillo. «Intrinsic Links Among Sex, Emotion, and Reproduction», *Cellular and Molecular Life Sciences* 75, n. 12 (2018): 2197-210.

2. Eugenia Morselli, Roberta de Souza Santos, Alfredo Criollo, et al. «The Effects of Oestrogens and Their Receptors on Cardiometabolic Health», *Nature Reviews Endocrinology* 13, n. 6 (2017): 352-64.

3. Stavros C. Manolagas, Charles A. O'Brien y Maria Almeida. «The Role of Estrogen and Androgen Receptors in Bone Health and Disease», *Nature Reviews Endocrinology* 9, n. 12 (2013): 699-712.

4. Morselli, Santos, Criollo et al. «The Effects of Oestrogens and Their Receptors on Cardiometabolic Health».

5. Jamaica A. Rettberg, Jia Yao y Roberta Díaz Brinton. «Estrogen: A Master Regulator of Bioenergetic Systems in the Brain and Body», *Frontiers in Neuroendocrinology* 35, n. 1 (2014): 8-30.

6. Deena Khan y S. Ansar Ahmed. «The Immune System Is a Natural Target for Estrogen Action: Opposing Effects of Estrogen in Two Prototypical Autoimmune Diseases», *Frontiers in Immunology* 6 (2015): 635.

7. Claudia Barth, Arno Villringer y Julia Sacher. «Sex Hormones Affect Neurotransmitters and Shape the Adult Female Brain During Hormonal Transition Periods», *Frontiers in Neuroscience* 9 (2015): 37.

8. Sandra Zárate, Tinna Stevnsner y Ricardo Gredilla. «Role of Estrogen and Other Sex Hormones in Brain Aging. Neuroprotection and DNA Repair», *Frontiers in Aging Neuroscience* 9 (2017): 430.

9. Lisa Mosconi, Valentina Berti, Jonathan Dyke, et al. «Menopause Impacts Human Brain Structure, Connectivity, Energy Metabolism, and Amyloid-Beta Deposition», *Scientific Reports* 11 (2021): art. 10867.

10. Mosconi, Berti, Dyke, et al. «Menopause Impacts Human Brain Structure, Connectivity, Energy Metabolism, and Amyloid-Beta Deposition».

6. PONGAMOS LA MENOPAUSIA EN CONTEXTO: LAS TRES PES

1. T. Beking, R. H. Geuze, M. van Faassen, et al. «Prenatal and Pubertal Testosterone Affect Brain Lateralization», *Psychoneuroendocrinology* 88 (2018): 78-91.

2. Larry Cahill. «Why Sex Matters for Neuroscience», *Nature Reviews Neuroscience* 7, n. 6 (2006): 477-84

3. Robin Gibb y Bryan Kolb, eds. *The Neurobiology of Brain and Behavioral Development*. Boston: Elsevier, 2017.

4. Sarah-Jayne Blakemore. «The Social Brain in Adolescence», *Nature Reviews Neuroscience* 9, n. 4 (2008): 267-77

5. Jay N. Giedd, Jonathan Blumenthal, Neal O. Jeffries, et al. «Brain Development During Childhood and Adolescence: A Longitudinal MRI Study», *Nature Neuroscience* 2, n. 10 (1999): 861-63.
6. Sarah-Jayne Blakemore y Trevor W. Robbins. «Decision-Making in the Adolescent Brain», *Nature Neuroscience* 15 (2012): 1184-91.
7. Blakemore. «The Social Brain in Adolescence».
8. Giedd, Blumenthal, Jeffries, et al. «Brain Development During Childhood and Adolescence: A Longitudinal MRI Study».
9. Nitin Gogtay, Jay N. Giedd, Leslie Lusk, et al. «Dynamic Mapping of Human Cortical Development During Childhood Through Early Adulthood», *The Proceedings of the National Academy of Sciences* (PNAS) 101, n. 21 (2004): 8174-79.
10. Cecilia I. Calero, Alejo Salles, Mariano Semelman y Mariano Sigman. «Age and Gender Dependent Development of Theory of Mind in 6- to 8-Years Old Children», *Frontiers in Human Neuroscience* 7 (2013): 281.
11. Simon Baron-Cohen, Rebecca C. Knickmeyer y Matthew K. Belmonte. «Sex Differences in the Brain: Implications for Explaining Autism», *Science* 310, n. 5749 (2005): 819-23.
12. Sandra Bosacki, Flavia Pissoto Moreira, Valentina Sitnik, et al. «Theory of Mind, Self- Knowledge, and Perceptions of Loneliness in Emerging Adolescents», *Journal of Genetic Psychology* 181, n. 1 (2020): 14-31.
13. Baron-Cohen, Knickmeyer y Belmonte. «Sex Differences in the Brain: Implications for Explaining Autism».
14. C.S. Woolley y B.S. McEwen. «Estradiol Mediates Fluctuation in Hippocampal Synapse Density During the Estrous Cycle in the Adult Rat», *Journal of Neuroscience* 12, n. 7 (1992): 2549-54.
15. Claudia Barth, Christopher J. Steele, Karsten Mueller, et al. «In-Vivo Dynamics of the Human Hippocampus Across the Menstrual Cycle», *Scientific Reports* 6, n. 1 (2016): 32833.
16. Manon Dubol, C. Neill Epperson, Julia Sacher, et al. «Neuroimaging the Menstrual Cycle: A Multimodal Systematic Review», *Frontiers in Neuroendocrinology* 60 (2021): 100878.
17. Pauline M. Maki, Jill B. Rich y R. Shayna Rosenbaum. «Implicit Memory Varies Across the Menstrual Cycle: Estrogen Effects in Young Women», *Neuropsychologia* 40, n. 5 (2002): 518-29.
18. Kimberly Ann Yonkers, P.M. Shaughn O'Brien y Elias Eriksson. «Premenstrual Syndrome», *Lancet* 371, n. 9619 (2008): 1200-10.
19. Tomáš Paus, Matcheri Keshavan y Jay N. Giedd. «Why Do Many Psychiatric Disorders Emerge During Adolescence?», *Nature Reviews Neuroscience* 9 (2008): 947-57.
20. L. J. Baker y P. M. S. O'Brien. «Premenstrual Syndrome (PMS): A Peri-Menopausal Perspective», *Maturitas* 72, n. 2 (2012): 121-25.
21. Yonkers, O'Brien y Eriksson. «Premenstrual Syndrome».

22. David I. Miller y Diane F. Halpern. «The New Science of Cognitive Sex Differences», *Trends in Cognitive Science* 18, n. 1 (2014): 37-45.

23. Martin Asperholm, Sanket Nagar, Serhiy Dekhtyar y Agneta Herlitz. «The Magnitude of Sex Differences in Verbal Episodic Memory Increases with Social Progress: Data from 54 Countries Across 40 Years», *PLoS One* 14, n. 4 (2019): e0214945.

24. Sara N. Burke y Carol A. Barnes. «Neural Plasticity in the Ageing Brain», *Nature Reviews Neuroscience* 7 (2006): 30-40.

25. Elseline Hoekzema, Erika Barba-Müller, Cristina Pozzobon, et al. «Pregnancy Leads to Long-Lasting Changes in Human Brain Structure», *Nature Neuroscience* 20, n. 2 (2017): 287-96.

26. Hoekzema, Barba-Müller, Pozzobon, et al. «Pregnancy Leads to Long-Lasting Changes in Human Brain Structure».

27. Hoekzema, Barba-Müller, Pozzobon, et al. «Pregnancy Leads to Long-Lasting Changes in Human Brain Structure».

28. Eileen Luders, Florian Kurth, Malin Gingnell, et al. «From Baby Brain to Mommy Brain: Widespread Gray Matter Gain After Giving Birth», *Cortex* 126 (2020): 334-42.

29. M. Kaitz, A. Good, A.M. Rokem y A.I. Eidelman. «Mothers' Recognition of Their Newborns by Olfactory Cues», *Developmental Psychobiology* 20, n. 6 (1987): 587-91.

30. Megan Galbally, Andrew James Lewis, Marinus van Ijzendoorn y Michael Permezel. «The Role of Oxytocin in Mother-Infant Relations: A Systematic Review of Human Studies», *Harvard Review of Psychiatry* 19, n. 1 (2011): 1-14.

31. Oliver J. Bosch, Simone L. Meddle, Daniela I. Beiderbeck, et al. «Brain Oxytocin Correlates with Maternal Aggression: Link to Anxiety», *Journal of Neuroscience* 25, n. 29 (2005): 6807-15.

32. Peter M. Brindle, Malcolm W. Brown, John Brown, et al. «Objective and Subjective Memory Impairment in Pregnancy», *Psychological Medicine* 21, n. 3 (1991): 647-53.

33. Ashleigh J. Filtness, Janelle MacKenzie y Kerry Armstrong. «Longitudinal Change in Sleep and Daytime Sleepiness in Postpartum Women», *PLoS One* 9, n. 7 (2014): e103513.

34. Sasha J. Davies, Jarrad AG Lum, Helen Skouteris, et al. «Cognitive Impairment During Pregnancy: A Meta-Analysis», *Medical Journal of Australia* 208, n. 1 (2018): 35-40.

35. Hoekzema, Barba-Müller, Pozzobon, et al. «Pregnancy Leads to Long-Lasting Changes in Human Brain Structure».

36. Helen Christensen, Liana S. Leach y Andrew Mackinnon, «Cognition in Pregnancy and Motherhood: Prospective Cohort Study», *British Journal of Psychiatry* 196, n. 2 (2010): 126-32.

37. Ellen W. Freeman. «Treatment of Depression Associated with the Menstrual Cycle: Premenstrual Dysphoria, Postpartum Depression, and the Perimenopause», *Dialogues in Clinical Neuroscience* 4, n. 2 (2002): 177-91.
38. Katherine L. Wisner, Barbara L. Parry y Catherine M. Piontek. «Clinical Practice. Postpartum Depression», *New England Journal of Medicine* 347, n. 3 (2002): 194-99.
39. Ian Brockington. «A Historical Perspective on the Psychiatry of Motherhood», en A. Riecher- Rössler y M. Steiner, eds., *Perinatal Stress, Mood and Anxiety Disorders: From Bench to Bedside*, Bibliotheca Psychiatrica N. 173. Basel, Suiza: Karger Publishers, 2005), 1-6.

7.   EL LADO POSITIVO DE LA MENOPAUSIA

1. Rebecca C. Thurston, James F. Luther, Stephen R. Wisniewski, et al. «Prospective Evaluation of Nighttime Hot Flashes During Pregnancy and Postpartum», *Fertility and Sterility* 100, n. 6 (2013): 1667-72.
2. Katherine E. Campbell, Lorraine Dennerstein, Mark Tacey y Cassandra E. Szoeke. «The Trajectory of Negative Mood and Depressive Symptoms over Two Decades», *Maturitas* 95 (2017): 36-41.
3. Lotte Hvas. «Positive Aspects of Menopause: A Qualitative Study», *Maturitas* 39, n. 1 (2001): 11-17.
4. Social Issues Research Centre (Centro de Investigación de Asuntos Sociales). «Jubilee Women. Fiftysomething Women–Lifestyle and Attitudes Now and Fifty Years Ago», http://www.sirc.org/publik/jubilee _women.pdf.
5. Arthur A. Stone, Joseph E. Schwartz, Joan E. Broderick y Angus Deaton. «A Snapshot of the Age Distribution of Psychological Well-Being in the United States», *The Proceedings of the National Academy of Sciences* (PNAS) 107, n. 22 (2010): 9985-90.
6. Campbell, Dennerstein, Tacey y Szoeke. «The Trajectory of Negative Mood and Depressive Symptoms over Two Decades».
7. Nancy E. Avis, Alicia Colvin, Arun S. Karlamangla, et al. «Change in Sexual Functioning over the Menopausal Transition: Resultados del «Estudio de la salud de las mujeres de toda la nación» (SWAN: Study of Women's Health Across the Nation SWAN), *Menopause* 24, n. 4 (2017): 379-90.
8. Campbell, Dennerstein, Tacey y Szoeke, «The Trajectory of Negative Mood and Depressive Symptoms over TwoDecades».
9. Lotte Hvas. «Menopausal Women's Positive Experience of Growing Older», *Maturitas* 54, n. 3 (2006): 245-51.
10. Mara Mather, Turhan Canli, Tammy English, et al. «Amygdala Responses to Emotionally Valenced Stimuli in Older and Younger Adults», *Psychological Science* 15, n. 4 (2004): 259-63.
11. Alison Berent-Spillson, Courtney Marsh, Carol Persad, et al. «Metabolic and Hormone Influences on Emotion Processing During Menopause», *Psychoneuroendocrinology* 76 (2017): 218-25.

12.   Ed O'Brien, Sara H. Konrath, Daniel Grühn y Anna Linda Hagen. «Empathic Concern and Perspective Taking: Linear and Quadratic Effects of Age Across the Adult Life Span», *Journals of Gerontology, Series B, Psychological Sciences and Social Sciences* 68, n. 2 (2013): 168-75.

13.   Cornelia Wieck y Ute Kunzmann. «Age Differences in Empathy: Multidirectional and Context-Dependent», *Psychology and Aging* 30, n. 2 (2015): 407-19.

14.   Amber Gonzalez y Minwoo Lee. «The Neural Correlates of Grandmaternal Caregiving», *Proceedings of the Royal Society B: Biological Sciences* 288, n. 1963 (2021): 20211997.

8.   EL PORQUÉ DE LA MENOPAUSIA

1.   Alan A. Cohen, «Female Post-Reproductive Lifespan: A General Mammalian Trait», *Biological Reviews of the Cambridge Philosophical Society* 79, n. 4 (2004): 733-50.

2.   Hillard Kaplan, Michael Gurven, Jeffrey Winking, et al. «Learning, Menopause, and the Human Adaptive Complex», *Annals of the New York Academy of Sciences* 1204 (2010): 30-42.

3.   Kristen Hawkes, «Human Longevity: The Grandmother Effect», *Nature* 428, n. 6979 (2004): 128-29.

4.   Mike Takahashi, Rama S. Singh John Stone. «A Theory for the Origin of Human Menopause», *Frontiers in Genetics* 7 (2016): 222.

5.   Kristen Hawkes, James F. O'Connell, Nicholas Blurton-Jones et al. «Grandmothering, Menopause and the Evolution of Human Life Histories», *The Proceedings of the National Academy of Sciences* (PNAS) 95, n. 3 (1998): 1336-39.

6.   Michael A. Cant y Rufus A. Johnstone, «Reproductive Conflict and the Separation of Reproductive Generations in Humans», *The Proceedings of the National Academy of Sciences* (PNAS) 105, n. 14 (2008): 5332-36.

7.   Sarah Blaffer Hrdy y Judith M. Burkart. «The Emergence of Emotionally Modern Humans: Implications for Language and Learning», *Philosophical Transactions of the Royal Society B: Biological Sciences* 375 (2020): 20190499.

9.   TERAPIA DE ESTRÓGENOS PARA LA MENOPAUSIA

1.   F. Grodstein, J. E. Manson, G. A. Colditz, et al. «A Prospective, Observational Study of Postmenopausal Hormone Therapy and Primary Prevention of Cardiovascular Disease», *Annals of Internal Medicine* 133, n. 12 (2000): 933-41.

2.   Jacques E. Rossouw, Garnet L. Anderson, Ross L. Prentice, et al. «Risks and Benefits of Estrogen Plus Progestin in Healthy Postmenopausal Women: Principal Results from the Women's Health Initiative Randomized Controlled Trial», *JAMA* 288, n. 3 (2002): 321-33.

3. Garnet L. Anderson, Howard L. Judd, Andrew M. Kaunitz, et al. «Effects of Estrogen Plus Progestin on Gynecologic Cancers and Associated Diagnostic Procedures: The Women's Health Initiative Randomized Trial», *JAMA* 290, n. 13 (2003): 1739-48.

4. Sally A. Shumaker, Claudine Legault, Stephen R. Rapp, et al. «Estrogen Plus Progestin and the Incidence of Dementia and Mild Cognitive Impairment in Postmenopausal Women: The Women's Health Initiative Memory Study: A Randomized Controlled Trial», *JAMA* 289, n. 20 (2003): 2651-62.

5. Garnet L. Anderson, Marian Limacher, Annlouise R. Assaf, et al. «Effects of Conjugated Equine Estrogen in Postmenopausal Women with Hysterectomy: The Women's Health Initiative Randomized Controlled Trial», *JAMA* 291, n. 14 (2004): 1701-12.

6. Andrea Z. LaCroix, Rowan T. Chlebowski, JoAnn E. Manson, et al. «Health Outcomes After Stopping Conjugated Equine Estrogens Among Postmenopausal Women with Prior Hysterectomy: A Randomized Controlled Trial», *JAMA* 305 (2011): 1305-14.

7. Chrisandra L. Shufelt y JoAnn E. Manson. « Menopausal Hormone Therapy and Cardiovascular Disease: The Role of Formulation, Dose, and Route of Delivery», *Journal of Clinical Endocrinology and Metabolism* 106, n. 5 (2021): 1245-1254.

8. Shufelt y Manson. «Menopausal Hormone Therapy and Cardiovascular Disease: The Role of Formulation, Dose, and Route of Delivery».

9. Rossouw, Anderson, Prentice, et al. «Risks and Benefits of Estrogen Plus Progestin in Healthy Postmenopausal Women: Principal Results from the Women's Health Initiative Randomized Controlled Trial».

10. Shufelt y Manson. «Menopausal Hormone Therapy and Cardiovascular Disease: The Role of Formulation, Dose, and Route of Delivery».

11. Roberta Diaz Brinton. «The Healthy Cell Bias of Estrogen Action: Mitochondrial Bioenergetics and Neurological Implications», *Trends in Neurosciences* 31, n. 10 (2008): 529-37.

12. John H. Morrison, Roberta D. Brinton, Peter J. Schmidt y Andrea C. Gore. «Estrogen, Menopause, and the Aging Brain: How Basic Neuroscience Can Inform Hormone Therapy in Women», *Journal of Neuroscience* 26, n. 41 (2006): 10332-48.

13. Shelley R. Salpeter, Ji Cheng, Lehana Thabane, et al. «Bayesian Meta-Analysis of Hormone Therapy and Mortality in Younger Postmenopausal Women», *American Journal of Medicine* 122, n. 11 (2009): 1016-1022.e1011.

14. JoAnn E. Manson, Aaron K. Aragaki, Jacques E. Rossouw, et al. «Menopausal Hormone Therapy and Long-Term All-Cause and Cause- Specific Mortality: The Women's Health Initiative Randomized Trials», *JAMA* 318 (2017): 927-38.

15. Comité asesor de la Sociedad Norteamericana de la Menopausia (NAMS): declaración de posición sobre la terapia hormonal actualizada en 2022.

«The 2022 Hormone Therapy Position Statement of the North American Menopause Society», *Menopause* 29, n. 7 (2022): 767-94.

16. Anderson, Limacher, Assaf, et al. «Effects of Conjugated Equine Estrogen in Postmenopausal Women with Hysterectomy: The Women's Health Initiative Randomized Controlled Trial».

17. LaCroix, Chlebowski, Manson, et al. «Health Outcomes After Stopping Conjugated Equine Estrogens Among Postmenopausal Women with Prior Hysterectomy: A Randomized Controlled Trial».

18. Comité asesor de la Sociedad Norteamericana de la Menopausia (NAMS): declaración de posición sobre la terapia hormonal actualizada en 2022. «The 2022 Hormone Therapy Position Statement of the North American Menopause Society».

19. Grupo de colaboración sobre factores hormonales en el cáncer de mama. «Type and Timing of Menopausal Hormone Therapy and Breast Cancer Risk: Individual Participant Meta- Analysis of the Worldwide Epidemiological Evidence», *Lancet* 394, n. 10204 (2019): 1159-68.

20. Roger A. Lobo. «Hormone- Replacement Therapy: Current Thinking», *Nature Reviews Endocrinology* 13, n. 4 (2017): 220-31.

21. Lobo. «Hormone-Replacement Therapy: Current Thinking».

22. Comité asesor de la Sociedad Norteamericana de la Menopausia (NAMS): declaración de posición sobre la terapia hormonal actualizada en 2022. «The 2022 Hormone Therapy Position Statement of the North American Menopause Society».

23. Declaración conjunta de la Sociedad Británica de la Menopausia, el Real Colegio de Profesionales de Obstetricia y Ginecología y la Sociedad de Endocrinología sobre prácticas aconsejables para la salud de las mujeres durante la menopausia. https://www.endocrinology.org/media/d3pbn14o/joint-position-statement-on -best-practice-recommendations-for-the-care-of-women-experiencing-the -menopause.pdf.

24. Comité asesor de la Sociedad Norteamericana de la Menopausia (NAMS): declaración de posición sobre la terapia hormonal actualizada en 2022. «The 2022 Hormone Therapy Position Statement of the North American Menopause Society».

25. Comité asesor de la Sociedad Norteamericana de la Menopausia (NAMS): declaración de posición sobre la terapia hormonal actualizada en 2022. «The 2022 Hormone Therapy Position Statement of the North American Menopause Society».

26. Comité asesor de la Sociedad Norteamericana de la Menopausia (NAMS): declaración de posición sobre la terapia hormonal actualizada en 2022. «The 2022 Hormone Therapy Position Statement of the North American Menopause Society».

27. Comité asesor de la Sociedad Norteamericana de la Menopausia (NAMS): declaración de posición sobre la terapia hormonal actualizada en 2022.

«The 2022 Hormone Therapy Position Statement of the North American Menopause Society».

28. Comité asesor de la Sociedad Norteamericana de la Menopausia (NAMS): declaración de posición sobre la terapia hormonal actualizada en 2022. «The 2022 Hormone Therapy Position Statement of the North American Menopause Society».

29. Comité asesor de la Sociedad Norteamericana de la Menopausia (NAMS): declaración de posición sobre la terapia hormonal actualizada en 2022. «The 2022 Hormone Therapy Position Statement of the North American Menopause Society».

30. David R. Rubinow, Sarah Lanier Johnson, Peter J. Schmidt, et al. «Efficacy of Estradiol in Perimenopausal Depression: So Much Promise and So Few Answers», *Depression & Anxiety Journal* 32, n. 8 (2015): 539-49.

31. Pauline M. Maki y Erin Sundermann. «Hormone Therapy and Cognitive Function», *Human Reproduction Update* 15, n. 6 (2009): 667-81.

32. Steven Jett, Eva Schelbaum, Grace Jang, et al. «Ovarian Steroid Hormones: A Long Overlooked but Critical Contributor to Brain Aging and Alzheimer's Disease», *Frontiers in Aging Neuroscience* 14 (2022): 948219.

33. Jett, Schelbaum, Jang, et al. «Ovarian Steroid Hormones: A Long Overlooked but Critical Contributor to Brain Aging and Alzheimer's Disease».

34. Erin S. LeBlanc, Jeri Janowsky, Benjamin K. S. Chan y Heidi D. Nelson, «Hormone Replacement Therapy and Cognition: Systematic Review and Meta-Analysis», *JAMA* 285 (2001): 1489-99.

35. Díaz Brinton. «The Healthy Cell Bias of Estrogen Action: Mitochondrial Bioenergetics and Neurological Implications».

36. Lon S. Schneider, Gerson Hernandez, Ligin Zhao, et al. «Safety and Feasibility of Estrogen Receptor-Beta Targeted PhytoSERM Formulation for Menopausal Symptoms: Phase 1b/2a Randomized Clinical Trial», *Menopause* 26 (2019): 874-84.

10. OTRAS TERAPIAS, HORMONALES Y NO HORMONALES

1. Rebecca Glaser y Constantine Dimitrakakis. «Testosterone Therapy in Women: Myths and Misconceptions», *Maturitas* 74, n. 3 (2013): 230-34.

2. Glaser y Dimitrakakis. «Testosterone Therapy in Women: Myths and Misconceptions».

3. Rakibul M. Islam, Robin J. Bell, Sally Green, et al. «Safety and Efficacy of Testosterone for Women: A Systematic Review and Meta-Analysis of Randomised Controlled Trial Data», *Lancet Diabetes & Endocrinology* 7, n. 10 (2019): 754-66.

4. Comité asesor de la Sociedad Norteamericana de la Menopausia (NAMS): declaración de posición sobre la terapia hormonal actualizada en 2022. «The 2022 Hormone Therapy Position Statement of the North American Menopause Society», *Menopause* 29, n. 7 (2022): 767-94.

5. Comité asesor de la Sociedad Norteamericana de la Menopausia (NAMS): declaración de posición sobre la terapia hormonal actualizada en 2022. «The 2022 Hormone Therapy Position Statement of the North American Menopause Society».

6. Susan R. Davis, Sonia L. Davison, Maria Gavrilescu, et al. «Effects of Testosterone on Visuospatial Function and Verbal Fluency in Postmenopausal Women: Results from a Functional Magnetic Resonance Imaging Pilot Study», *Menopause* 21 (2014): 410-14.

7. Susan R. Davis y Sarah Wahlin-Jacobsen. «Testosterone in Women–The Clinical Significance», *Lancet Diabetes & Endocrinology* 3, n. 12 (2015): 980-92.

8. Davis y Wahlin-Jacobsen. «Testosterone in Women–The Clinical Significance».

9. Davis y Wahlin-Jacobsen. «Testosterone in Women–The Clinical Significance».

10. A.M. Kaunitz. «Oral Contraceptive Use in Perimenopause», *American Journal of Obstetrics & Gynecology* 185, supl. 2 (2001): S32-37.

11. July Guerin, Alexandra Engelmann, Meena Mattamana y Laura M. Borgelt. «Use of Hormonal Contraceptives in Perimenopause: A Systematic Review», *Pharmacotherapy* 42 (2022): 154-64.

12. Kaunitz. «Oral Contraceptive Use in Perimenopause».

13. Charlotte Wessel Skovlund, Lina Steinrud Mørch, Lars Vedel Kessing y Øjvind Lidegaard. «Association of Hormonal Contraception with Depression», *JAMA Psychiatry* 73, n. 11 (2016): 1154-62.

14. Jett, Malviya, Schelbaum, et al. «Endogenous and Exogenous Estrogen Exposures: How Women's Reproductive Health Can Drive Brain Aging and Inform Alzheimer's Prevention».

15. Sociedad Norteamericana de la Menopausia (NAMS): declaración de posición, 2015. «Nonhormonal Management of Menopause-Associated Vasomotor Symptoms», *Menopause* 22, n. 11 (2015): 1155-72; cuestionario: 1173-74.

16. David R. Rubinow, Sarah Lanier Johnson, Peter J. Schmidt, et al. «Efficacy of Estradiol in Perimenopausal Depression: So Much Promise and So Few Answers», *Depression & Anxiety Journal* 32, n. 8 (2015): 539-49.

17. James A. Simon, David J. Portman, Andrew M. Kaunitz, et al. «Low-Dose Paroxetine 7.5 mg for Menopausal Vasomotor Symptoms: Two Randomized Controlled Trials», *Menopause* 20, n. 10 (2013): 1027-35.

18. Sociedad Norteamericana de la Menopausia (NAMS): declaración de posición, 2015. «Nonhormonal Management of Menopause-Associated Vasomotor Symptoms».

19. JoAnn V. Pinkerton, Ginger Constantine, Eunhee Hwang y Ru-Fong J. Cheng: equipo de investigación del estudio 3353. «Desvenlafaxine Compared with Placebo for Treatment of Menopausal Vasomotor Symptoms: A 12-Week, Multicenter, Parallel-Group, Randomized, Double-Blind, Placebo-Controlled Efficacy Trial». *Menopause* 20, n. 1 (2013): 28-37.

20. Escitalopram reduced hot flash severity by about 50 percent: Ellen W. Freeman, Katherine A. Guthrie, Bette Caan, et al. «Efficacy of Escitalopram for Hot Flashes in Healthy Menopausal Women: A Randomized Controlled Trial», *JAMA* 305, n. 3 (2011): 267-74.
21. Samuel Lederman, Faith D. Ottery, Antonio Cano, et al. «Fezolinetant for Treatment of Moderate to Severe Vasomotor Symptoms Associated with Menopause (SKYLIGHT 1): A Phase 3 Randomized Controlled Study», *Lancet* 401 (2023): 1091-1102.
22. Sociedad Norteamericana de la Menopausia (NAMS): declaración de posición, 2015. «Nonhormonal Management of Menopause-Associated Vasomotor Symptoms».
23. Sociedad Norteamericana de la Menopausia (NAMS): declaración de posición, 2015. «Nonhormonal Management of Menopause-Associated Vasomotor Symptoms».
24. Sociedad Norteamericana de la Menopausia (NAMS): declaración de posición, 2015. «Nonhormonal Management of Menopause-Associated Vasomotor Symptoms».

11. TRATAMIENTOS CONTRA EL CÁNCER Y «QUIMIOCEREBRO»

1. Farin Kamangar, Graça M. Dores y William F. Anderson. «Patterns of Cancer Incidence, Mortality, and Prevalence Across Five Continents: Defining Priorities to Reduce Cancer Disparities in Different Geographic Regions of the World», *Journal of Clinical Oncology* 24, n. 14 (2006): 2137-50.
2. Monica Arnedos, Cecile Vicier, Sherene Loi, et al. «Precision Medicine for Metastatic Breast Cancer–Limitations and Solutions», *Nature Reviews Clinical Oncology* 12, n. 12 (2015): 693-704.
3. Arnedos, Vicier, Loi, et al. «Precision Medicine for Metastatic Breast Cance–Limitations and Solutions».
4. Ursula A. Matulonis, Anil K. Sood, Lesley Fallowfield, et al. «Ovarian Cancer», *Nature Reviews Disease Primers* 2 (2016): 16061.
5. Elizabeth Casiano Evans, Kristen A. Matteson, Francisco J. Orejuela, et al. «Salpingo-Oophorectomy at the Time of Benign Hysterectomy: A Systematic Review», *Obstetrics and Gynecology* 128, n. 3 (2016): 476-85.
6. Evans, Matteson, Orejuela, et al. «Salpingo-Oophorectomy at the Time of Benign Hysterectomy: A Systematic Review».
7. Steven Jett, Niharika Malviya, Eva Schelbaum, et al. «Endogenous and Exogenous Estrogen Exposures: How Women's Reproductive Health Can Drive Brain Aging and Inform Alzheimer's Prevention», *Frontiers in Aging Neuroscience* 14 (2022): 831807.
8. Michiel de Ruiter, Liesbeth Reneman, Willem Boogerd, et al. «Late Effects of High-Dose Adjuvant Chemotherapy on White and Gray Matter in Breast

Cancer Survivors: Converging Results from Multimodal Magnetic Resonance Imaging», *Human Brain Mapping* 33, n. 12 (2012): 2971-83.

9. Jeffrey S. Wefel, Shelli R. Kesler, Kyle R. Noll y Sanne B. Schagen. «Clinical Characteristics, Pathophysiology, and Management of Noncentral Nervous System Cancer-Related Cognitive Impairment in Adults», *CA: A Cancer Journal for Clinicians* 65, n. 2 (2015): 123-38.

10. Wefel, Kesler, Noll y Schagen. «Clinical Characteristics, Pathophysiology, and Management of Noncentral Nervous System Cancer-Related Cognitive Impairment in Adults».

11. Wilbert Zwart, Huub Terra, Sabine C. Linn y Sanne B. Schagen. «Cognitive Effects of Endocrine Therapy for Breast Cancer: Keep Calm and Carry On?», *Nature Reviews Clinical Oncology* 12, n. 10 (2015): 597-606.

12. Zwart, Terra, Linn y Schagen. «Cognitive Effects of Endocrine Therapy for Breast Cancer: Keep Calm and Carry On?».

13. Gregory L. Branigan, Maira Soto, Leigh Neumayer, et al. «Association Between Hormone-Modulating Breast Cancer Therapies and Incidence of Neurodegenerative Outcomes for Women with Breast Cancer», *JAMA Network Open* 3 (2020): e201541-e201541.

14. Branigan, Soto, Neumayer, et al. «Association Between Hormone-Modulating Breast Cancer Therapies and Incidence of Neurodegenerative Outcomes for Women with Breast Cancer».

15. Comité asesor de la Sociedad Norteamericana de la Menopausia (NAMS): declaración de posición sobre la terapia hormonal actualizada en 2022. «The 2022 Hormone Therapy Position Statement of the North American Menopause Society», *Menopause* 29, n. 7 (2022): 767-94.

16. «Declaración conjunta de la Sociedad Británica de la Menopausia, el Real Colegio de Profesionales de Obstetricia y Ginecólogogía y la Sociedad de Endocrinología sobre prácticas aconsejables para la salud de las mujeres durante la menopausia. https://www.endocrinology. org /media/d3pbn14o/ joint-position-statement-on -best-practice-recommendations-for-the-care-of-women-experiencing-the -menopause.pdf.

17. Comité asesor de la Sociedad Norteamericana de la Menopausia (NAMS): declaración de posición sobre la terapia hormonal actualizada en 2022. «The 2022 Hormone Therapy Position Statement of the North American Menopause Society».

18. Declaración conjunta de la Sociedad Británica de la Menopausia, el Real Colegio de Profesionales de Obstetricia y Ginecólogogía y la Sociedad de Endocrinología sobre prácticas aconsejables para la salud de las mujeres durante la menopausia».

19. Comité asesor de la Sociedad Norteamericana de la Menopausia (NAMS): declaración de posición sobre la terapia hormonal actualizada en 2022. «The 2022 Hormone Therapy Position Statement of the North American Menopause Society».

20. Comité asesor de la Sociedad Norteamericana de la Menopausia (NAMS): declaración de posición sobre la terapia hormonal actualizada en 2022. «The 2022 Hormone Therapy Position Statement of the North American Menopause Society».
21. Lon S. Schneider, Gerson Hernandez, Liqin Zhao, et al. «Safety and Feasibility of Estrogen Receptor-Beta Targeted PhytoSERM Formulation for Menopausal Symptoms: Phase 1b/2a Randomized Clinical Trial», *Menopause* 26 (2019): 874-84.
22. Comité asesor de la Sociedad Norteamericana de la Menopausia (NAMS): declaración de posición sobre la terapia hormonal actualizada en 2022. «The 2022 Hormone Therapy Position Statement of the North American Menopause Society».
23. The same applies to mutation carriers: Joanne Kotsopoulos, Jacek Gronwald, Beth Y. Karlan, et al. «Hormone Replacement Therapy After Oophorectomy and Breast Cancer Risk Among BRCA1 Mutation Carriers», *JAMA Oncology* 4, n. 8 (2018): 1059-66.

12. TERAPIA DE AFIRMACIÓN DE GÉNERO

1. Jaime M. Grant, Lisa A. Mottet, Justin Tanis, et al. *Injustice at Every Turn: A Report of the National Transgender Discrimination Survey*, Washington: National Center for Transgender Equality and National Gay and Lesbian Task Force, 2011.
2. Grant, Mottet, Tanis, et al. *Injustice at Every Turn: A Report of the National Transgender Discrimination Survey*.
3. Sam Winter, Milton Diamond, Jamison Green, et al. «Transgender People: Health at the Margins of Society», *Lancet* 388, n. 10042 (2016): 390-400.
4. Karen I. Fredriksen- Goldsen, Loree Cook-Daniels, Hyun-Jun Kim, et al. «Physical and Mental Health of Transgender Older Adults: An At-Risk and Underserved Population», *Gerontologist* 54, n. 3 (2014): 488-500.
5. Winter, Diamond, Green, et al. «Transgender People: Health at the Margins of Society».
6. Michael S. Irwig. «Testosterone Therapy for Transgender Men», *Lancet Diabetes & Endocrinology* 5, n. 4 (2017): 301-11.
7. Hilleke E. Hulshoff Pol, Peggy T. Cohen-Kettenis, Neeltje E. M. Van Haren, et al. «Changing Your Sex Changes Your Brain: Influences of Testosterone and Estrogen on Adult Human Brain Structure», *European Journal of Endocrinology* 155, n. 1 (2006): S107-S114.
8. Leire Zubiaurre-Elorza, Carme Junque, Esther Gómez-Gil y Antonio Guillamón. «Effects of Cross-Sex Hormone Treatment on Cortical Thickness in Transsexual Individuals», *Journal of Sexual Medicine* 11, n. 5 (2014): 1248-61
9. Giancarlo Spizzirri, Fábio Luis Souza Duran, Tiffany Moukel Chaim-Avancini, et al. «Grey and White Matter Volumes Either in Treatment-Naïve or Hor-

mone-Treated Transgender Women: A Voxel-Based Morphometry Study», *Scientific Reports* 8, n. 1 (2018): 736.

10. Maiko Schneider, Poli M. Spritzer, Luciano Minuzzi, et al. «Effects of Estradiol Therapy on Resting-State Functional Connectivity of Transgender Women After Gender-Affirming Related Gonadectomy», *Frontiers in Neuroscience* 13 (2019): 817.

11. Pol, Cohen-Kettenis, Van Haren, et al. «Changing Your Sex Changes Your Brain: Influences of Testosterone and Estrogen on Adult Human Brain Structure»; Zubiaurre-Elorza, Junque, Gómez-Gil y Guillamón. «Effects of Cross-Sex Hormone Treatment on Cortical Thickness in Transsexual Individuals».

12. Antonio Guillamón, Carme Junque y Esther Gómez-Gil. «A Review of the Status of Brain Structure Research in Transsexualism», *Archives of Sexual Behavior* 45 (2016): 1615-48.

13. Ai-Min Bao and Dick F. Swaab. «Sexual Differentiation of the Human Brain: Relation to Gender Identity, Sexual Orientation and Neuropsychiatric Disorders», *Frontiers in Neuroendocrinology* 32, n. 2 (2011): 214-26.

14. Rebecca Seguin, David M. Buchner, Jingmin Liu, et al. «Sedentary Behavior and Mortality in Older Women: The Women's Health Initiative», *American Journal of Preventive Medicine* 46, n. 2 (2014): 122-35.

15. Bao y Swaab. «Sexual Differentiation of the Human Brain: Relation to Gender Identity, Sexual Orientation and Neuropsychiatric Disorders».

16. Maria A. Karalexi, Marios K. Georgakis, Nikolaos G. Dimitriou, et al. «Gender-Affirming Hormone Treatment and Cognitive Function in Transgender Young Adults: A Systematic Review and Meta-Analysis», *Psychoneuroendocrinology* 119 (2020): 104721.

17. Karalexi, Georgakis, Dimitriou, et al. «Gender-Affirming Hormone Treatment and Cognitive Function in Transgender Young Adults: A Systematic Review and Meta-Analysis».

13. EL EJERCICIO FÍSICO

1. Natalia Grindler y Nanette F. Santoro. «Menopause and Exercise», *Menopause* 22, n. 12 (2015): 1351-58.

2. Barbara Sternfeld, Hua Wang, Charles P. Quesenberry Jr., et al. «Physical Activity and Changes in Weight and Waist Circumference in Midlife Women: Findings from the Study of Women's Health Across the Nation», *American Journal of Epidemiology* 160, n. 9 (2004): 912-22.

3. Grindler y Santoro, «Menopause and Exercise».

4. Barbara Sternfeld, Aradhana K. Bhat, Hua Wang, et al. «Menopause, Physical Activity, and Body Composition/Fat Distribution in Midlife Women», *Medicine & Science in Sports & Exercise* 37, n. 7 (2005): 1195-1202.

5. Sternfeld, Bhat, Wang, et al. «Menopause, Physical Activity, and Body Composition/Fat Distribution in Midlife Women».

6. JiWon Choi, Yolanda Gutierrez, Catherine Gilliss y Kathryn A. Lee, «Physical Activity, Weight, and Waist Circumference in Midlife Women», *Health Care for Women International* 33, n. 2 (2012): 1086-95.

7. Jing Zhang, Guiping Chen, Weiwei Lu, et al. «Effects of Physical Exercise on Health-Related Quality of Life and Blood Lipids in Perimenopausal Women: A Randomized Placebo-Controlled Trial», *Menopause* 21, n. 12 (2014): 1269-76.

8. Andrés F. Loaiza-Betancur, Iván Chulvi-Medrano, Víctor A. Díaz-López y Cinta Gómez-Tómas. «The Effect of Exercise Training on Blood Pressure in Menopause and Postmenopausal Women: A Systematic Review of Randomized Controlled Trials», *Maturitas* 149 (2021): 40-55.

9. JoAnn E. Manson, Philip Greenland, Andrea Z. LaCroix, et al. «Walking Compared with Vigorous Exercise for the Prevention of Cardiovascular Events in Women», *New England Journal of Medicine* 347, n. 10 (2002): 716-25.

10. Candyce H. Kroenke, Bette J. Caan, Marcia L. Stefanick, et al. «Effects of a Dietary Intervention and Weight Change on Vasomotor Symptoms in the Women's Health Initiative», *Menopause* 19, n. 9 (2011): 980-88.

11. Juan E. Blümel, Juan Fica, Peter Chedraui, et al. «Sedentary Lifestyle in Middle-Aged Women Is Associated with Severe Menopausal Symptoms and Obesity», *Menopause* 23, n. 5 (2016): 488-93.

12. Janet R. Guthrie, Anthony M. A. Smith, Lorraine Dennerstein y Carol Morse. «Physical Activity and the Menopause Experience: A Cross-Sectional Study», *Maturitas* 20, n. 2-3 (1994): 71-80.

13. Tom G. Bailey, N. Timothy Cable, Nabil Aziz, et al. «Exercise Training Reduces the Frequency of Menopausal Hot Flushes by Improving Thermoregulatory Control», *Menopause* 23, n. 7 (2016): 708-18.

14. Maya J. Lambiase y Rebecca C. Thurston. «Physical Activity and Sleep Among Midlife Women with Vasomotor Symptoms», *Menopause* 20, n. 9 (2013): 946-52.

15. Kirsi Mansikkamäki, Jani Raitanen, Clas-Håkan Nygard, et al. «Sleep Quality and Aerobic Training Among Menopausal Women–A Randomized Controlled Trial», *Maturitas* 72, n. 4 (2012): 339-45.

16. Jacobo Á Rubio-Arias, Elena Marín-Cascales, Domingo J. Ramos-Campo, et al. «Effect of Exercise on Sleep Quality and Insomnia in Middle-Aged Women: A Systematic Review and Meta-Analysis of Randomized Controlled Trials», *Maturitas* 100 (2017): 49-56.

17. Lily Stojanovska, Vasso Apostolopoulos, Remco Polman y Erika Borkoles. «To Exercise, or, Not to Exercise, During Menopause and Beyond», *Maturitas* 77, n. 4 (2014): 318-23.

18. Faustino R. Pérez-López, Samuel J. Martínez-Domínguez, Héctor Lajusticia, Peter Chedraui y el Health Outcomes Systematic Analyses Project (Proyecto de análisis sistemáticos de los efectos del ejercicio para la sa-

lud). «Effects of Programmed Exercise on Depressive Symptoms in Midlife and Older Women: A Meta Analysis of Randomized Controlled Trials», *Maturitas* 106 (2017): 38-47.

19. Nikolaos Scarmeas, Jose A. Luchsinger, Nicole Schupf, et al. «Physical Activity, Diet, and Risk of Alzheimer Disease», *JAMA* 302, n. 6 (2009): 627-37.

20. Helena Hörder, Lena Johansson, XinXin Guo, et al. «Midlife Cardiovascular Fitness and Dementia: A 44-Year Longitudinal Population Study in Women», *Neurology* 90, n. 15 (2018): e1298-e1305.

21. Miia Kivipelto, Francesca Mangialasche, and Tiia Ngandu. «Lifestyle Interventions to Prevent Cognitive Impairment, Dementia and Alzheimer Disease», *Nature Reviews Neurology* 14, n. 11 (2018): 653-66.

22. Mahdieh Shojaa, Simon Von Stengel, Daniel Schoene, et al. «Effect of Exercise Training on Bone Mineral Density in Post-Menopausal Women: A Systematic Review and Meta- Analysis of Intervention Studies», *Frontiers in Physiology* 11 (2020): 652.

23. Rebecca Seguin, David M. Buchner, Jingmin Liu, et al. «Sedentary Behavior and Mortality in Older Women: The Women's Health Initiative», *American Journal of Preventive Medicine* 46 (2014): 122-35.

24. Seguin, Buchner, Liu, et al. «Sedentary Behavior and Mortality in Older Women: The Women's Health Initiative».

25. B. Rockhill, W. C. Willett, J. E. Manson, et al. «Physical Activity and Mortality: A Prospective Study Among Women», *American Journal of Public Health* 91, n. 4 (2001): 578-83.

26. Rockhill, Willett, Manson, et al. «Physical Activity and Mortality: A Prospective Study Among Women».

27. Janet W. Rich- Edwards, Donna Spiegelman, Miriam Garland, et al. «Physical Activity, Body Mass Index, and Ovulatory Disorder Infertility», *Epidemiology* 13, n. 2 (2002): 184-90.

28. Hmwe Kyu, Victoria F. Bachman, Lily T. Alexander, et al. «Physical Activity and Risk of Breast Cancer, Colon Cancer, Diabetes, Ischemic Heart Disease, and Ischemic Stroke Events: Systematic Review and Dose-Response Meta-Analysis for the Global Burden of Disease Study 2013», *BMJ* 354 (2016): i3857.

29. Seth A. Creasy, Tracy E. Crane, David O. Garcia, et al. «Higher Amounts of Sedentary Time Are Associated with Short Sleep Duration and Poor Sleep Quality in Postmenopausal Women», *Sleep* 42, n. 7 (2019): zsz093.

30. Jennifer L. Copeland, Leslie A. Consitt y Mark S. Tremblay. «Hormonal Responses to Endurance and Resistance Exercise in Females Aged 19-69 Years», *Journals of Gerontology Series A: Biological Sciences and Medical Sciences* 57, n. 4 (2002): B158-165.

31. Bailey, Cable, Aziz, et al. «Exercise Training Reduces the Frequency of Menopausal Hot Flushes by Improving Thermoregulatory Control».

32. Zhang, Chen, Lu, et al. «Effects of Physical Exercise on Health-Related Quality of Life and Blood Lipids in Perimenopausal Women: A Randomized Placebo-Controlled Trial».
33. Zhang, Chen, Lu, et al. «Effects of Physical Exercise on Health-Related Quality of Life and Blood Lipids in Perimenopausal Women: A Randomized Placebo-Controlled Trial».
34. Kirk I. Erickson, Michelle W. Voss, Ruchika Shaurya Prakash, et al. «Exercise Training Increases Size of Hippocampus and Improves Memory», *PNAS* 108, n. 7 (2011): 3017-22.
35. Verônica Colpani, Karen Oppermann y Poli Mara Spritzer. «Association Between Habitual Physical Activity and Lower Cardiovascular Risk in Premenopausal, Perimenopausal, and Postmenopausal Women: A Population-Based Study», *Menopause* 20, n. 5 (2013): 525-31.
36. Jennifer S. Rabin, Hannah Klein, Dylan R. Kirn, et al. «Associations of Physical Activity and Beta-Amyloid with Longitudinal Cognition and Neurodegeneration in Clinically Normal Older Adults», *JAMA Neurology* 76 (2019): 1203-10.
37. Stojanovska, Apostolopoulos, Polman y Borkoles. «To Exercise, or, Not to Exercise, During Menopause and Beyond».
38. Justin C. Strickland y Mark A. Smith. «The Anxiolytic Effects of Resistance Exercise», *Frontiers in Psychology* 5 (2014): 753.
39. Claudia Gil Araujo, Christina Grüne de Souza e Silva, Jari Antero Laukkanen, et al. «Successful 10-Second One-Legged Stance Performance Predicts Survival in Middle-Aged and Older Individuals», *British Journal of Sports Medicine* 56, n. 17 (2022).
40. Gil Araujo, Grüne de Souza e Silva, Laukkanen, et al. «Successful 10-Second One-Legged Stance Performance Predicts Survival in Middle-Aged and Older Individuals».

14. DIETA Y NUTRICIÓN

1. Lisa Mosconi. *Brain Food*. Nueva York: Avery, 2018.
2. Elizabeth Gould. «How Widespread Is Adult Neurogenesis in Mammals?», *Nature Reviews Neuroscience* 8, n. 6 (2007): 481-88.
3. Cinta Valls-Pedret, Aleix Sala-Vila, Mercè Serra-Mir, et al. «Mediterranean Diet and Age-Related Cognitive Decline: A Randomized Clinical Trial», *JAMA Internal Medicine* 175, n. 7 (2015): 1094-103.
4. Ramon Estruch, Miguel Ángel Martínez-González, Dolores Corella, et al. «Effects of a Mediterranean-Style Diet on Cardiovascular Risk Factors: A Randomized Trial», *Annals of Internal Medicine* 145, n. 1 (2006): 1-11.
5. Rui Huo, Tingting Du, Y. Xu, et al. «Effects of Mediterranean-Style Diet on Glycemic Control, Weight Loss and Cardiovascular Risk Factors Among Type 2 Diabetes Individuals: A Meta-Analysis», *European Journal of Clinical Nutrition* 69, n. 11 (2014): 1200-8.

6. Kyungwon Oh, Frank B. Hu, JoAnn E. Manson, et al. «Dietary Fat Intake and Risk of Coronary Heart Disease in Women: 20 Years of Follow-up of the Nurses' Health Study», *American Journal of Epidemiology* 161, n. 7 (2005): 672-79.

7. Weiyao Yin, Marie Löf, Ruoqing Chen, et al. «Mediterranean Diet and Depression: A Population-Based Cohort Study», *International Journal of Behavioral Nutrition and Physical Activity* 18, n. 1 (2021): 153.

8. Estefanía Toledo, Jordi Salas-Salvadó, Carolina Donat-Vargas, et al. «Mediterranean Diet and Invasive Breast Cancer Risk Among Women at High Cardiovascular Risk in the PREDIMED Trial: A Randomized Clinical Trial», *JAMA Internal Medicine* 175 (2015): 1752-60.

9. Gerrie-Cor M. Herber-Gast y Gita D. Mishra. «Fruit, Mediterranean-Style, and High-Fat and -Sugar Diets Are Associated with the Risk of Night Sweats and Hot Flushes in Midlife: Results from a Prospective Cohort Study», *American Journal of Clinical Nutrition* 97, n. 5 (2013): 1092-99.

10. Yashvee Dunneram, Darren Charles Greenwood, Victoria J. Burley y Janet E. Cade, «Dietary Intake and Age at Natural Menopause: Results from the UK Women's Cohort Study», *Journal of Epidemiology and Community Health* 72, n. 8 (2018): 733-40.

11. Gal Tsaban, Anat Yaskolka Meir, Ehud Rinott, et al. «The Effect of Green Mediterranean Diet on Cardiometabolic Risk; A Randomised Controlled Trial», *Heart* (2020), doi: 10.1136/heartjnl-2020-317802.

12. Alon Kaplan, Hila Zelicha, Anat Yaskolka Meir, et al. «The Effect of a High-Polyphenol Mediterranean Diet (Green-MED) Combined with Physical Activity on Age-Related Brain Atrophy: The Dietary Intervention Randomized Controlled Trial Polyphenols Unprocessed Study (DIRECT PLUS)», *American Journal of Clinical Nutrition* 115, n. 5 (2022): 1270-81.

13. B. R. Goldin, M. N. Woods, D. L. Spiegelman, et al. «The Effect of Dietary Fat and Fiber on Serum Estrogen Concentrations in Premenopausal Women Under Controlled Dietary Conditions», *Cancer* 74, n. 3 supl. (1994): 1125-31.

14. Ellen B. Gold, Shirley W. Flatt, John P. Pierce, et al. «Dietary Factors and Vasomotor Symptoms in Breast Cancer Survivors: The WHEL Study», *Menopause* 13, n. 3 (2006) 423-33.

15. Russell Knight, Christopher G. Davis, William Hahn, et al. «Livestock, Dairy, and Poultry Outlook: January 2021», http://www.ers.usda.gov/publications/pub-details/?pubid=100262.

16. Zachary J. Ward, Sara N. Bleich, Angie L. Cradock, et al. «Projected U.S. State-Level Prevalence of Adult Obesity and Severe Obesity», *New England Journal of Medicine* 381 (2019): 2440-50.

17. Miriam Adoyo Muga, Patrick Opiyo Owili, Chien-Yeh Hsu, et al. «Dietary Patterns, Gender, and Weight Status Among Middle-Aged and Older Adults in Taiwan: A Cross- Sectional Study», *BMC Geriatrics* 17 (2017): 268.

18. Candyce H. Kroenke, Bette J. Caan, Marcia L. Stefanick, et al. «Effects of a Dietary Intervention and Weight Change on Vasomotor Symptoms in the Women's Health Initiative», *Menopause* 19, n. 9 (2012): 980-88.
19. Zahra Aslani, Maryam Abshirini, Motahar Heidari-Beni, et al. «Dietary Inflammatory Index and Dietary Energy Density Are Associated with Menopausal Symptoms in Postmenopausal Women: A Cross-Sectional Study», *Menopause* 27, n. 5 (2020): 568-78.
20. Sarah J. O. Nomura, Yi-Ting Hwang, Scarlett Lin Gomez, et al. «Dietary Intake of Soy and Cruciferous Vegetables and Treatment-Related Symptoms in Chinese-American and Non-Hispanic White Breast Cancer Survivors», *Breast Cancer Research and Treatment* 168, n. 2 (2018): 467-79.
21. Herber-Gast y Mishra. «Fruit, Mediterranean-Style, and High-Fat and -Sugar Diets Are Associated with the Risk of Night Sweats and Hot Flushes in Midlife: Results from a Prospective Cohort Study».
22. Elizabeth E. Devore, Jae Hee Kang, Monique M. B. Breteler y Francine Grodstein, «Dietary Intakes of Berries and Flavonoids in Relation to Cognitive Decline», Annals of Neurology 72, n. 1 (2012): 135-43.
23. Simin Liu, Walter C. Willett, Meir J. Stampfer, et al. «A Prospective Study of Dietary Glycemic Load, Carbohydrate Intake, and Risk of Coronary Heart Disease in US Women», *American Journal of Clinical Nutrition* 71, n. 6 (2000): 1455-61.
24. Matthias B. Schulze, Simin Liu, Eric B. Rimm, et al. «Glycemic Index, Glycemic Load, and Dietary Fiber Intake and Incidence of Type 2 Diabetes in Younger and Middle-Aged Women», *American Journal of Clinical Nutrition* 80, n. 2 (2004): 348-56.
25. James E. Gangwisch, Lauren Hale, Lorena Garcia, et al. «High Glycemic Index Diet as a Risk Factor for Depression: Analyses from the Women's Health Initiative», *American Journal of Clinical Nutrition* 102, n. 2 (2015): 454-63.
26. Martha Clare Morris, Christy C. Tangney, Yamin Wang, et al. «MIND Diet Associated with Reduced Incidence of Alzheimer's Disease», *Alzheimer's & Dementia* 11, n. 9 (2015): 1007-14.
27. James E. Gangwisch, Lauren Hale, Marie- Pierre St-Onge, et al. «High Glycemic Index and Glycemic Load Diets as Risk Factors for Insomnia: Analyses from the Women's Health Initiative», *American Journal of Clinical Nutrition* 111 (2020): 429-39.
28. Song He, Hao Li, Zehui Yu, et al. «The Gut Microbiome and Sex Hormone-Related Diseases», *Frontiers in Microbiology* 12 (2021): 711137.
29. James M. Baker, Layla Al-Nakkash y Melissa M. Herbst-Kralovetz. «Estrogen-Gut Microbiome Axis: Physiological and Clinical Implications», *Maturitas* 103 (2017): 45-53.
30. Marcus J. Claesson, Ian B. Jeffery, Susana Conde, et al. «Gut Microbiota Composition Correlates with Diet and Health in the Elderly», *Nature* 488, n. 7410 (2012): 178-84.

31. Claesson, Jeffery, Conde, et al. «Gut Microbiota Composition Correlates with Diet and Health in the Elderly».

32. Emily R. Leeming, Abigail J. Johnson, Tim D. Spector, Caroline I. Le Roy, «Effect of Diet on the Gut Microbiota: Rethinking Intervention Duration», *Nutrients* 11, n. 12 (2019): 2682.

33. A. A. Franke, L. J. Custer, W. Wang y C. Y. Shi, «HPLC Analysis of Isoflavonoids and Other Phenolic Agents from Foods and from Human Fluids», *Proceedings of the Society for Experimental Biology and Medicine* 217, n. 3 (1998): 263-73.

34. Valentina Echeverria, Florencia Echeverria, George E. Barreto, et al. «Estrogenic Plants: to Prevent Neurodegeneration and Memory Loss and Other Symptoms in Women After Menopause», *Frontiers in Pharmacology* 12 (2021): 644103.

35. Echeverria, Echeverria, Barreto, et al. «Estrogenic Plants: to Prevent Neurodegeneration and Memory Loss and Other Symptoms in Women After Menopause».

36. M-N. Chen, C-C. Lin y C-F. Liu. «Efficacy of Phytoestrogens for Menopausal Symptoms: A Meta- Analysis and Systematic Review», *Climacteric* 18, n. 2 (2015): 260-69.

37. Patrizia Monteleone, Giulia Mascagni, Andrea Giannini, et al. «Symptoms of Menopause-Global Prevalence, Physiology and Implications», *Nature Reviews Endocrinology* 14, n. 4 (2018): 199-215.

38. Cheryl L. Rock, Colleen Doyle, Wendy Demark-Wahnefried, et al. «Nutrition and Physical Activity Guidelines for Cancer Survivors», *CA: A Cancer Journal for Clinicians* 62, n. 4 (2012): 243-74.

39. Sarah J. Nechuta, Bette J. Caan, Wendy Y. Chen, et al. «Soy Food Intake After Diagnosis of Breast Cancer and Survival: An In-Depth Analysis of Combined Evidence from Cohort Studies of US and Chinese Women», *American Journal of Clinical Nutrition* 96, n. 1 (2012): 123-32.

40. Departamento de Agricultura de Estados Unidos. «Adoption of Genetically Engineered Crops in the U.S.», https://www.ers.usda.gov/data-products/adoption-of-genetically-engineered-crops-in-the-us/recent-trends-in-ge-adoption.aspx.

41. Oscar H. Franco, Rajiv Chowdhury, Jenna Troup, et al. «Use of Plant-Based Therapies and Menopausal Symptoms: A Systematic Review and Meta-Analysis», *JAMA* 315, n. 23 (2016): 2554-63.

42. Neal D. Barnard, Hana Kahleova, Danielle N. Holtz, et al. «The Women's Study for the Alleviation of Vasomotor Symptoms (WAVS): A Randomized, Controlled Trial of a Plant-Based Diet and Whole Soybeans for Postmenopausal Women», *Menopause* 28, n. 10 (2021): 1150-56.

43. Oh, Hu, Manson, et al. «Dietary Fat Intake and Risk of Coronary Heart Disease in Women: 20 Years of Follow-up of the Nurses' Health Study».

44. Martha Clare Morris y Christine C. Tangney. «Dietary Fat Composition and Dementia Risk», *Neurobiology of Aging* 35, supl. 2 (2014): S59-S64.
45. Grace E. Giles, Caroline R. Mahoney y Robin B. Kanarek. «Omega-3 Fatty Acids Influence Mood in Healthy and Depressed Individuals», *Nutrition Reviews* 71 (2013): 727-41.
46. Marlene P. Freeman, Joseph R. Hibbeln, Michael Silver, et al. «Omega-3 Fatty Acids for Major Depressive Disorder Associated with the Menopausal Transition: A Preliminary Open Trial», *Menopause* 18, n. 3 (2011): 279-84.
47. F. B. Hu, M. J. Stampfer, J. E. Manson, et al. «Frequent Nut Consumption and Risk of Coronary Heart Disease in Women: Prospective Cohort Study», *BMJ* 317, n. 7169 (1998): 1341-45.
48. Kay-Tee Khaw, Stephen J. Sharp, Leila Finikarides, et al. «Randomised Trial of Coconut Oil, Olive Oil or Butter on Blood Lipids and Other Cardiovascular Risk Factors in Healthy Men and Women», *BMJ Open* 8, n. 3 (2018): e020167.
49. Maryam S. Farvid, Eunyoung Cho, Wendy Y. Chen, et al. «Dietary Protein Sources in Early Adulthood and Breast Cancer Incidence: Prospective Cohort Study», *BMJ* 348 (2014): g3437.
50. Megan S. Rice, A. Heather Eliassen, Susan E. Hankinson, et al. «Breast Cancer Research in the Nurses' Health Studies: Exposures Across the Life Course», *American Journal of Public Health* 106 (2016): 1592-98.
51. Instituto Nacional del Corazón, los Pulmones y la Sangre (National Heart, Lung y Blood Institute, NHLBI). «Blood Cholesterol: Causes and Risk Factors», https://www.nhlbi.nih.gov/health/blood-cholesterol/causes.
52. Thibault Fiolet, Bernard Srour, Laury Sellem, et al. «Consumption of Ultra-Processed Foods and Cancer Risk: Results from NutriNet-Santé Prospective Cohort», *BMJ* 360 (2018): k322.
53. Renata Micha, Jose L. Peñalvo, Frederick Cudhea, et al. «Association Between Dietary Factors and Mortality from Heart Disease, Stroke, and Type 2 Diabetes in the United States», *JAMA* 317, n. 9 (2017): 912-24.
54. Organización Mundial de la Salud. Grupo de Trabajo de la AIIC (Agencia Internacional para la Investigación del Cáncer) encargado de evaluar los riesgos carcinógenos de la carne roja y la carne procesada para los seres humanos: https://monographs.iarc.who.int/wp-content /uploads/2018/06/mono114.pdf.
55. Shaun K. Riebl y Brenda M. Davy. «The Hydration Equation: Update on Water Balance and Cognitive Performance», *ACSM's Health & Fitness Journal* 17, n. 6 (2013): 21-28.
56. Elizabeth E. Hatch, Lauren A. Wise, Ellen M. Mikkelsen, et al. «Caffeinated Beverage and Soda Consumption and Time to Pregnancy», *Epidemiology* 23, n. 3 (2012): 393-401.
57. Chanthawat Patikorn, Kiera Roubal, Sajeesh K. Veettil, et al. «Intermittent Fasting and Obesity-Related Health Outcomes: An Umbrella Review of

Meta-Analyses of Randomized Clinical Trials», *JAMA Network Open* 4, n. 12 (2021): e2139558.

58. Rafael de Cabo y Mark P. Mattson. «Effects of Intermittent Fasting on Health, Aging, and Disease», *New England Journal of Medicine* 381 (2019): 2541-51.

15. SUPLEMENTOS DE ORIGEN BOTÁNICO Y NO BOTÁNICO

1. Paul Posadzki, Myeong Soo Lee, T. W. Moon, et al. «Prevalence of Complementary and Alternative Medicine (CAM) Use by Menopausal Women: A Systematic Review of Surveys», *Maturitas* 75, n. 1 (2013): 34-43.

2. P. A. Komesaroff, C. V. Black, V. Cable y K. Sudhir. «Effects of Wild Yam Extract on Menopausal Symptoms, Lipids and Sex Hormones in Healthy Menopausal Women», *Climacteric* 4, n. 2 (2001): 144-50.

3. Oscar H. Franco, Rajiv Chowdhury, Jenna Troup, et al. «Use of Plant-Based Therapies and Menopausal Symptoms: A Systematic Review and Meta-Analysis», *JAMA* 315, n. 23 (2016): 2554-63.

4. Francesca Borrelli y Eczard Ernst. «Alternative and Complementary Therapies for the Menopause», *Maturitas* 66, n. 4 (2010): 333-43.

5. Wolfgang Wuttke, Hubertus Jarry, Jutta Haunschild, et al. «The Non-Estrogenic Alternative for the Treatment of Climacteric Complaints: Black Cohosh (*Cimicifuga or Actaea racemosa*)», *Journal of Steroid Biochemistry and Molecular Biology* 139 (2014): 302-10.

6. Franco, Chowdhury, Troup, et al. «Use of Plant-Based Therapies and Menopausal Symptoms: A Systematic Review and Meta-Analysis».

7. Franco, Chowdhury, Troup, et al. «Use of Plant-Based Therapies and Menopausal Symptoms: A Systematic Review and Meta-Analysis».

8. R. Chenoy, S. Hussain, Y. Tayob, et al. «Effect of Oral Gamolenic Acid from Evening Primrose Oil on Menopausal Flushing», *BMJ* 308, n. 6927 (1994): 501-503.

9. Sandhya Pruthi, Dietlind L. Wahner-Roedler, Carolyn J. Torkelson, et al. «Vitamin E and Evening Primrose Oil for Management of Cyclical Mastalgia: A Randomized Pilot Study», *Alternative Medicine Review* 15, n. 1 (2010): 59-67.

10. Myung-Sunny Kim, Hyun-Ja Lim, Hye Jeong Yang, et al. «Ginseng for Managing Menopause Symptoms: A Systematic Review of Randomized Clinical Trials», *Journal of Ginseng Research* 37, n. 1 (2013): 30-36.

11. Franco, Chowdhury, Troup, et al. «Use of Plant-Based Therapies and Menopausal Symptoms: A Systematic Review and Meta-Analysis».

12. Franco, Chowdhury, Troup, et al. «Use of Plant-Based Therapies and Menopausal Symptoms: A Systematic Review and Meta-Analysis».

13. Franco, Chowdhury, Troup, et al. «Use of Plant-Based Therapies and Menopausal Symptoms: A Systematic Review and Meta-Analysis».

14. Alessandra Crisafulli, Herbert Marini, Alessandra Bitto, et al. «Effects of Genistein on Hot Flushes in Early Postmenopausal Women: A Randomized,

Double-Blind EPT- and Placebo- Controlled Study», *Menopause* 11, n. 4 (2004): 400-404.

15. De-Fu Ma, Lin-Qiang Qin, Pei-Yu Wang y Ryohei Katoh. «Soy Isoflavone Intake Increases Bone Mineral Density in the Spine of Menopausal Women: Meta-Analysis of Randomized Controlled Trials», *Clinical Nutrition* 27, n. 1 (2008): 57-64.

16. Kenneth D. R. Setchell, Nadine M. Brown, Linda Zimmer-Nechemias, et al. «Evidence for Lack of Absorption of Soy Isoflavone Glycosides in Humans, Supporting the Crucial Role of Intestinal Metabolism for Bioavailability», *American Journal of Clinical Nutrition* 76, n. 2 (2002): 447-53.

17. Marcus Lipovac, Peter Chedraui, Christine Gruenhut, et al. «The Effect of Red Clover Isoflavone Supplementation over Vasomotor and Menopausal Symptoms in Postmenopausal Women», *Gynecological Endocrinology* 28, n. 3 (2012): 203-207.

18. An Pan, Danxia Yu, Wendy Demark-Wahnefried, et al. «Meta-Analysis of the Effects of Flaxseed Interventions on Blood Lipids», *American Journal of Clinical Nutrition* 90, n. 2 (2009): 288-97.

19. V. Darbinyan, A. Kteyan, A. Panossian, et al. «Rhodiola Rosea in Stress Induced Fatigue–A Double Blind Cross-Over Study of a Standardized Extract SHR-5 with a Repeated Low-Dose Regimen on the Mental Performance of Healthy Physicians During Night Duty», *Phytomedicine* 7, n. 5 (2000): 365-71.

20. Klaus Linde, Michael Berner, Matthias Egger y Cynthia Mulrow. «St John's Wort for Depression: Meta-Analysis of Randomised Controlled Trials», *British Journal of Psychiatry* 186 (2005): 99-107.

21. Franco, Chowdhury, Troup, et al. «Use of Plant-Based Therapies and Menopausal Symptoms: A Systematic Review and Meta-Analysis».

22. Wenyi Zhu, Yijie Du, Hong Meng, et al. «A Review of Traditional Pharmacological Uses, Phytochemistry, and Pharmacological Activities of *Tribulus terrestris*», *Chemistry Central Journal* J 11, n. 1 (2017): 60.

23. C. Stevinson Y E. Ernst. «Valerian for Insomnia: A Systematic Review of Randomized Clinical Trials», *Sleep Medicine* 1, n. 2 (2000): 91-99.

24. Nahid Yazdanpanah, M. Carola Zillikens, Fernando Rivadeneira, et al. «Effect of Dietary B Vitamins on BMD and Risk of Fracture in Elderly Men and Women: The Rotterdam Study», *Bone* 41, n. 6 (2007): 987-94.

25. Jasmine Mah y Tyler Pitre. «Oral Magnesium Supplementation for Insomnia in Older Adults: A Systematic Review & Meta-Analysis», *BMC Complementary Medicine and Therapies* 21, n. 1 (2021): 125.

26. Mina Mohammady, Leila Janani, Shayesteh Jahanfar y Mahsa Sadat Mousavi. «Effect of Omega-3 Supplements on Vasomotor Symptoms in Menopausal Women: A Systematic Review and Meta-Analysis», *European Journal of Obstetrics & Gynecology and Reproductive Biology* 228 (2018): 295-302.

27. Yuhua Liao, Bo Xie, Hu min Zhang, et al. «Efficacy of Omega-3 PUFAs in Depression: A Meta-Aralysis», *Translational Psychiatry* 9, n. 1 (2019): 190.

28. Alisa Johnson, Lynae Roberts y Gary Elkins. «Complementary and Alternative Medicine for Menopause», *Journal of Evidence-Based Integrative Medicine* 24 (2019): 2515690X19829380.

29. D. L. Barton, C. L. Loprinzi, S. K. Quella, et al. «Prospective Evaluation of Vitamin E for Hot Flashes in Breast Cancer Survivors», *Journal of Clinical Oncology* 16, n. 2 (1998): 495-500.

16. REDUCCIÓN DEL ESTRÉS E HIGIENE DEL SUEÑO

1. American Psychological Association. «Stress in America Findings», consultado el 9 de noviembre de 2010, https://www.apa.org/news/press/releases/stress/2010/national-report.pdf.

2. E. Ron de Kloet, Marian Joëls y Florian Holsboer. «Stress and the Brain: From Adaptation to Disease», *Nature Reviews Neuroscience* 6, n. 6 (2005): 463-75.

3. Justin B. Echouffo-Tcheugui, Sarah C. Conner, Jayandra J. Himali, et al. «Circulating Cortisol and Cognitive and Structural Brain Measures: The Framingham Heart Study», *Neurology* 91, n. 21 (2018): e1961-e1970.

4. Holger Cramer, Romy Lauche, Jost Langhorst y Gustav Dobos. «Effectiveness of Yoga for Menocausal Symptoms: A Systematic Review and Meta-Analysis of Randomized Controlled Trials», *Evidence-Based Complementary and Alternative Medicine* 2012 (2012): 863905.

5. Katherine M. Newton, Susan D. Reed, Katherine A. Guthrie, et al. «Efficacy of Yoga for Vasomotor Symptoms: A Randomized Controlled Trial», *Menopause* 21, n. 4 (2014): 339-46.

6. Thi Mai Nguyen, Thi Thanh Toan Do, Tho Nhi Tran y Jin Hee Kim. «Exercise and Quality of Life in Women with Menopausal Symptoms: A Systematic Review and Meta-Analysis of Randomized Controlled Trials», *International Journal of Environmental Research and Public Health* 17, n. 19 (2020): 7049.

7. Madhav Goyal, Sonal Singh, Erica M. S. Sibinga, et al. «Meditation Programs for Psychological Stress and Well-Being: A Systematic Review and Meta-Analysis», *JAMA Internal Medicine* 174, n. 3 (2014): 357-68.

8. James Francis Carmody, Sybil Crawford, Elena Salmoirago-Blotcher, et al. «Mindfulness Training for Coping with Hot Flashes: Results of a Randomized Trial», *Menopause* 18, n. 6 (2011): 611-20.

9. Zindel V. Segal, Peter Bieling, Trevor Young, et al. «Antidepressant Monotherapy vs Sequential Pharmacotherapy and Mindfulness-Based Cognitive Therapy, or Placebo, for Relapse Prophylaxis in Recurrent Depression», *Archives of General Psychiatry* 67, n. 12 (2010): 1256-64.

10. Dharma Singh Khalsa. «Stress, Meditation, and Alzheimer's Disease Prevention: Where the Evidence Stands», Journal of Alzheimer's Disease 48 (2015): 1-12.

11. Sociedad Norteamericana de la Menopausia (NAMS): declaración de posición, 2015. «Nonhormonal Management of Menopause-Associated Vasomotor Symptoms», *Menopause* 22, n. 11 (2015): 1155-72; cuestionario: 1173-74.

12. Alisa Johnson, Lynae Roberts y Gary Elkins. «Complementary and Alternative Medicine for Menopause», *Journal of Evidence-Based Integrative Medicine* 24 (2019): 2515690X19829380.

13. Gary R. Elkins, William I. Fisher, Aimee K. Johnson, et al. «Clinical Hypnosis in the Treatment of Postmenopausal Hot Flashes: A Randomized Controlled Trial», Menopause 20, n. 3 (2013): 291-98.

14. Sociedad Norteamericana de la Menopausia (NAMS): declaración de posición, 2015. «Nonhormonal Management of Menopause-Associated Vasomotor Symptoms».

15. S. E. Taylor, L. C. Klein, B. P. Lewis, et al. «Biobehavioral Responses to Stress in Females: Tend-and-Befriend, Not Fight-or-Flight», *Psychological Review* 107, n. 3 (2000): 411-29.

17. TOXINAS Y DISRUPTORES ENDOCRINOS

1. Organización Mundial de la Salud. Conocimientos actuales de la ciencia sobre las sustancias químicas que pueden interactuar o interferir con la actividad endocrina. 6 de junio de 2012, https://www.who.int/publications/i/item/9789241505031.

2. Organización Mundial de la Salud. Conocimientos actuales de la ciencia sobre las sustancias químicas que pueden interactuar o interferir con la actividad endocrina. 2012.

3. Organización Mundial de la Salud. Conocimientos actuales de la ciencia sobre las sustancias químicas que pueden interactuar o interferir con la actividad endocrina. 2012.

4. P. Grandjean y P. J. Landrigan. «Developmental Neurotoxicity of Industrial Chemicals», *Lancet* 368, n. 9553 (2006): P2167-P2178.

5. Gill Livingston, Jonathan Huntley, Andrew Sommerlad, et al. «Dementia Prevention, Intervention, and Care: 2020 Report of the Lancet Commission», *Lancet* 396, n. 10248 (2020): 413-46.

6. Evanthia Diamanti-Kandarakis, Jean-Pierre Bourguignon, Linda C. Giudice, et al. «Endocrine-Disrupting Chemicals: An Endocrine Society Scientific Statement», *Endocrine Reviews* 30, n. 4 (2009): 293-42.

7. Declaración de Normas de la Academia Norteamericana de Pediatría. «Food Additives and Child Health», *Pediatrics* 142, n. 2 (2018): e20181408.

8. Ioannis Manisalidis, Elisavet Stavropoulou, Agathangelos Stavropoulos y Eugenia Bezirtzoglou. «Environmental and Health Impacts of Air Pollution: A Review», *Frontiers in Public Health* 8 (2020): 14.

9. Manisalidis, Stavropoulou, Stavropoulos y Bezirtzoglou. «Environmental and Health Impacts of Air Pollution: A Review».

10. «Vital Signs: Disparities in Nonsmokers' Exposure to Secondhand Smoke-United States, 1999-2012», *Morbidity and Mortality Weekly Report* 64 (2015): 103-108. Véase también: https://www.cdc.gov/tobacco/data_statistics/fact_sheets /adult_data/cig_smoking/index.htm.

11. A. Hyland, K. Piazza, K. M. Hovey, et al. «Associations Between Lifetime Tobacco Exposure with Infertility and Age at Natural Menopause: The Women's Health Initiative Observational Study», *Tobacco Control* 25, n. 6 (2016): 706-14.

12. Ellen B. Gold, Alicia Colvin, Nancy Avis, et al. «Longitudinal Analysis of the Association Between Vasomotor Symptoms and Race/ Ethnicity Across the Menopausal Transition: Study of Women's Health Across the Nation», *American Journal of Public Health* 96, n. 7 (2006): 1226-35.

13. Hyland, Piazza, Hovey, et al. «Associations Between Lifetime Tobacco Exposure with Infertility and Age at Natural Menopause: The Women's Health Initiative Observational Study».

18. EL PODER DE UNA ACTITUD MENTAL POSITIVA

1. Mary Jane Minkin. «Menopause: Hormones, Lifestyle, and Optimizing Aging», *Obstetrics and Gynecology Clinics of North America* 46, n. 3 (2019): 501-14.

2. J.A. Winterich and D. Umberson. «How Women Experience Menopause: The Importance of Social Context», *Journal of Women and Aging* 11, n. 4 (1999): 57-73.

3. Winterich y Umberson. «How Women Experience Menopause: The Importance of Social Context».

4. Melissa K. Melby, Debra Anderson, Lynette Leidy Sievert y Carla Makhlouf Obermeye. «Methods Used in Cross-Cultural Comparisons of Vasomotor Symptoms and Their Determinants», *Maturitas* 70, n. 2 (2011): 110-19.

5. Susanne Wurm, Manfred Diehl, Anna E. Kornadt, et al. «How Do Views on Aging Affect Health Outcomes in Adulthood and Late Life? Explanations for an Established Connection», *Developmental Review* 46 (2017): 27-43.

6. Beverley Ayers, Mark Forshaw y Myra S. Hunter. «The Impact of Attitudes Towards the Menopause on Women's Symptom Experience: A Systematic Review», *Maturitas* 65, n. 1 (2010): 28-36.

7. Ayers, Forshaw y Hunter. «The Impact of Attitudes Towards the Menopause on Women's Symptom Experience: A Systematic Review».

8. Amanda A. Deeks. «Psychological Aspects of Menopause Management», *Best Practice & Research Clinical Endocrinology & Metabolism* 17, n. 1 (2003): 17-31.

9. David S. Yeager, Paul Hanselman, Gregory M. Walton, et al. «A National Experiment Reveals Where a Growth Mindset Improves Achievement», *Nature* 573, n. 7774 (2019): 364-69.

10. Antonis Hatzigeorgiadis, Nikos Zourbanos, Evangelos Galanis y Yiannis Theodorakis. «Self-Talk and Sports Performance: A Meta-Analysis», *Perspectives on Psychological Science* 6, n. 4 (2011): 348-56.

11. Farid Chakhssi, Jannis T. Kraiss, Marion Sommers-Spijkerman y Ernst Bohlmeijer. «The Effect of Positive Psychology Interventions on Well-Being and Distress in Clinical Samples with Psychiatric or Somatic Disorders: A Systematic Review and Meta-Analysis», *BMC Psychiatry* 18, n. 1 (2018): 211.

12. Dexter Louie, Karolina Brook y Elizabeth Frates. «The Laughter Prescription: A Tool for Lifestyle Medicine», *American Journal of Lifestyle Medicine* 10, n. 4 (2016): 262-67.

ÍNDICE TEMÁTICO

Nota: Los números de página en *cursiva* indican que la información aparece en tablas o ilustraciones.